全国医药卫生类院校精品教材

妇科护理学

FUKE HULIXUE

主　编　程　琳　张园园

副主编　唐　冰　王丙娟　张云涵

编　者（排名不分先后）

朱　冉　张　珊　潘纯钰

张　路　邱晓梅　王守满

何红丽

U0332012

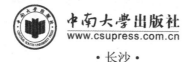
中南大学出版社
www.csupress.com.cn
·长沙·

图书在版编目（CIP）数据

妇科护理学 / 程琳，张园园主编. — 长沙：中南
大学出版社，2019.9
ISBN 978-7-5487-3762-9

Ⅰ.①妇… Ⅱ.①程… ②张… Ⅲ.①妇科学—护理
学—高等职业教育—教材 Ⅳ.① R473.71

中国版本图书馆 CIP 数据核字（2019）第 204697 号

妇科护理学

程　琳　张园园　主编

□**责任编辑**　王雁芳　陈海波
□**责任印制**　易红卫
□**出版发行**　中南大学出版社
　　　　　　　社址：长沙市麓山南路　　　　　邮编：410083
　　　　　　　发行科电话：0731-88876770　　传真：0731-88710482
□**印　　装**　定州启航印刷有限公司

□**开　　本**　787×1092　1/16　□**印张** 18.5　□**字数** 424 千字
□**版　　次**　2019 年 9 月第 1 版　□ 2019 年 9 月第 1 次印刷
□**书　　号**　ISBN 978-7-5487-3762-9
□**定　　价**　54.00 元

前言

本教材由中南大学出版社组织编写，是全国医药卫生类院校精品教材，可作为助产专业学习使用的教材，亦可作为临床妇科医生及助产士的参考书。

本教材在编写中注重"三基"（基本理论、基本知识、基本技能）的训练，以"五性"（思想性、先进性、科学性、启发性、实用性）为原则，在内容的广度上和深度上充分考虑学生的基础水平和未来执业需求。本书力求内容精练，层次清晰，语言文字简洁，阅读使用方便。

全书共15章，主要内容包括妇科护理病历书写、妇科常见疾病及其常规护理、计划生育、妇科常用护理技术、妇产科常用的特殊检查及护理配合等内容。每章均列出了典型案例，培养学生的护理实践中正确运用妇科疾病护理技术解决护理问题的能力。章节前及正文中分别列出学习目标和学习重点，帮助学生明确学习目的。课后设"思考与训练"，结合教学内容，与护考接轨，提高学生参加护考的应试能力。

本书的作者工作在医、教、研的第一线，但鉴于临床护理技术的快速发展，也限于编者们知识面和护理实践的区域局限性，本书存在的不当之处，欢迎读者批评指正。

编者

目录

第一章
妇科护理病历

学习目标

> 1. 掌握妇科病史采集的方法、内容，盆腔检查的基本要求及护理配合。
>
> 2. 掌握妇科患者护理计划的制订。
>
> 3. 能应用所学知识对妇科疾病患者进行健康指导和护理。

预习案例

> 患者，女，35岁，G_1P_0，停经46天，阴道大量流血2小时。患者平素月经正常，末次月经时间为2005年11月29日，停经后无明确不适反应。2006年1月14日晨约8时出现阴道大量流血伴下腹部隐痛，于10时就诊，患者诉有血块，但无明显眼观肉样物排出。有少许头昏、乏力不适。无其他异常伴随症状。应行妇科检查。
>
> 思考
>
> 1. 妇科检查包括哪些内容？
> 2. 此患者做妇科检查的注意事项有哪些？

妇科护理病历是指收集有关患者的全面资料，并加以整理、综合、判断的过程，其全面性、系统性及准确性，对正确制订护理计划起决定性作用。健康史采集和护理查体是对患者所患疾病进行诊断、治疗、护理、预防与评价预后的重要依据，也是总结经验、不断提高医疗质量和进行科学研究的宝贵资料，在某些情况下又是涉及医疗法律、法规的佐证。在书写妇科护理病历时，护理人员应用护理程序，采集健康史、进行护理查体、评估和分析患者的心理社会状态，根据不同护理对象的需要，制订相应的护理计划。妇科护理病历是反映护士业务素质和护理质量的重要文档。

■ 第一节　妇科病史采集

妇科病史采集既有对一般病史的采集，又有对妇科疾病本身的特殊病史的采集。病史采集的全面性、系统性和准确性对妇科疾病的诊断及治疗起着决定性的作用。

【重点提示】◆ …

月经史和婚育史的书写方法、妇科病史采集的内容。

一、妇科病史采集的方法

病史是病历的重要组成部分。采集病史是进行妇科健康评估的前提，对确定护理诊断、制订护理计划、评价护理结果有重要意义。采集病史时，应做到态度和蔼、语言亲切、耐心细致、有目的性、避免遗漏，并注意方式方法，必要时患者的亲人回避等。医护人员不仅要考虑患者讲述病情的真实性，遇到有不愿说出实情者，还应耐心启发。危重患者在初步了解病情后，应立即抢救，以免贻误治疗。对院外转诊患者，应当索要患者的病情介绍作为重要参考资料。对不能口述的危重患者，可询问最了解病情的患者亲属、亲友或护送转诊的医护人员或发病现场的目击者，并应注意病史的可靠性和某些场合下的保密性。对未婚患者有的需要行直肠 – 腹部诊（也称肛腹诊）和相应的化验检查，明确病情后再补充询问与性生活有关的问题。

二、病史内容

（一）一般项目

病史一般包括姓名、性别、年龄、籍贯、民族、婚姻状况、职业、文化程度、宗教信仰、出生地、现住址、工作单位、身份证号、邮政编码、电话、入院时间、入院方式、记录时间、病史叙述者（注明可靠程度）。

填写要求：

（1）年龄要写明具体岁数，如婴幼儿应写明"月"数或"天"数，不得写为"成人"

"孩童""老人"等。

（2）职业应写明具体工作类别，如车工、待业、教师、工会干部等，不能笼统地写为工人、干部。

（3）患者的地址：农村要写到乡、村；城市要写到街道门牌号码；工厂写到车间、班组；机关应写明科室。

（4）入院时间、记录时间要注明几时几分。

（5）病史叙述者：成年患者由本人叙述；小儿或神志不清者要写明代诉人姓名及与患者的关系等。

（二）主诉

主诉即患者入院的主要症状、持续时间和严重程度。主诉语言要简洁明了，一般以不超过20字为宜。妇科临床常见症状有外阴瘙痒、阴道出血、白带异常、腹部肿块、腹痛、闭经、不孕等。若患者有停经、阴道出血及腹痛三种主要症状，则应按照其发生的时间顺序书写，如停经 × 日，阴道出血 × 日，腹痛 × 小时。若患者无任何自觉症状，而因妇科普查时发现妇科疾病，主诉应写为：普查发现子宫肌瘤 × 日。

（三）现病史

现病史是病史中的主体部分。围绕主诉，按症状出现的先后，详细记录从起病到就诊时疾病的发生、发展及变化的经过和诊疗情况。

其内容主要包括如下几点：

（1）起病时间、缓急，可能的病因和诱因（必要时包括起病前的一些情况）。

（2）主要症状（或体征）出现的时间、部位、性质、程度及其演变过程。

（3）伴随症状的特点及变化，对具有鉴别诊断意义的重要阳性和阴性症状（或体征）也应加以说明。

（4）对患有与本病有关的慢性病者或旧病复发者，应着重了解其初发时的情况和重大变化以及最近复发的情况。

（5）发病以来曾在何处做何种诊疗（包括诊疗日期，检查结果，用药名称及其剂量、用法，手术方式，疗效等）。

（6）与本科疾病无关的、仍需诊治的其他科重要未愈伤病，应另段叙述。

（7）发病以来的一般情况，如精神、食欲、食量、睡眠、大小便、体力和体重的变化等。

（四）月经史

月经史是妇科病史中的重要内容，包括初潮年龄、月经周期及经带时间。月经史的简写方式：初潮年龄 $\dfrac{经期}{月经周期}$ 末次月经日期或绝经年龄，如 14 岁初潮，每 28 ～ 30 天来一次月经，每次持续 3 ～ 5 天，48 岁绝经，可简写为 $14\dfrac{3\sim5}{28\sim30}48$。除此之外，还应询问每次经量多少（可问每次经期用卫生巾多少包，或每晚换月经垫多少次），有无血块，经前有无不适（如乳房胀痛、水肿、精神抑郁、易激动等），有无痛经及疼痛部位、性质、程度、起始和消失时间等。绝经者应常规询问末次月经（LMP）及其经量和持续时间，必要时还应问末次前月经日期（PMP），绝经年龄，绝经期有无不适或绝经后有无流血等。

（五）婚育史

婚育史包括婚姻、生育及计划生育等情况。询问婚次及每次结婚的年龄，是否近亲结婚（直系血亲及三代旁系血亲），对方健康状况及同居情况。询问孕产史，包括足月产、早产、流产及现存子女数，如足月产3次，无早产，流产1次，现存子女2人可用简写3-0-1-2或孕4产3（G_4P_3）表示。同时记录分娩方式、婴儿出生情况、产后或流产后有无出血、感染史、流产方式及经过、末次分娩或流产时间等。询问采用何种计划生育措施及其效果。

（六）既往史

既往史是指患者本次发病以前的健康及疾病情况，特别是与现病史有密切关系的疾病，按时间先后记录。

其内容主要包括如下几点。

（1）既往一般健康状况。

（2）有无患过传染病、地方病和其他疾病，发病日期及诊疗情况。对患者以前所患的疾病，诊断明确者用病名加引号记录；对诊断不明者，简述其症状。

（3）有无预防接种、外伤、手术史，以及药物、食物和其他接触物过敏史等。

（七）个人史

（1）出生、成长及曾居住的地点和时间（尤其应注意疫源地和地方病流行区），受教育程度和业余爱好等。

（2）起居习惯、卫生习惯、饮食规律、烟酒嗜好及其摄入量，有无其他异嗜物和麻醉毒品摄入史，有无重大精神创伤史。

（3）过去及目前的职业，劳动保护情况及工作环境等。重点了解患者有无经常与有毒有害物质接触史，并应注明接触时间和程度等。

（4）有无性传播疾病史。

（八）家族史

1. 父母、兄弟、姐妹及子女的健康情况，有无与患者同样的疾病，有无与遗传有关的疾病。死亡者应注明死因及时间。
2. 对家族性遗传疾病需问明两系Ⅲ级亲属的健康和疾病情况。

第二节　妇科患者评估

一、生理评估

生理评估是指妇科护士通过系统地运用视、触、叩、听、嗅、查等手段，对患者各系统进行检查，收集患者的全面资料，并加以整理、综合、判断的过程。女性生殖系统是人体最隐秘的部分，在妇科检查时患者常会感到害羞与不适。评估过程中，检查者要态度和蔼、语言亲切，体贴尊重患者，询问耐心细致，体格检查轻柔，并给予保护隐私的承诺。男医生检查时需女护士在场，以免引起不必要的误会。

体格检查应在采集病史后进行。检查范围包括全身检查、腹部检查和盆腔检查。除急诊外，应按下列先后顺序进行。

（一）全身检查

常规测量身高、体重、体温、脉搏、呼吸、血压等。其他检查包括观察患者的精神状态、全身发育、毛发分布、皮肤黏膜、淋巴结、头颈部器官、乳房、心、肺、脊柱、四肢等情况。

（二）腹部检查

腹部检查是妇科体格检查的重要组成部分，通常在全身检查后盆腔检查前进行。观察腹部有无隆起、瘢痕、妊娠纹、静脉曲张等；触诊腹部有无压痛、反跳痛和肌紧张，肝、脾、肾有无增大和压痛，能否触到肿块；叩诊有无移动性浊音；听诊肠鸣音是否亢进或消失；合并妊娠者，还应检查宫底高度、胎先露、胎方位、胎心率等。

（三）盆腔检查

盆腔检查又称妇科检查，包括外阴、阴道、宫颈、宫体及双侧附件的检查。盆腔检查是了解内外生殖器情况和诊断妇科疾病特有的检查方法。

【重点提示】◆　…

盆腔检查的方法及注意事项。

1. 护理配合与注意事项

（1）热情接待患者，耐心解释检查方法和目的，取得患者的信任和配合。

（2）准备好光源、消毒器械及用物，室内温湿度适宜。

（3）检查前嘱患者排空膀胱，必要时导尿，大便充盈者可在排便或灌肠后进行。协助患者脱去一条裤腿，取膀胱截石位。

（4）月经期应避免阴道检查，异常阴道出血者行阴道检查。应先消毒外阴，并使用无菌手套及器械，以防感染。

（5）每检查一人，更换臀下垫单、无菌手套和检查器械，以防交叉感染。检查使用过的物品应及时消毒处理。

（6）对无性生活史者禁做阴道窥器检查及双合诊检查，应行直肠 – 腹部诊。确有检查必要时，应先征得患者及其家属同意后，方可做阴道窥器检查或双合诊检查。

（7）男医生检查时需另一名医护人员在场，以免引起不必要的误会。

2.检查方法及步骤

（1）外阴检查：观察外阴发育及阴毛分布情况，注意大、小阴唇及会阴部位有无皮炎、溃疡、赘生物或肿块，皮肤和黏膜色泽，有无色素减退及质地变化，有无增厚、变薄或萎缩，查看尿道口周围黏膜色泽及有无赘生物，处女膜是否完整，会阴有无侧切或陈旧性撕裂瘢痕。最后让患者向下屏气，观察有无阴道前后壁膨出、子宫脱垂及尿失禁等。

（2）阴道窥器检查：将阴道窥器两叶合拢，用润滑剂润滑两叶前端，左手示指和拇指轻轻分开小阴唇（图1–1 a），右手持窥器斜行插入阴道内（图1–1 b），沿阴道后壁缓慢插入阴道内，边旋转边向上、向后推进，并将两叶转平，张开，直至完全暴露宫颈（图1–1 c）。先观察阴道壁黏膜色泽、皱襞多少，有无红肿、溃疡、出血、赘生物、阴道隔或双阴道等先天畸形。注意阴道分泌物的量、性状、色泽及有无臭味。观察宫颈大小、颜色及外口形状，注意有无裂伤、糜烂、息肉、肿物和接触性出血。需做宫颈刮片或阴道分泌物涂片时，可于此时进行。检查完毕，合拢窥器上下两叶后转成侧位取出。

阴道窥器检查

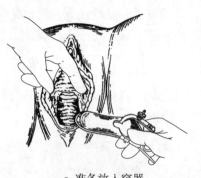 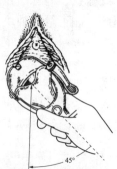 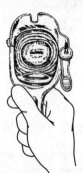

a. 准备放入窥器 　　b. 放入阴道内 　　c. 旋转成正位

图1–1　阴道窥器检查

（3）双合诊：检查者戴无菌手套，右手或左手示指、中指蘸润滑剂，顺阴道后壁轻轻插入，检查阴道通畅度和深度，再触宫颈大小、形状、硬度及外口情况，有无接触性出血。当触及宫颈外口方向朝后时宫体为前倾；宫颈外口方向朝前时宫体为后倾；宫颈外口朝前且阴道内手指伸达后穹隆顶部可触及宫体时，子宫为后屈。随后将阴道内两指放在宫颈后方，另一手掌心朝下，手指平放在患者腹部平脐处，当阴道内手指向上、向前抬举宫颈时，腹部手指往下按压腹壁，并逐渐向耻骨联合部移动，通过内、外手指同时分别抬举和按压，

双合诊检查

相互协调，即可扪清子宫的位置、大小、形状、软硬度、活动度以及有无压痛。正常子宫位置一般是前倾略前屈。位于盆腔中央，可活动，质地中等，无压痛。弄清子宫情况后，将阴道内两手指由宫颈后方移向一侧穹隆部，尽可能往上向盆腔深部触及。与此同时，另一手从同侧腹壁髂骨水平开始，由上往下按压腹壁，与阴道内手指相互配合，以触摸该侧子宫附件区有无肿块，增厚或压痛。若触及肿块，应注意肿块大小、位置、形状、软硬度、活动度、有无压痛及与子宫的关系。正常情况下，不能触及输卵管，偶可扪及卵巢。对侧做同样的检查。

（4）三合诊：即经直肠、阴道、腹部联合检查，是双合诊的重要补充检查。检查者将一手的中指放入直肠，示指放入阴道内，另一手置于腹部配合检查。三合诊可弥补双合诊的不足，能扪清后倾或后屈子宫大小，发现子宫后壁、直肠子宫陷凹、子宫骶骨韧带和双侧盆腔后部的情况，估计盆腔内病变范围，以及扪清阴道直肠隔、骶骨前或直肠内情况。

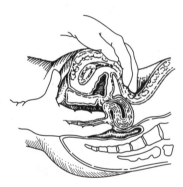

图1-2 双合诊检查

图1-3 三合诊检查

正常宫颈与宫颈癌

（5）直肠-腹部诊：直肠-腹部诊也称为肛腹诊，即一手示指伸入直肠，另一手在腹部配合检查。适用于未婚、阴道闭锁或经期不宜阴道检查者。

（6）记录：盆腔检查结束后应按从外到内的顺序记录检查结果。

二、心理社会评估

妇科患者由于疾病或手术牵涉婚姻、生育、性生活等家庭方面的问题，常常影响家庭和夫妻生活，所以妇科患者思想顾虑多、包袱重、压力大。心理-社会问题尤其不可忽视。

心理-社会评估主要评估患病后的心理状况、精神状态，对健康问题的理解，应激水平及应对能力，人格类型等。

1. 患者对健康问题及医院环境的感知 了解患者对健康问题的感受，对自己所患疾病的认识和态度，对住院、治疗和护理的期望及感受。如有的患者担心通过检查发现更严重的疾患如癌症等，不知如何面对未来的压力，所以不愿就医，也可能因为经济问题、工作忙碌、家庭矛盾或知识不足等延误就医。

2. 患者对疾病的反应 可借用量化评估表，评估患者患病前、后应激方法，面对压力时的解决方式，处理问题过程中遭遇的困难。尽可能确定导致患者疾病的社会—心理因素，并采取心理护理措施，帮助患者预防、减轻或消除心理因素对健康的影响。评估患者的睡眠、精力、食欲有无变化，评估患者的应对方式及能力。询问患者平时应对困难的方法，发现患者应对困难的潜力和积极性。

3. 患者的精神心理状态 评估发病后患者的定向力、意识水平、注意力、仪表、举止、语言、情绪、行为、沟通交流能力、思维、记忆和判断能力有无改变。患病后患者有无焦虑、恐惧、否认、绝望、自责、沮丧、悲哀、愤怒等情绪变化。

4. 人格类型 评估患者属于依赖、独立型，紧张、松弛型，主动、被动型，内向、外向型，为有针对性地提出护理问题、制定护理措施提供相关依据。

■ 第三节　妇科疾病常见症状及体征

【重点提示】◆ ⋯

妇科疾病常见的症状及常见疾病。

一、阴道出血

阴道流血为最常见的主诉之一。阴道出血有一部分属于生理性阴道出血，如正常月经、产后恶露的排出等，属正常生理范畴，不会危害身体健康。但病理性阴道出血则不同，它不但是身体疾病的一种表现形式，而且出血本身也会损害身体健康。阴道出血可来自外阴、阴道、宫颈、子宫内膜，但以来自子宫者最多。

（一）病因分类

阴道出血是指来自生殖道任何部位的出血，其出血表现形式可分月经过多、经期延长、不规则性出血或接触性出血等，其流血量可多可少。按不同的原因，可将阴道出血分为以下几种：

1. 与内分泌有关的出血 新生儿阴道出血、与避孕药有关的出血、功能失调性子宫出血、月经间期出血、绝经后子宫出血等。

2. 与妊娠有关的出血 先兆流产、不全流产、宫外孕、前置胎盘、胎盘早剥、葡萄胎、绒毛膜癌等。

3. 与炎症有关的出血 外阴溃疡、阴道溃疡、阴道炎、宫颈炎、宫颈糜烂、宫颈溃疡、宫颈息肉、子宫内膜炎、子宫肌炎、盆腔炎等。

4. 与肿瘤有关的出血 子宫肌瘤、宫颈癌、子宫内膜癌、卵巢的功能性肿瘤等。

5. 损伤、异物和外源性激素引起的出血 生殖道创伤如外阴阴道骑跨伤、性交所致处女膜或阴道损伤，均可发生出血。放置宫内节育器常并发异常子宫出血。使用雌孕激素不当，也可引起子宫不规则出血。

6.与全身疾病有关的出血 见于肝脏疾病、再生障碍性贫血、血小板减少性紫癜、白血病及妇产科疾病并发的弥散性血管内凝血等。

（二）临床表现

阴道出血症状大致可以分为以下几种类型：

1.经量增多 月经量增多（>80 mL）或经期延长，但月经周期正常。多可能是子宫肌瘤、子宫肌腺症、功血等，此外上避孕环也有可能导致经量增多。

2.月经周期不规则的阴道出血 常为功血，但应先排除子宫内膜癌。

3.长期持续阴道出血 多为生殖器官恶性肿瘤，如子宫颈癌、子宫内膜癌等。

4.停经后不规则出血 育龄妇女多考虑与妊娠有关的疾病，如流产、宫外孕、葡萄胎等；绝经后妇女则多有恶性肿瘤的可能。

5.性交后出血 多为宫颈糜烂、宫颈息肉、宫颈癌或黏膜下肌瘤。

6.阴道出血伴白带增多 考虑为晚期宫颈癌、子宫内膜癌或子宫黏膜下肌瘤伴感染。

7.阵发性阴道出血 应警惕原发性输卵管癌的可能。

8.经期之间出血 发生在两次月经之间，历时3～4天，血量极少时，大多为排卵期出血。

9.经前或经后点滴出血 月经来潮前或后数日有少量血性分泌物，一般为卵巢功能异常或放置宫内节育器的不良作用，也可能是子宫内膜异位症。

10.月经周期不规律，经量过多，经期延长或不规则出血 功能性子宫出血简称为功血，此病在临床上非常多见，主要是由调节生殖的神经内分泌功能失常所致。由于长期出血，有些人还伴有不同程度的贫血，所以纠正贫血也很重要。

11.绝经后阴道出血 若流血量极少，历时2～3天，多为绝经后子宫内膜脱落引起的出血或老年性阴道炎。若流血量较多、流血持续不净或反复阴道出血，应考虑子宫内膜癌的可能。

12.外伤后阴道出血 常见于发生骑跨伤后，流血量可多可少。

除以上各种不同形式的阴道出血外，年龄对诊断也有重要参考价值。新生女婴生后数日内阴道有少量出血，是因离开母体后雌激素骤降，子宫内膜脱落所致。幼女出现阴道出血，应考虑有性早熟或生殖道恶性肿瘤的可能。青春期少女阴道出血多为无排卵型功能失调性子宫出血。育龄期妇女出现阴道出血，应考虑与妊娠相关的疾病。绝经过渡期阴道出血以无排卵性功能失调性子宫出血最多见，但应首先排除生殖道恶性肿瘤。

非月经期出血大多是一种病理性的，而由于很多人无法分辨出血是生理性的还是病理性的，为安全起见，最好还是到医院请教医生，以免贻误早期诊治的良机。

二、白带异常

白带由阴道黏膜渗出物、宫颈管及子宫内膜腺体分泌物等混合而成。白带分为生理性白带和病理性白带。生理性白带呈白色稀糊状或蛋清样，高度黏稠，无腥臭味，量少。白带的形成与雌激素有着密切的关系，当雌激素的分泌达到高峰时，会出现白色稀糊状或蛋清样、具有黏性并能拉成丝状、无腥臭味的白带，对女性健康无不良影响。病理性白带多是由炎症引起的。临床上常见的病理性白带有如下几种：

1. 无色透明黏性白带　表现为外观与正常白带相似，但白带量显著增多，伴腰酸乏力。应考虑慢性宫颈炎、卵巢功能失调，或因应用雌激素药物或体质虚弱所致。

2. 脓性白带　表现为白带呈黄色或黄绿色，有腥臭味。常由宫颈炎、老年性阴道炎、子宫内膜炎、宫腔积液、宫颈癌、阴道癌、阴道异物残留等化脓性细菌感染所引起。

3. 凝乳状或豆腐渣样白带　为霉菌性阴道炎所致，常伴有严重的外阴瘙痒或局部灼痛。

4. 灰黄色泡沫状稀薄白带　为滴虫性阴道炎的特征，可伴有外阴瘙痒。

5. 灰白色匀质鱼腥味白带　常见于细菌性阴道炎，有鱼腥味，常伴有外阴瘙痒。

6. 血性白带　白带中混有多少不等的血液，伴头晕。多由宫颈息肉、重度慢性宫颈炎、宫颈癌、宫体癌或宫内节育器副反应等因素引起。

7. 水样白带　持续流出淘米水样白带且奇臭者，一般为晚期宫颈癌、阴道癌或黏膜下肌瘤伴感染。间断性排出清澈、黄红褐色或红色水样白带，应考虑输卵管癌的可能。

三、下腹痛

下腹痛为妇女常见的症状，多为妇科疾病所引起。应根据下腹痛的性质和特点，考虑各种不同的妇科情况。

1. 起病缓急　起病缓慢而逐渐加重者，多为生殖器官炎症或恶性肿瘤所引起；急骤发病者，应考虑卵巢肿瘤蒂扭转或破裂，或子宫浆膜下肌瘤蒂扭转；反复隐痛后突然出现撕裂样剧痛者，应考虑输卵管妊娠破裂的可能。

2. 下腹痛的部位　下腹正中出现疼痛多为子宫病变引起的疼痛，较少见；一侧下腹部疼痛应考虑为该侧子宫附件病变，如卵巢囊肿蒂扭转、输卵管卵巢炎症，右侧下腹痛还应除外急性阑尾炎等；双侧下腹痛常见于子宫附件炎性病变；卵巢囊肿破裂、输卵管妊娠破裂或盆腔腹膜炎、盆腔腹膜炎时可引起整个下腹部甚至全腹疼痛。

3. 下腹痛的性质　持续性钝痛多为炎症或腹腔内积液所致；顽固性疼痛难以忍受者应考虑晚期生殖器官肿瘤的可能；子宫或输卵管等空腔器官收缩表现为阵发性绞痛；输卵管妊娠或卵巢囊肿破裂可引起撕裂样剧痛；宫腔内积血或积脓不能排出，常可引起下腹坠痛。

4. 下腹痛的时间　在月经周期中间出现一侧下腹隐痛，应考虑为排卵性疼痛；经期出现腹痛，应考虑原发性痛经或子宫内膜异位症的可能；周期性下腹痛但无月经来潮多为经血受阻所致，见于先天性生殖道畸形或术后宫腔、宫颈粘连等。

5. 腹痛放射的部位　放射至肩部为腹腔内出血；放射至腰骶部多为宫颈、子宫病变所致；放射至腹股沟及大腿内侧，一般为该侧子宫附件病变所引起。

6. 腹痛伴随的症状　同时有停经史，多为妊娠并发症；伴恶心、呕吐应考虑有卵巢肿瘤蒂扭转的可能；有畏寒、发热常为盆腔炎症所致；有休克症状应考虑腹腔内出血；出现肛门坠胀一般为直肠子宫陷凹有积液所致；伴有恶病质为生殖器官晚期肿瘤的表现。

四、外阴瘙痒

外阴瘙痒是妇科疾病中很常见的一种症状。外阴是特别敏感的部位，妇科多种病变及外来刺激均可引起瘙痒。瘙痒严重时，患者寝食难安、坐卧不宁，以致影响生活和工作。

（一）原因

1. 局部原因 外阴阴道假丝酵母菌病和滴虫性阴道炎是引起外阴瘙痒的最常见原因。此外，还可见于细菌性阴道炎、老年性阴道炎、慢性局部刺激，阴虱、蛲虫、疥疮、寻常疣、疱疹、湿疹、外阴鳞状上皮增生、药物过敏或化学品刺激及不良卫生习惯等。

2. 全身原因 糖尿病、尿毒症、维生素缺乏、贫血、白血病、妊娠期肝内胆汁淤积症等也可引起不同程度的外阴瘙痒。

（二）临床表现

1. 外阴瘙痒的部位 外阴瘙痒多发生于阴蒂、小阴唇，也可波及大阴唇、会阴和肛周。长期搔抓可引起抓痕、血痂或继发毛囊炎。

2. 外阴瘙痒的症状及特点 外阴瘙痒常为阵发性发作，也可为持续性，通常夜间加重。瘙痒程度因不同疾病和不同个体而有明显差异。外阴阴道假丝酵母菌病、滴虫性阴道炎以外阴瘙痒、白带增多为主要症状；外阴鳞状上皮增生以外阴奇痒为主要症状，伴有外阴皮肤色素脱失；蛲虫病引起的外阴瘙痒以夜间为甚；糖尿病患者的尿糖对外阴皮肤产生刺激，特别是并发外阴阴道假丝酵母菌病时，外阴瘙痒特别严重；无原因的外阴瘙痒一般仅发生在生育年龄或绝经后妇女，外阴瘙痒症状严重，甚至令人难以忍受，但局部皮肤和黏膜外观正常，或仅有抓痕和血痂；黄疸，维生素 A、B 族维生素缺乏，重度贫血，白血病等慢性疾病患者出现外阴瘙痒时，常为全身瘙痒的一部分；妊娠期肝内胆汁淤积症也可出现包括外阴在内的全身皮肤瘙痒。

五、下腹部包块

下腹部包块是妇科患者就医时的常见主诉。肿块可能是由患者本人或其亲属无意发现，或因其他症状（如下腹痛、阴道流血等）做妇科检查时或行 B 型超声检查盆腔时发现。

（一）根据下腹部包块质地不同，可分为囊性包块和实性包块

1. 囊性包块 囊性包块多为良性病变，如膀胱充盈、卵巢囊肿、输卵管卵巢囊肿、输卵管积水等。

2. 实性包块 除妊娠子宫、子宫肌瘤、卵巢纤维瘤、盆腔炎性包块等为良性外，其他实性包块均应首先考虑为恶性肿瘤。

（二）根据发病器官或部位不同鉴别下腹部包块

下腹部包块可来自于肠道、泌尿道、腹壁、腹腔或生殖道等，但以来自生殖道者

多见。

1. **子宫增大**　凡位于下腹正中且与宫颈相连的肿块，多为子宫增大。子宫增大有以下几种可能。

（1）妊娠子宫：育龄妇女有停经史，且在下腹部扪及包块，应首先考虑为妊娠子宫。停经后出现不规则阴道出血且子宫迅速增大者，可能为葡萄胎。妊娠早期子宫峡部变软，宫体似与宫颈分离，应警惕将宫颈误认为宫体，而将妊娠子宫误诊为卵巢肿瘤。

（2）子宫肌瘤：子宫均匀增大，或表面有单个或多个球形隆起。子宫肌瘤的典型症状为月经过多。带蒂的浆膜下肌瘤仅蒂与宫体相连，且一般无症状，所以检查时有可能将其误诊为卵巢实质性肿瘤。

（3）子宫腺肌病：子宫均匀增大、质硬，一般不超过妊娠 12 周子宫大小。患者多伴有逐年加剧的进行性痛经、经量增多及经期延长。

（4）子宫畸形：双子宫或残角子宫妇科检查时，可扪及子宫另一侧有与其对称或不对称的包块相连，硬度也相同。

（5）子宫、阴道积血或子宫积脓：子宫、阴道积血多是处女膜闭锁或阴道横隔引起的经血外流受阻所致，患者至青春期无月经来潮，但有周期性腹痛及下腹部肿块。子宫增大也可因宫腔积脓或积液而导致，见于子宫内膜癌、老年性子宫内膜炎合并子宫积脓或在宫颈癌放射治疗后多年出现。

（6）子宫恶性肿瘤：围绝经期或绝经后患者子宫增大伴有不规则阴道出血，应考虑子宫内膜癌的可能。子宫增长迅速，伴有腹痛及不规则阴道出血者，可能为子宫肉瘤。以往有生育或流产史，特别是有葡萄胎史者，若子宫增大，外形不规则，且伴有子宫出血时，应考虑子宫绒毛膜癌的可能。

2. **子宫附件肿块**　在正常情况下，子宫附件难以扪及。当附件出现肿块时，多属病理现象。常见的子宫附件肿块有以下几种可能。

（1）输卵管妊娠：肿块位于子宫旁，大小、形状不一，有明显触痛。患者多有短期停经后阴道持续少量流血和腹痛史。

（2）附件炎性肿块：肿块多为双侧性，位于子宫两旁，与子宫有粘连，压痛明显。急性附件炎症时患者有发热、腹痛。慢性盆腔炎患者有不育症及下腹部隐痛史，甚至出现反复急性盆腔炎发作。

（3）卵巢非赘生性囊肿：多为单侧可活动的囊性包块，直径一般不超过 6 cm。黄体囊肿可在妊娠早期扪及，葡萄胎患者常并发一侧或双侧卵巢黄素囊肿。卵巢子宫内膜异位囊肿多与子宫有粘连、活动受限且有压痛包块。

（4）卵巢赘生性囊肿：无论肿块大小，凡其表面光滑、囊性且可活动者多为良性肿瘤。凡肿块为实性、表面不规则，活动受限，特别是盆腔内扪及其他结节或伴有胃肠道症状者多为卵巢恶性肿瘤。

妇科炎症自测表

第四节　妇科病历书写

病历是指医务人员在医疗活动过程中形成的文字、符号、图表、影像、切片等资料的总和，包括门（急）诊病历和住院病历。病历书写是指医务人员通过问诊、查体、辅助检查、诊断、治疗、护理等医疗活动获得有关资料，并进行归纳、分析、整理形成医疗活动记录的行为。因此，病历书写是医务人员正确诊断疾病和决定治疗方案所不可缺乏的重要依据，也是临床医生必须掌握的基本功；是医院医疗管理信息和医护工作质量的客观凭证，也是衡量医疗水平的重要资料；是进行临床科研和临床医学教育的重要资料；是患者的健康档案，也是预防保健事业的原始资料；是处理医疗纠纷、鉴定伤残等的重要法律依据。在本节中只介绍住院病历的书写。

一、病历书写的基本要求

（1）病历书写应当客观、真实、准确、及时、完整、规范。

（2）病历书写应当使用蓝黑墨水、碳素墨水，需复写的病历资料可以使用蓝或黑色油水的圆珠笔。计算机打印的病历应当符合病历保存的要求。

（3）病历书写应当使用中文，但通用的外文缩写和无正式中文译名的症状、体征、疾病名称等可以使用外文。

（4）病历书写应规范使用医学术语，文字工整，字迹清晰，表述准确，语句通顺，标点正确。

（5）病历书写过程中出现错字时，应当用双线划在错字上，保留原记录清楚、可辨，并注明修改时间，修改人签名。不得采用刮、粘、涂等方法掩盖或去除原来的字迹。

（6）病历应当按照规定的内容书写，并由相应医务人员签名。

（7）病历一律使用阿拉伯数字书写日期和时间，采用 24 小时制记录。

（8）对需要取得患者书面同意方可进行的医疗活动，应当由患者本人签署知情同意书。患者不具备完全民事行为能力时，应当由其法定代理人签字；患者因病无法签字时，应当由其授权的人员签字；为抢救患者，在法定代理人或被授权人无法及时签字的情况下，可由医疗机构负责人或者授权的负责人签字。

二、妇科住院病历的内容

妇科住院病历的内容包括住院病案首页、入院记录、病程记录、手术同意书、麻醉同意书、输血治疗知情同意书、特殊检查（特殊治疗）同意书、病危（重）通知书、医嘱单、辅助检查报告单、体温单、医学影像检查资料、病理资料等。

（一）病案首页

病案首页以护士填写为主。内容包括患者姓名、科室、床号、入院日期、住院病历号（或病案号）、日期、手术后天数、体温、脉搏、呼吸、血压、大便次数、出入液量、体重、住院周数等。

（二）入院记录

入院记录是指患者入院后，由经治医师通过问诊、查体、辅助检查获得有关资料，并对这些资料归纳、分析、书写而成的记录。

1. 一般情况记录　患者一般情况包括姓名、性别、年龄、民族、婚姻状况、出生地、职业、入院时间、记录时间、病史陈述者。

2. 主诉　主诉是指促使患者就诊的主要症状（或体征）及持续时间。

3. 现病史　现病史是指患者本次疾病的发生、演变、诊疗等方面的详细情况，应当按时间顺序书写。现病史内容包括发病情况、主要症状特点及其发展变化情况、伴随症状、发病后诊疗经过及结果、睡眠和饮食等一般情况的变化，以及与鉴别诊断有关的阳性或阴性资料等。

（1）发病情况：记录发病的时间、地点、起病缓急、前驱症状、可能的原因或诱因。

（2）主要症状特点及其发展变化情况：按发生的先后顺序描述主要症状的部位、性质、持续时间、程度、缓解或加剧因素，以及演变发展情况。

（3）伴随症状：记录伴随症状并描述伴随症状与主要症状之间的相互关系。

（4）发病以来诊治经过及结果：记录患者发病后到入院前，在院内、院外接受检查与治疗的详细经过及效果。对患者提供的药名、诊断和手术名称需加双引号以示区别。

（5）发病以来的一般情况：简要记录患者发病后的精神状态、睡眠、食欲、大小便、体重变化等情况。

4. 既往史　既往史是指患者过去的健康和疾病情况。内容包括既往一般健康状况、疾病史、传染病史、预防接种史、手术外伤史、输血史、食物或药物过敏史等。

5. 个人史，婚育史、月经史，家族史。

（1）个人史：记录出生地及长期居留地，生活习惯及有无烟、酒、药物等嗜好，职业与工作条件及有无工业毒物、粉尘、放射性物质接触史，有无冶游史。

（2）婚育史、月经史：婚姻状况、结婚年龄、配偶健康状况、有无子女等。女性患者记录初潮年龄、行经期天数、间隔天数、末次月经时间（或闭经年龄）、月经量、痛经及生育等情况。

（3）家族史：父母、兄弟、姐妹的健康状况，有无与患者类似疾病，有无家族遗传倾向的疾病。

6. 体格检查　体格检查应当按照系统循序进行书写。内容包括体温、脉搏、呼吸、血压、一般情况。皮肤、黏膜，全身浅表淋巴结，头部及其器官，颈部，胸部（胸廓、肺部、心脏、血管），腹部（肝、脾等），直肠肛门，外生殖器，脊柱，四肢，神经系统等。

7. 辅助检查　辅助检查指入院前所做的与本次疾病相关的主要检查及其结果，应分类按检查的时间顺序记录检查结果，如在其他医疗机构所做的检查，应当写明该机构名称及检查号。

8. 初步诊断　初步诊断是指经治医师根据患者入院时的情况，综合分析所做出的诊断。当初步诊断为多项时，应当主次分明。对待查病例应列出可能性较大的诊断。

9. 医生签名　书写入院记录的医生签名。

（三）病程记录

病程记录是指继入院记录之后，对患者病情和诊疗过程所进行的连续性记录。首次病程记录是指患者入院后由经治医生或值班医生书写的第一次病程记录，应当在患者入院 8 小时内完成。首次病程记录的内容包括病例特点、拟诊讨论（诊断依据及鉴别诊断）、诊疗计划等。

1. 病例特点　应当在对病史、体格检查和辅助检查进行全面分析、归纳与整理之后写出本病例特征，包括阳性发现和具有鉴别诊断意义的阴性症状与体征等。

2. 拟诊讨论（诊断依据及鉴别诊断）　根据病例特点，提出初步诊断和诊断依据。对诊断不明的写出鉴别诊断并进行分析，并对下一步诊治措施进行分析。

3. 诊疗计划　提出具体的检查及治疗措施安排。

（四）阶段小结

阶段小结是指患者住院时间较长，由经治医生每月所做的病情及诊疗情况总结。阶段小结的内容包括入院日期、小结日期，患者姓名、性别、年龄、主诉、入院情况、入院诊断、诊疗经过、目前情况、目前诊断、诊疗计划、医生签名等。

（五）出院记录

出院记录是指经治医生对患者此次住院期间诊疗情况的总结，应当在患者出院后 24 小时内完成。内容主要包括入院日期、出院日期、入院情况、入院诊断、诊疗经过、出院诊断、出院情况、出院医嘱、医生签名等。

■ 思考与训练

一、简答题

1. 妇科检查时有哪些注意事项？

2. 简述双合诊检查的目的和方法。

3. 描述妇产科护理对象健康史的采集方法与主要内容。

二、选择题

1. 关于妇科检查前的注意事项，下述错误的是（　　　）。

 A. 检查前嘱患者排空膀胱　　　　　B. 臀垫及检查器具应每人次更换

 C. 协助患者取膀胱截石位　　　　　D. 未婚者仅限于行三合诊

 E. 避免经期检查

2. 未婚妇女妇科检查可用（　　）方法。
    A. 阴道窥器检查　　　　　　　　B. 双合诊
    C. 肛腹诊　　　　　　　　　　　D. 三合诊
    E. 阴道镜检查

3. 妇科检查注意事项不妥的是（　　）。
    A. 指导患者张口呼吸　　　　　　B. 检查前排尿
    C. 臀垫应每人更换　　　　　　　D. 阴道出血照常检查
    E. 未婚者用肛腹诊

4. 有关妇科检查的准备和注意事项，下述选项不妥的是（　　）。
    A. 检查时应认真、仔细
    B. 男医生进行检查时，必须有女医护人员在场
    C. 防止交叉感染
    D. 检查前应导尿
    E. 未婚妇女作外阴视诊和肛腹诊

5. 有关妇科双合诊检查，下列选项错误的是（　　）。
    A. 是妇科最常用的检查方法　　　B. 用具消毒，防止交叉感染
    C. 适于所有妇科患者　　　　　　D. 先排空膀胱
    E. 取膀胱截石位

6. 妇科检查床上的臀垫更换方式为（　　）。
    A. 按人　　　　B. 每天　　　　C. 隔天　　　　D. 每周　　　　E. 必要时

7. 观察阴道壁、子宫颈情况所用的检查方法是（　　）。
    A. 外阴检查　　　　　　　　　　B. 阴道窥器检查
    C. 双合诊检查　　　　　　　　　D. 三合诊检查
    E. 肛腹诊检查

8. 某女士流产两次，无早产史，足月产一次，现有一女，其生育史可简写为（　　）。
    A. 1-0-2-1　　B. 1-2-0-1　　C. 2-0-1-1　　D. 1-1-0-2　　E. 0-1-2-1

9. 询问月经史不包括（　　）。
    A. 初潮年龄　　　　　　　　　　B. 周期与持续时间
    C. 月经量及颜色　　　　　　　　D. 白带情况
    E. 末次月经时间

10. 有关双合诊检查法的概念，正确的是（　　）。
    A. 是一种阴道与腹壁的联合检查　　B. 检查者双手的示指、中指进入阴道
    C. 可较清晰的触及子宫后壁　　　　D. 被检查者取左侧卧位
    E. 适用于未婚女性

第二章
女性生殖系统炎症患者的护理 ——————————

学习目标

> 1. 掌握女性生殖系统的自然防御功能；生殖系统炎症妇女的护理评估、护理诊断、护理措施，并提供健康指导。
>
> 2. 熟悉女性生殖系统炎症常见的病原体、转移途径及转归。
>
> 3. 了解女性生殖系统常见炎症的病因、病理。

预习案例

> 王某，35 岁，已婚，平素月经规律，白带正常。9 天前曾去公共浴池洗澡，近一周来出现外阴瘙痒、白带增多，遂来医院就诊。妇科检查：外阴潮红、水肿，阴道窥器检查可见阴道内有大量灰黄色、稀薄、泡沫状白带，拭去白带后可见阴道黏膜充血、水肿，阴道壁有散在的出血点，后穹隆尤甚。
>
> 思考 ....
>
> 1. 该患者可能的医疗诊断是什么？
>
> 2. 主要的护理问题有哪些？
>
> 3. 处理的方法是什么？治疗期间有哪些注意事项？

生殖系统炎症是妇女的常见病、多发病，各个年龄段的女性均可发病。女性生殖系统炎症包括下生殖道的外阴、阴道、宫颈至盆腔内的子宫、输卵管、卵巢、盆腔腹膜、盆腔结缔组织等部分的炎症。炎症可局限于一个部位或同时累及多个部位；病情轻者无症状，重者可引起败血症从而危及生命。因此，对女性生殖系统炎症患者进行科学护理，积极防治女性生殖系统炎症，对维护妇女健康有重要意义。

■ 第一节　概述

一、女性生殖系统的自然防御功能

女性生殖系统的解剖、生理特点，使健康女性具有一套比较完善的自然防御功能，所以在健康妇女的外阴、阴道内虽有某些病原体寄生，但阴道与这些病原体维持一定的平衡状态，一般情况下并不引起炎症发作。

女性内、外生殖器官

> 【重点提示】◆　…
>
> 女性生殖系统的自然防御功能。

1. 外阴　外阴皮肤为复层鳞状上皮，有较强的抗感染能力；两侧大阴唇自然合拢，遮掩阴道口、尿道口，可防止外界病原体的入侵。

2. 阴道　正常情况下阴道口紧闭、阴道前后壁紧贴，可阻碍外界病原体的侵入；在卵巢分泌的雌激素的作用下，阴道上皮细胞增生变厚并增加细胞内糖原含量，糖原在阴道杆菌的作用下分解为乳酸，维持阴道正常的酸性环境（pH ≤ 4.5，多在 3.8 ～ 4.4），从而抑制其他病原体的生长，称为阴道的自净作用。

3. 子宫颈　宫颈内口紧闭，宫颈管黏膜的高柱状上皮细胞分泌大量黏液形成胶冻状黏液栓，防止病原体上行感染宫腔。

4. 子宫内膜　育龄期女性子宫内膜的周期性脱落，可及时清除宫腔内的病原体。

5. 输卵管　输卵管的单向蠕动及输卵管腔内纤毛细胞的单向摆动，可阻止病原体的入侵。

此外，阴道分泌物、宫颈黏液、子宫内膜分泌液及输卵管液等含有黏蛋白、乳铁蛋白和溶菌酶等，对病原体均有抑制作用。

虽然女性生殖系统在解剖、生理等方面有较强的自然防御功能，但是由于外阴与尿道、肛门邻近，容易污染；且外阴与阴道又是性交、分娩及各种宫腔内操作的必经之道，容易受到损伤及各种外界病原体的感染。除此之外，在女性的特殊生理时期，如月经期、妊娠期、分娩期和产褥期，机体免疫功能下降，自然防御功能遭到破坏，内源性菌群失调或外源性致病菌侵入等，均可导致炎症的发生。外阴及阴道炎可单独存在，也可两者同时存在。

二、女性生殖系统的常见寄生菌

1. 细菌 细菌为最常见的病原体，如葡萄球菌、链球菌、大肠埃希菌、厌氧菌、淋病奈瑟菌、结核分枝杆菌等。

2. 真菌 以白色假丝酵母菌常见。

3. 原虫 以阴道毛滴虫常见。

4. 病毒 以单纯疱疹病毒、人乳头状瘤病毒（HPV）常见。

5. 螺旋体 以梅毒螺旋体、苍白密螺旋体常见。

6. 衣原体 常见为沙眼衣原体，感染症状不明显，但常导致严重的输卵管黏膜结构及功能破坏，并可引起盆腔广泛粘连。

7. 支原体 支原体是正常阴道菌群的一种，在一定条件下可引起生殖道炎症。

三、传播途径

1. 沿生殖器黏膜上行蔓延 病原体先侵入外阴、阴道后沿黏膜面经宫颈、宫腔、输卵管至卵巢及腹腔，是非妊娠期、非产褥期盆腔炎性疾病的主要感染途径。淋病奈瑟菌、沙眼衣原体及葡萄球菌等沿此途径扩散。

2. 经血液循环蔓延 病原体先侵入人体的其他系统，再经过血液循环感染生殖器，为结核菌感染的主要传播途径。

3. 经淋巴系统蔓延 细菌经外阴、阴道、宫颈及宫体等创伤处的淋巴管侵入盆腔结缔组织和内生殖器其他部分，是产褥感染、流产后感染及放置宫内节育器后感染的主要传播途径，多见于链球菌、大肠埃希菌、厌氧菌感染。

4. 直接蔓延 腹腔其他脏器感染后直接蔓延至内生殖器，如阑尾炎可引起右侧输卵管炎。

四、发展与转归

1. 痊愈 患者抵抗力强、病原体致病力弱或治疗及时、抗生素使用恰当，病原体完全被消灭，炎症很快被控制，炎性渗出物完全被吸收为痊愈。

2. 转为慢性 治疗不及时、不彻底或病原体对抗生素不敏感，身体防御功能和病原体的作用处于相持状态，使得炎症长期存在。机体抵抗力强时，炎症可以被控制并逐渐好转，一旦机体抵抗力降低，慢性炎症可急性发作。

3. 扩散与蔓延 患者抵抗力弱、病原体作用强时，炎症可经淋巴和血行扩散或蔓延到邻近器官。严重时可形成败血症，危及生命。

第二节　外阴部炎症患者的护理

一、非特异性外阴炎

非特异性外阴炎指发生在外阴部的皮肤与黏膜的炎症。由于外阴与尿道、阴道、肛门相邻，且暴露在外，与外界接触机会较多，因此易发生炎症，尤其以大、小阴唇最为多见。

【重点提示】 ◆ …

非特异性外阴炎的病因。

（一）病因及诱因

外阴与尿道、肛门临近，经常会受到阴道分泌物、月经血、产后恶露及粪便等的刺激，若不注意个人卫生，可引起不同程度的外阴炎症；尿瘘患者的尿液、粪瘘患者的粪便、糖尿病患者的糖尿长期浸渍以及穿紧身化纤内裤、月经垫通透性差等导致局部经常潮湿的因素均可引起外阴部的炎症。

【重点提示】 ◆ …

外阴炎的症状及体征。

（二）护理

1. 护理评估

（1）健康史：询问患者有无诱发因素，如有无个人卫生习惯不良、经常穿紧身化纤衣物、白带增多、粪便刺激等情况；有无糖尿病、尿瘘、粪瘘等疾病；外阴不适的程度和发病时间。

（2）身体评估：①症状：外阴皮肤瘙痒、疼痛、红肿、灼热感，于性交、活动、排尿、排便时加重。病情严重时形成外阴溃疡致行走不便。②体征：妇科检查可见局部充血、肿胀、糜烂，常有抓痕，严重者形成溃疡或湿疹。慢性炎症者，外阴局部皮肤或黏膜增厚、粗糙、皲裂等，甚至苔藓样改变。

（3）心理-社会状况：了解病程及患者对不适的反应，有无烦躁、不安、恐惧等心理。

（4）辅助检查：行阴道分泌物检查，必要时做细菌培养；检查血糖；排除蛲虫病。

（5）处理原则：包括病因治疗和局部治疗。①病因治疗：积极寻找病因并对症处理，若为由糖尿病患者的尿液刺激引起的外阴炎，应治疗糖尿病；若为由尿瘘、粪瘘引起的外阴炎，则应及时修补漏孔。②局部治疗：通常使用 1 ∶ 5 000 的高锰酸钾溶液坐浴，每天坐浴 2 次，每次 15 ～ 30 分钟，5 ～ 10 次为一疗程。

2. 护理诊断 / 护理问题

（1）皮肤黏膜完整性受损：与局部炎症有关。

（2）焦虑：与疾病影响生活及治疗效果不佳有关。

（3）舒适改变：与瘙痒、疼痛、分泌物增多有关。

3. 护理目标

（1）患者皮肤完整性恢复正常。

（2）患者情绪稳定，能积极配合治疗。

（3）患者的痛苦减轻，自觉舒适感增加。

【重点提示】

高锰酸钾溶液坐浴指导。

4. 护理措施

（1）一般护理：指导患者保持外阴清洁、干燥，消除刺激来源。嘱患者不能挠抓皮肤，以防皮肤破溃处继发感染。

（2）病情观察：观察患者外阴皮肤、黏膜的变化及分泌物的性状。

（3）治疗指导：教会患者坐浴的方法，包括溶液的配制方法、温度、坐浴的时间及注意事项。通常使用 1 ∶ 5 000 的高锰酸钾溶液坐浴，取高锰酸钾结晶加入 40 ℃左右的温水中配成 1 ∶ 5 000 淡玫瑰红色溶液。每天坐浴 2 次，每次 15 ～ 30 分钟，5 ～ 10 次为一疗程；坐浴后涂抗生素软膏或紫草油。急性期患者还可选用微波或红外线进行局部物理治疗。注意提醒患者正确配制溶液，浓度不宜过浓，以免灼伤皮肤。坐浴时要使会阴部全部浸没于溶液中，月经期停止坐浴。

（4）心理护理：向患者解释疾病相关知识及治疗护理方法，鼓励患者积极配合，增强患者战胜疾病的信心。

5. 护理评价

（1）患者受损的外阴皮肤经治疗愈合，瘙痒消失。

（2）患者睡眠良好，情绪稳定，生活形态正常。

（3）患者自述局部症状减轻或消失。

（三）健康教育

指导患者养成良好的个人卫生习惯，保持外阴清洁、干燥，穿纯棉内裤并经常更换，同时做好经期、孕期、分娩期及产褥期卫生。勿饮酒，少进辛辣刺激性食物。局部严禁搔抓，勿用刺激性药物或肥皂擦洗。外阴溃破者要遵医嘱用抗生素预防继发感染，使用柔软无菌会阴垫，减少摩擦和混合感染的机会。

二、前庭大腺炎

病原体侵入前庭大腺引起的炎症称为前庭大腺炎。前庭大腺位于两侧大阴唇下 1/3 深部，其直径为 0.5～1.0 cm，腺管细长，开口于小阴唇与处女膜之间的沟内。在性兴奋时分泌黏液，一旦性交、分娩等污染外阴部时易发生炎症。育龄妇女多见，幼女及绝经后期妇女少见。

（一）病因及诱因

前庭大腺炎的主要病原体为葡萄球菌、链球菌、大肠埃希菌等，随着性传播疾病的逐年增加，淋病奈瑟菌及沙眼衣原体已成为常见病原体。当性交、流产、分娩或其他因素污染外阴部时，病原体侵入引起炎症。急性炎症发作时，病原体首先侵犯腺管，导致前庭大腺导管炎，腺管开口处往往因肿胀或渗出物凝聚而阻塞，脓液不能外流、积存而形成脓肿，称为前庭大腺脓肿。当急性炎症消退后，腺管开口粘连闭塞、分泌物积聚于腺腔而形成前庭大腺囊肿。

（二）护理

1. 护理评估

（1）健康史：了解个人卫生习惯，是否处在经期或者产后，询问局部不适的程度和病程情况。

（2）身体状况：①症状：前庭大腺脓肿多发生于一侧。起初局部肿胀、疼痛、有灼烧感，行走不便，有时致大小便困难。部分患者出现发热等全身症状。②体征：前庭大腺囊肿多由小逐渐增大，囊肿多为单侧，也可为双侧。若囊肿小且无感染，患者可无自觉症状，往往于妇科检查时被发现；若囊肿大，可有外阴坠胀或性交不适。检查见囊肿多呈椭圆形，大小不等，位于外阴部后下方，可向大阴唇外侧突起。检查见局部皮肤红肿、发热、压痛明显，患侧前庭大腺开口处有时可见白色小点。当脓肿形成时，疼痛加剧，脓肿呈鸡蛋大小肿块，直径达 3～6 cm，局部可触及波动感，表面皮肤发红、变薄，脓肿自行破溃。

（3）心理－社会状况：了解病程及患者对不适的反应，有无焦虑、悲观情绪等。

（4）辅助检查：行外阴检查，了解局部皮肤黏膜有无红肿热痛，脓肿的大小等。

（5）处理原则：根据病原体种类选择敏感高效抗生素控制急性炎症；脓肿 / 囊肿形成后可切开引流并做造口术。手术方法可采用 CO_2 激光或微波行囊肿造口术，方法简单，损伤小，且效果良好。

2. 护理诊断 / 护理问题

（1）皮肤黏膜完整性受损：与局部囊肿、脓肿有关。

（2）疼痛：与炎症刺激有关。

（3）焦虑：与知识缺乏、羞耻感有关。

3. 护理目标

（1）患者皮肤完整性恢复正常。

（2）患者的痛苦减轻或者消失。

（3）患者焦虑减轻。

4. 护理措施

（1）急性期：患者应卧床休息，保持局部清洁，于前庭大腺开口处取分泌物进行细菌培养和药敏试验，按医嘱给予抗生素及止痛剂；也可选用蒲公英、紫花地丁、金银花、连翘等清热解毒药物局部热敷或坐浴。

（2）脓肿或囊肿切开术后，局部置引流条引流，引流条需每日更换。外阴用消毒液常规擦洗，伤口愈合后，可改用坐浴。

（3）心理护理：为患者提供心理支持，给予关心、安慰。

5. 护理评价

（1）患者伤口愈合良好。

（2）患者症状缓解或消失。

（3）患者情绪稳定，焦虑减轻或消失。

（三）健康教育

指导患者养成良好的个人卫生习惯，保持外阴清洁、干燥，经期、产褥期禁止性生活。日常使用消毒卫生用品，预防感染。

第三节　阴道炎患者的护理

一、滴虫性阴道炎

【重点提示】

滴虫性阴道炎的病因及诱因。

（一）病因及诱因

滴虫性阴道炎是由阴道毛滴虫引起的常见的阴道炎。滴虫呈梨形，无色透明像水滴。体积为多核白细胞的 2～3 倍，其顶端有 4 根鞭毛，体侧有波动膜，后端尖有轴状突出，鞭毛随波动膜的波动而活动。滴虫适宜生长在温度为 25 ℃～40 ℃，pH 为 5.2～6.6 的潮湿环境中。滴虫滋养体生命力较强，能在 3 ℃～5 ℃环境中生存 21 日，在 46 ℃环境中生存 20～60 分钟，

阴道毛滴虫

在半干燥环境中约生存 10 小时，在 pH 为 5.0 以下或 7.5 以上的环境中则不生长。滴虫性阴道炎患者的阴道 pH 一般在 5.0～6.5，多数 >6.0。月经前后阴道 pH 发生变化，经

后接近中性，所以隐藏在腺体及阴道皱襞中的滴虫于月经前后常常得以繁殖，引起炎症的发作。其次，妊娠期、产后等阴道环境改变，适于滴虫生长繁殖而发生滴虫性阴道炎。滴虫能消耗或吞噬阴道上皮细胞内的糖原，阻碍乳酸生成，以降低阴道酸度而有利于繁殖。滴虫不仅寄生于阴道，还可侵入尿道或尿道旁腺，甚至膀胱、肾盂以及男性的包皮皱褶、尿道或前列腺中。滴虫能消耗氧，从而使阴道成为厌氧环境，有利于厌氧菌的繁殖。

（二）传播方式

1. 经性交直接传播　性交为主要传播方式。因男性感染滴虫后常无症状，易成为感染源。

2. 间接传播　经公共浴池、浴盆、浴巾、游泳池、坐式便器、衣物等间接传播，还可通过污染的器械及敷料传播。

【重点提示】◆　⋯

滴虫性阴道炎的症状及体征。

（三）护理

1. 护理评估

（1）健康史：询问患者病史及起病原因，有无卫生不洁性生活史，其性伴侣有无滴虫感染，发病前是否接触了污染的公共浴池、游泳池、浴盆、浴巾、衣物及医疗器械等。

（2）身体评估：①症状：潜伏期为 4～28 日，25%～50% 的患者感染初期无症状，典型症状是稀薄的泡沫状阴道分泌物增多及外阴瘙痒。分泌物可呈脓性、黄绿色、泡沫状、有臭味。瘙痒部位主要为阴道口及外阴，间或有灼热、疼痛、性交痛等。若尿道口有感染，可有尿频、尿痛，有时可见血尿。阴道毛滴虫能吞噬精子，并能阻碍乳酸生成，影响精子在阴道内的存活，可致不孕。②体征：妇科检查时见患者阴道黏膜充血，严重者有散在出血斑点，甚至宫颈有出血斑点，形成"草莓样"宫颈，后穹隆有大量白带，呈灰黄色、黄白色稀薄液体或黄绿色脓性分泌物，常呈泡沫状。少数患者阴道内有滴虫存在而无炎症反应，阴道黏膜无异常，称为带虫者。

（3）辅助检查：①悬滴法：将 1～2 滴 0.9% 氯化钠水溶液滴于玻片上，于阴道后穹隆处取少许分泌物，混于 0.9% 氯化钠水溶液中，在低倍镜下观察，找到活动的阴道毛滴虫即可确诊为滴虫性阴道炎。②培养法：适用于症状典型而悬滴法阴性者。

（4）心理 - 社会状况：患者常因外阴局部不适而影响工作、睡眠、性生活而产生情绪低落、焦虑，因易复发、久治不愈、担心被人歧视而忧心忡忡；担心性伴侣不愿意配合治疗。

【重点提示】◆　…

滴虫性阴道炎的治疗要点。

（5）治疗要点：治疗原则为切断传染途径，杀灭阴道毛滴虫，恢复阴道正常pH，保持阴道的自净功能。①全身用药：初期患者甲硝唑400 mg，每日2次，7日为一疗程；或单次口服甲硝唑2 g或替硝唑2 g。口服吸收好，药物毒性小，疗效高，应用方便，治愈率高，可达90%～95%。性伴侣应同时治疗。孕早期及哺乳期妇女慎用。②局部用药：不能耐受口服药物或不适宜全身用药者可以局部单独给药，也可全身及局部联合用药，以联合用药效果佳。甲硝唑阴道泡腾片200 mg每晚塞入阴道1次，7日为一疗程。局部用药前，可先用1%乳酸液或0.5%醋酸液冲洗阴道，改善阴道内环境，以提高疗效。

2. 护理诊断/护理问题

（1）舒适改变：与分泌物增多及外阴瘙痒有关。

（2）皮肤黏膜完整性受损：与炎症刺激、搔抓及用药不当有关。

（3）焦虑：与治疗效果不佳有关。

（4）知识缺乏：缺乏阴道炎预防和治疗的相关知识。

3. 护理目标

（1）患者自述分泌物减少、外阴瘙痒减轻或消失。

（2）患者破损皮肤及黏膜逐渐恢复正常。

（3）患者情绪稳定，能积极配合治疗。

（4）患者能叙述滴虫性阴道炎的有关知识，夫妻能够同时治疗。

【重点提示】◆　…

滴虫性阴道炎用药注意事项及治愈标准。

4. 护理措施

（1）一般护理：注意个人卫生，保持外阴部清洁、干燥，尽量避免搔抓外阴部致皮肤破损。治疗期间禁止性生活、勤换内裤。内裤、坐浴及洗涤用物应煮沸消毒5～10分钟以消灭病原体，避免交叉感染和重复感染的机会。

（2）指导患者配合检查：做分泌物培养之前，告知患者取分泌物前24～48小时禁止性交、阴道灌洗或阴道用药。分泌物取出后应及时送检。

（3）指导患者正确阴道用药：告知患者正确的阴道用药方法应遵循先洗手后戴手套，冲洗阴道后用示指将药沿阴道后壁推进达阴道深部的原则。为保证药物局部作用时间，宜在晚上睡前放置。月经期间暂停坐浴、阴道冲洗及阴道用药。

（4）告知患者全身用药注意事项：甲硝唑口服后偶见胃肠道反应，如食欲减退、恶心、呕吐。此外，偶见头痛、皮疹、白细胞减少等，一旦发现应报告医生并停药。甲硝唑用药期间及停药24小时内、替硝唑用药期间及停药72小时内禁止饮酒。甲硝唑可通过胎盘到达胎儿体内，也可从乳汁中排泄，所以孕20周前禁用，哺乳期不宜用药。

（5）强调治愈标准及随访：滴虫性阴道炎常于月经后复发，所以治疗后检查滴虫阴性时，仍应每次月经后复查阴道分泌物，若经3次检查均阴性，方为治愈。

（6）要求性伴侣同时治疗：滴虫性阴道炎主要由性行为传播，性伴侣应同时进行治疗，治愈前应避免无保护性交。

（7）心理护理：患者常因害羞不去医院就诊，而造成严重的后果，影响治疗。因此，在患者每次就诊时要评估影响治疗效果的心理压力以及家属对患者的理解和配合程度，帮助患者建立治疗的信心。同时，应向患者强调彻底治愈的标准及重要性，反复发作会给治疗带来更大困难，也会严重影响患者的生活。因此，要求患者应按医生的方案用药和治疗，坚持就诊，不要随意中断，应坚持彻底治愈。

5. 护理评价

（1）患者症状消失，月经后复查白带，连续三个月阴性。

（2）患者能正确叙述预防及治疗滴虫性阴道炎的有关知识。

（四）健康教育

（1）注意个人卫生，患病期间应每日更换内裤，并开水煮沸5～10分钟消毒，置于阳光下暴晒，以消灭病原体。注意洗浴用具，专人使用，以免交叉感染。

（2）向患者讲解易感因素和传播途径，应到正规的浴池和游泳池等场所活动。

（3）治疗期间禁止性生活，已婚者还应检查男方是否有生殖器滴虫病，前列腺液有无滴虫，若为阳性，需同时治疗。

（4）治愈标准及治疗中的注意事项：治疗后检查滴虫阴性时，仍应于下次月经后继续治疗1疗程，方法同前，以巩固疗效。经巩固治疗后，连续一个周期复查化验均为阴性者可停止治疗。

二、外阴阴道假丝酵母菌病

【重点提示】◆ …

外阴阴道假丝酵母菌病的病因及诱因。

（一）病因及诱因

外阴阴道假丝酵母菌病是由假丝酵母菌引起的常见外阴阴道炎症。80%～90%的病原体为白色假丝酵母菌，10%～20%为非白色假丝酵母菌（光滑假丝酵母菌、近平滑假丝酵母菌、热带假丝酵母菌等）引起。酸性环境适宜假丝酵母菌生长，假丝酵母菌感染的患者阴道 pH 多在 4.0 ～ 4.7，通常 <4.5。假丝酵母菌对热的抵抗力不强，加热至 60 ℃后 1 小时即可死亡，但对于干燥、日光、紫外线及化学制剂等抵抗力较强。白假丝酵母菌为条件致病菌，10% ～ 20% 非孕妇女及 30% 孕妇阴道中有此菌寄生，但菌量极少，呈酵母相，并不引起症状。只有在全身及阴道局部细胞免疫能力下降、假丝酵母菌大量繁殖并转变为菌丝相时才出现症状。常见发病诱因：长期应用抗生素、妊娠及糖尿病者、大量应用免疫抑制剂及其他如胃肠道有假丝酵母菌、应用含高剂量雌激素的避孕药、穿紧身化纤内裤、肥胖等，可使会阴局部的温度及湿度增加，假丝酵母菌易于繁殖引起感染。

（二）传播方式

1. 内源性感染　内源性感染为主要感染途径，假丝酵母菌除作为条件致病菌寄生于阴道外，还可寄生于人的口腔、肠道，当局部环境条件适宜，这 3 个部位的假丝酵母菌可互相传染发病。

2. 性交传染　部分患者可通过性交直接传染。

3. 间接传染　少数患者因接触感染的衣物而被间接传染。

【重点提示】◆ …

外阴阴道假丝酵母菌性阴道炎的症状及体征。

（三）护理

1. 护理评估

（1）健康史：询问患者病史及起病原因，注意了解有无诱发因素存在，如糖尿病、长期应用激素或抗生素的病史等；患者有无阴部不适感，主要表现为外阴、阴道瘙痒、灼痛感，严重时坐卧不宁，异常痛苦，伴发尿道感染症状如尿频、尿痛等；评估患者血糖情况，本病常与糖尿病并发，若久治不愈应查尿糖。

（2）身体评估：①症状：主要表现为外阴瘙痒、灼痛、性交痛以及尿痛，部分患者阴道分泌物增多。尿痛的特点是排尿时尿液刺激水肿的外阴及前庭导致疼痛。阴道分泌物由脱落上皮细胞和菌丝体、酵母菌和假丝菌组成，其特征是白色稠厚呈凝乳或豆腐渣样。②体征：妇科检查可见外阴红斑、水肿，常伴有皮肤抓痕，严重者可见皮肤皲裂、表皮脱落。阴道黏膜红肿，小阴唇内侧及阴道黏膜附有白色膜状物，擦除后露出红肿黏膜面，急性期还可见到糜烂及浅表溃疡。

（3）辅助检查：①悬滴法：取少许阴道分泌物涂于玻片上，滴 1 ～ 2 滴 10% 氢氧化钾溶液与分泌物混合，低倍镜下见到假丝酵母菌的芽孢和假菌丝为外阴阴道假丝酵母菌病。②培养法：适用于症状典型而悬滴法阴性者。

（4）心理 – 社会状况：患者常因外阴局部不适而影响工作、睡眠、性生活而产生情绪低落、焦虑，因易复发、久治不愈、担心被人歧视而忧心忡忡。担心性伴侣不愿意配合治疗。

【重点提示】

外阴阴道假丝酵母菌性阴道炎的治疗要点。

（5）治疗要点：治疗原则为消除诱因，根据患者具体情况选择局部或全身用药。

1）消除诱因：积极治疗糖尿病，及时停用广谱抗生素、雌激素及皮质类固醇激素。

2）局部用药：单纯性外阴阴道假丝酵母菌病主要以局部短程抗真菌药物为主，唑类药物的疗效高于制霉菌素。可选用下列药物放于阴道内：①咪康唑栓剂，每晚 1 粒（200 mg），连用 7 日；或每晚 1 粒（400 mg），连用 3 日；或 1 粒（1 200 mg），单次用药。②克霉唑栓剂，每晚 1 粒（150 mg），塞入阴道深部，连用 7 日；或每日早、晚各 1 粒（150 mg），连用 3 日；或 1 粒（150 mg），单次用药。③制霉菌素栓剂，每晚 1 粒（10 万 U），连用 10～14 日。复杂性外阴阴道假丝酵母菌病患者局部用药需要适当延长为 7～14 日。局部用药前可用 2%～4% 碳酸氢钠液冲洗阴道，改变阴道酸碱度，造成不利于念珠菌生长的条件。

3）全身用药：若不能耐受局部用药者、未婚妇女或不愿采用局部用药者，可选用口服药物。单纯性外阴阴道假丝酵母菌病患者也可全身用药，全身用药与局部用药的疗效相似，治愈率为 80%～90%。常用药物有：氟康唑、伊曲康唑、酮康唑等。复杂性外阴阴道假丝酵母菌病患者口服药物治疗应延长治疗时间，若口服氟康唑 150 mg，则 72 小时后加服 1 次。

2. 护理诊断／护理问题

（1）舒适改变：与阴部瘙痒、分泌物增多有关。

（2）组织完整性受损：与炎症刺激、搔抓有关。

3. 护理目标

（1）患者阴道分泌物转为正常性状，瘙痒、疼痛症状减轻，舒适感增加。

（2）黏膜完整性受到保护。

4. 护理措施

（1）缓解症状：指导患者正确使用药物。外阴瘙痒时不可用力搔抓及用热水烫洗或使用刺激性药物，以免加重感染，使皮损范围加大。

（2）心理护理：同滴虫性阴道炎护理，但需对停用激素和抗生素的患者做好解释工作，以便积极配合治疗。

（3）用药指导：妊娠期一般不主张全身用药。局部用药也应慎重。除非必要时，且征得患者同意可少量、短期选用对婴儿无致畸作用的药物。一般妊娠早期不予以药物治疗。

（4）复发病例用药：由于肠道念珠菌及阴道深层念珠菌是重复感染的重要来源，

抗真菌剂应以全身用药为主，加大抗真菌剂的剂量及应用时间，如氟康唑 150 mg，每日 1 次口服，连用 5 日，然后每 2 周或每个月单次给予 150 mg，连用 3 ～ 6 个月。

5. 护理评价

（1）患者自述局部症状减轻，白带恢复正常。

（2）患者受损的黏膜恢复完整。

（四）健康教育

1. 注意个人卫生，勤换内裤，用过的内裤、盆及毛巾均应用开水烫洗、煮沸消毒 5 ～ 10 分钟。强调外阴清洁的重要性，洗浴卫生用品专人使用，避免交叉感染，特别注意妊娠期卫生。

2. 讲解疾病的易感因素，避免滥用广谱抗生素，积极治疗糖尿病。对复发病例应检查原因。如是否有糖尿病，应用抗生素、雌激素或类固醇激素，穿紧身化纤内裤，局部药物的刺激等，消除诱因。

3. 假丝酵母菌性阴道炎治疗后容易在月经前复发，所以治疗后应在月经前复查白带。念珠菌阴道炎治疗后有 5% ～ 10% 复发。

4. 性生活指导：一方查出此病，性伴侣应进行假丝酵母菌的检查及治疗，治疗期间禁止性生活。

三、萎缩性阴道炎

（一）病因及诱因

萎缩性阴道炎常见于自然绝经及卵巢去势后的妇女，也可见于产后闭经或药物假绝经治疗的妇女。因卵巢功能衰退，雌激素水平降低，阴道壁萎缩，黏膜变薄，上皮细胞内糖原含量减少，阴道内 pH 增高，多为 5.0 ～ 7.0，嗜酸性的乳酸杆菌不再为优势菌，局部抵抗力降低，其他致病菌过度繁殖或容易入侵引起炎症。

（二）护理

【重点提示】◆　…

萎缩性阴道炎的症状及体征。

1. 护理评估

（1）健康史：了解患者的年龄、月经史、是否闭经及闭经时间、有无手术切除卵巢或盆腔放射治疗史或药物性闭经史。

（2）身体评估：①症状：主要症状为外阴灼热不适、瘙痒及阴道分泌物增多。阴道分泌物稀薄，呈淡黄色，感染严重者呈血样脓性白带。由于阴道黏膜萎缩，可伴有性交痛。②体征：妇科检查可见阴道呈萎缩性改变，上皮皱襞消失、萎缩、菲薄。阴道黏膜充血，常伴有散在小出血点或点状出血斑，有时见浅表溃疡。溃疡面可与对侧粘连，严重时造成狭窄甚至闭锁，炎症分泌物引流不畅形成阴道积脓或宫腔积脓。

（3）辅助检查：①阴道清洁度检查：清洁度多为Ⅲ或Ⅳ度，正常乳酸菌减少，可查及杂菌。②活组织检查：对有血性白带者，应与子宫恶性肿瘤相鉴别，需常规宫颈刮片，必要时行分段诊刮术。对阴道壁肉芽组织及溃疡，需与阴道癌相鉴别，可行局部活组织检查。

（4）心理－社会状况：由于外阴不适、白带增多甚至出血致患者心情不畅。有些患者不愿意诊治，须评估影响其不愿就医的因素、家庭支持系统及以往应对问题的方式。

【重点提示】◆ ⋯

　　萎缩性阴道炎的治疗要点。

（5）治疗要点：治疗原则为抑制细菌生长，补充雌激素，增强阴道抵抗力。①抑制细菌生长：阴道局部应用抗生素如甲硝唑200 mg或诺氟沙星100 mg，放入阴道深部，每日1次，7～10日为一疗程。对于阴道局部干涩明显者，可应用润滑剂。②增加阴道抵抗力：针对病因，补充雌激素是萎缩性阴道炎的主要治疗方法（乳腺癌或子宫内膜癌患者慎用）。雌激素制剂可局部给药，也可全身用药。0.5%己烯雌酚软膏或结合雌激素软膏局部涂抹，每日1～2次，14日为一疗程。全身用药可口服尼尔雌醇，首次4 mg，以后每2～4周1次，每次2 mg，维持2～3个月。

2. 护理诊断／护理问题

（1）舒适改变：与外阴、阴道瘙痒，白带增多有关。

（2）知识缺乏：与缺乏更年期保健知识有关。

3. 护理目标

（1）患者自述睡眠得到改善，分泌物减少、外阴瘙痒减轻或消失。

（2）患者能说出该病的有关知识并积极配合治疗。

4. 护理措施

（1）一般护理：注意个人卫生，保持外阴部清洁、干燥，勤换内裤；对卵巢切除、放疗患者给予激素替代治疗的指导。

（2）病情观察：治疗期间观察阴道分泌物的变化。

（3）对症护理：分泌物较多时应勤换内衣，保持外阴清洁、舒适。外阴瘙痒时禁用刺激性药物、肥皂擦洗或搔抓。

（4）治疗护理：①对有血性白带者，需做宫颈刮片细胞学检查，必要时行宫颈活组织检查及诊断性刮宫，以排除宫颈癌与子宫内膜癌。②指导患者及其家属阴道上药的方法，注意操作前洗净双手、消毒器具。自己用药有困难者，指导其家属协助给药或有医护人员帮助其完成治疗。

（5）心理护理：鼓励亲属多关心和帮助老年患者。

5.护理评价

（1）患者自述局部症状减轻，白带基本恢复正常，舒适感增加。

（2）患者正确叙述预防和治疗疾病的有关知识。

（三）健康教育

对围绝经期妇女进行健康教育，使其掌握萎缩性阴道炎的预防措施；指导患者及其家属阴道上药的方法，注意操作前洗净双手、消毒器具，以免感染。

四、细菌性阴道病

（一）病因及诱因

细菌性阴道病之所以称"细菌性"是由于阴道内有大量不同的细菌，称"阴道病"是由于临床及病理特征无炎症改变并非阴道炎。本病实际是正常寄生在阴道内的细菌生态平衡（菌群）失调，阴道内乳酸杆菌减少，而加德纳尔菌、动弯杆菌及其他厌氧菌大量繁殖造成的。

（二）护理

1.护理评估

（1）健康史: 询问有无诱发因素: 如患者个人的性生活及卫生情况,性伴侣健康状况,如使用女性护理液应了解护理液的酸碱性及使用方法。病程较长者应询问其疾病的发作情况，治疗、护理措施以及疗效。

【重点提示】◆ …

细菌性阴道病的症状及体征。

身体评估：①症状：主要表现为阴道分泌物增多，有鱼腥臭味，性生活后加重，伴有轻微外阴瘙痒或烧灼感。10%～40%患者临床无症状。分泌物呈灰白色，稀薄、均匀一致。②体征：妇科检查可见分泌物黏附于阴道壁，黏度很低，易从阴道壁拭去，黏膜无充血现象。

辅助检查：①悬滴法：将1～2滴0.9%氯化钠水溶液滴于玻片上，于阴道后穹隆处取少许分泌物，混于0.9%氯化钠水溶液中，如高倍镜下找到线索细胞且白细胞极少，则为细菌性阴道病。②培养法：适用于症状典型而悬滴法阴性者。③氨臭味试验：取阴道分泌物少许涂于玻片上，加入10%氢氧化钾溶液1～2滴，产生一种烂鱼肉样腥臭气味者为细菌性阴道病。④pH测定：滴虫性阴道炎患者的阴道pH一般在5～6.5，多数>6，若pH<4.5，可能为单纯假丝酵母菌感染；若pH>4.5，且涂片中有大量白细胞，则为混合感染。

（4）心理—社会状况：外阴瘙痒明显者可影响工作、生活及睡眠，妊娠期细菌性阴道病患者担心疾病影响胎儿的正常发育，因此，患者常出现明显的焦虑、烦躁不安等心理反应。

【重点提示】◆ ⋯

　　细菌性阴道病的治疗要点。

　　（5）治疗要点：①全身用药：甲硝唑 400 mg，每日 2 ～ 3 次口服，共 7 日；必要时 24 ～ 48 小时重复给药 1 次。甲硝唑近期有效率达 82% ～ 97%。甲硝唑能够抑制厌氧菌生长，但不影响乳酸杆菌生长，为首选药物。克林霉素 300 mg，每日 2 次，连服 7 日，有效率达 94%。②阴道用药：甲硝唑 400 mg，每日 1 次，共 7 日。2% 克林霉素软膏涂布，每晚 1 次，连用 7 日。此外，可用过氧化氢溶液冲洗阴道，每日 1 次，共 7 日；或用 1% 乳酸液或 0.5% 醋酸液冲洗阴道，改善阴道内环境以提高疗效。③性伴侣治疗：不需常规治疗。④妊娠期细菌性阴道病：本病与不良妊娠结局如羊膜绒毛膜炎、胎膜早破、早产有关，因此任何有症状的孕妇及无症状的高危孕妇（胎膜早破、早产史）均需治疗。多选择口服用药，甲硝唑 200 mg，每日 3 ～ 4 次，连服 7 日；或克林霉素 300 mg，每日 2 次，连服 7 日。

　　2. 护理诊断／护理问题

　　（1）舒适改变：与外阴瘙痒、疼痛，阴道分泌物增多有关。

　　（2）皮肤完整性受损：与外阴瘙痒、搔抓有关。

　　3. 护理目标

　　（1）患者阴道分泌物转为正常性状，外阴瘙痒减轻或消失，舒适感增加。

　　（2）患者皮肤完整性受到保护。

　　4. 护理措施

　　（1）一般护理：注意个人卫生，保持外阴部清洁、干燥，避免搔抓；注意性卫生，治疗期间性生活时宜用避孕套，停用碱性女性护理液。

　　（2）病情观察：治疗期间观察外阴及阴道黏膜的变化、白带的量及性状特点。

　　（3）对症护理：外阴瘙痒时，尽量克制搔抓和摩擦患处，保持外阴清洁、舒适。外阴瘙痒时禁用刺激性药物、肥皂擦洗；饮食忌辛辣。

　　（4）治疗护理：遵医嘱给予抗厌氧菌药物，嘱患者按时按量用药；阴道给药时，注意手的清洁卫生，减少感染，并将药片或栓剂送入阴道后穹隆。

　　（5）心理护理：做好解释工作，鼓励患者积极配合治疗。

　　5. 护理评价

　　（1）患者自述舒适感增加。

　　（2）患者受损的皮肤黏膜恢复正常。

（三）健康教育

告知患者：治疗后无症状者不需常规随访；症状持续或症状重复出现者，应复诊并接受治疗，可选择与初次治疗不同的药物。指导患者注意个人卫生，不穿化纤内裤和紧身衣；保持外阴清洁、干燥，做好经期、孕期、分娩期、产褥期卫生，每日清洗外阴，更换内裤；注意性卫生，避免不洁性生活；局部严禁搔抓，勿用刺激性药物或者肥皂擦洗。

五、婴幼儿外阴阴道炎

【重点提示】◆ …

婴幼儿阴道炎的病因。

（一）病因及诱因

婴幼儿阴道炎常见于 5 岁以下幼女，多与外阴炎合并。由于下列解剖、生理特点，容易发生炎症：外阴发育差；阴道 pH 接近中性；卫生习惯不良；阴道异物；间接传播性传播疾病。常见病原体为大肠埃希菌及葡萄球菌、链球菌等。性传播病菌如淋病奈瑟菌、滴虫、白色假丝酵母菌等，目前也较为常见。

【重点提示】◆ …

婴幼儿阴道炎的症状及体征。

（二）护理

1. 护理评估

（1）健康史：婴幼儿语言表达能力差，收集病史应询问其母亲或保育员患儿患病经过，并注意母亲或者保育员的健康状态，有无阴道炎。

（2）身体评估：①症状：主要症状为阴道分泌物增多，呈脓性。大量分泌物刺激引起外阴瘙痒，患儿哭闹、烦躁不安或手抓外阴。部分可合并泌尿系感染症状。②体征：检查可见外阴、阴蒂、尿道口、阴道口黏膜充血、水肿，有时可见脓性分泌物自阴道口流出。病变严重者，外阴可见溃疡，小阴唇粘连，可遮盖尿道口及阴道口。

（3）辅助检查：注意排除阴道异物、肿瘤，外生殖器畸形。可用细棉拭子或吸管取阴道分泌物查找病原体，必要时做细菌培养。

【重点提示】◆ ⋯⋯

　　婴幼儿阴道炎的治疗要点。

　　（4）治疗要点：保持外阴清洁、干燥，减少摩擦。针对病原体，全身或局部应用抗生素。若有异物，及时取出；有蛲虫者，给予驱虫治疗。小阴唇粘连者，给予雌激素软膏外涂后可自行松解，严重者给予分离，并涂抗生素软膏。

　　2. 护理诊断/护理问题

　　（1）舒适改变：与阴部瘙痒、灼痛有关。

　　（2）知识缺乏：与缺乏对疾病的了解及相关防护知识有关。

　　3. 护理目标

　　（1）患儿舒适感增加。

　　（2）患儿亲属了解疾病护理的相关知识并积极配合治疗。

　　4. 护理措施

　　（1）一般护理：避免搔抓，减少活动；指导患儿及其家属保持患儿会阴部清洁，给予外阴冲洗或坐浴；清洁消毒外阴用物，防止交叉感染；选择柔软宽松的棉质内衣裤；多喝水，不食辛辣食物。

　　（2）病情观察：治疗期间观察患儿的睡眠情况，排尿是否困难，治疗后阴道分泌物有无减少。

　　（3）对症护理：尽量避免患儿搔抓外阴，保持外阴清洁、干燥，勤换内裤，促进舒适。

　　（4）治疗护理：①抗感染治疗：遵医嘱给予有效的抗生素，指导正确用药。阴道置药应采用吸管滴入。②驱虫治疗：合并蛲虫感染者，遵医嘱给予有效的抗生素，指导正确用药。阴道置药应采用吸管滴入。③异物取出术：阴道异物者应积极配合医生实施异物取出术，术后加强抗感染治疗。④慢性患儿发生小阴唇粘连者，遵医嘱涂以雌激素软膏，以达松解目的，严重者配合医生实施粘连分离术。

　　（5）心理护理：讲解疾病的发生、发展过程，介绍婴幼儿的解剖、生理特点，提供应对措施。

　　5. 护理评价

　　（1）患儿瘙痒症状减轻，受损的外阴皮肤经治疗愈合。

　　（2）患儿亲属能正确叙述预防和护理疾病的有关知识，并积极配合治疗。

　　（三）健康教育

　　婴幼儿尽量不穿开裆裤，应选择柔软宽松的棉质内衣裤；养成良好的卫生习惯，每日清洗外阴，保持外阴清洁、干燥；婴幼儿衣服单独洗涤，不与成人衣物混放，必要时消毒后再穿。

第四节　慢性子宫颈炎患者的护理

子宫颈炎是妇科最常见的下生殖道炎症之一，包括宫颈阴道部炎症及宫颈管黏膜炎症，临床上多见的是宫颈管黏膜炎。若宫颈管黏膜炎症得不到及时彻底治疗，可引起上生殖道炎症。

【重点提示】◆ ⋯

　　慢性子宫颈炎的病因。

一、病因及诱因

正常情况下，宫颈具有多种防御功能，是阻止病原菌进入上生殖道的重要防线。但因宫颈容易受分娩、流产、性交或手术操作的损伤。同时，宫颈管的单层柱状上皮抗感染的能力较差，容易发生感染。慢性子宫颈炎多由急性子宫颈炎未经治疗或治疗不彻底转变而来，也可由病原体持续感染所致。病原体主要为淋病奈瑟菌、沙眼衣原体等。

二、护理

（一）护理评估

1. 健康史　了解患者有无分娩、流产或手术损伤宫颈史。有无急性子宫颈炎病史。有无白带增多，呈乳白色黏液状或淡黄色脓性或血性白带。有无腰骶部疼痛和下腹坠痛，甚至性交后出血或不孕。不良卫生习惯或雌激素缺乏，局部抵抗力差，也易引起慢性子宫颈炎。

【重点提示】◆ ⋯

　　慢性子宫颈炎的症状及体征。

2. 身体评估

（1）症状：大部分患者无症状，有症状者主要表现为阴道分泌物增多。分泌物的性状因病原体的种类、炎症的程度而不同，可呈乳白色黏液状或淡黄色脓性或血性白带。阴道分泌物刺激可引起外阴瘙痒及灼热感，有时也可出现经间期出血、性交后出血等症状。若合并尿路感染，可出现尿急、尿频、尿痛等症状。

（2）体征：妇科检查时可见宫颈充血、水肿、黏膜外翻，有黏液脓性分泌物附着甚至从宫颈管流出，宫颈管黏膜质脆，容易诱发出血。若为淋病奈瑟菌感染，因尿道旁腺、前庭大腺受累，可见尿道口、阴道口黏膜充血、水肿以及多量脓性分泌物。

3. 辅助检查　常规做宫颈刮片细胞学检查，也可行宫颈液基细胞（TCT）检查，必要时宫颈活检，以排除宫颈癌。

4. 心理－社会状况　由于病程较长，白带多，有异味，患者思想压力大；因性交后出血或怀疑恶变使患者焦虑、烦躁。

5. 治疗要点　排除早期宫颈癌后，针对不同的病原体积极采用足量抗生素治疗。宫颈糜烂样改变只是妇科检查时常见的一个体征，是否需要治疗需根据具体情况而定。国外学者认为：无临床症状者，无须治疗，仅需做细胞学筛查，若细胞学异常，则根据细胞学结果进行相应处理。国内部分学者认为：宫颈管的柱状上皮抵抗力低，病原体易侵入而发生炎症，主张采取各种治疗方法破坏柱状上皮和化生上皮，使宫颈阴道部全部为新生的鳞状上皮所覆盖，以减少异常化生及感染的机会。目前，物理治疗是临床最常用的有效治疗方法。

（二）护理诊断/护理问题

1. 舒适的改变　与炎症及分泌物刺激有关。

2. 焦虑　与病程长或担心癌变有关。

（三）护理目标

1. 患者病变组织修复，症状消失。

2. 患者焦虑减轻。

【重点提示】◆　…

慢性子宫颈炎患者物理疗法的护理。

（四）护理措施

1. 宫颈细胞学检查　协助患者作宫颈刮片细胞学检查，以排除早期的宫颈癌

2. 物理疗法护理

（1）治疗前应常规做宫颈刮片，行细胞学检查。

（2）有急性生殖器炎症者列为禁忌。

（3）询问末次月经时间，手术应选择在月经干净后 3～7 天内进行。

（4）术后应每天清洗外阴 2 次，保持外阴清洁，在创面尚未愈合期间（4～8 周）禁盆浴、性交和阴道冲洗。

（5）患者术后均有阴道分泌物增多，在宫颈创面上皮脱落前，阴道有大量黄水流出，在术后 1～2 周脱痂时可有少量血水或少许流血，若出血量多者需急诊处理，局部用止血粉或压迫止血，必要时加用抗生素。

（6）一般于两次月经干净后 3～7 天复查，了解创面愈合情况，同时注意观察有无宫颈管狭窄。未痊愈者可择期再作第二次治疗。

3.指导妇科体检 指导妇女定期接受妇科检查，及时发现有症状的宫颈炎患者，并予以积极治疗。

4.随访症状持续存在者 治疗后症状持续存在者，应告知患者随诊。对持续性宫颈炎症患者，需要对其进行全面评估，分析原因，调整治疗方案。包括了解有无再次感染性传播疾病，性伴侣是否已进行治疗，阴道菌群失调是否持续存在等。

5.心理护理 向患者及其亲属解释发病诱因及防治措施，使其能够积极配合治疗，防止恶变发生。

（五）护理评价

（1）患者症状缓解或消失，舒适感增加。

（2）患者精神放松，能主动配合治疗。

三、健康指导

积极采取预防措施：积极治疗急性宫颈炎；定期做妇科检查，发现急性宫颈炎症者及时治疗并力争痊愈；提高助产技术，避免分娩时或器械损伤宫颈；产后发现宫颈裂伤应及时正确缝合。教育患者养成良好的卫生习惯，避免不洁及无保护的性生活；指导妇女定期做妇科检查，发现炎症积极治疗。

第五节 盆腔炎患者的护理

女性内生殖器及其周围的结缔组织、盆腔腹膜发生炎症时称为盆腔炎，包括子宫内膜炎、输卵管炎、输卵管卵巢脓肿、盆腔腹膜炎。盆腔炎多发生在性活跃期或者有月经的妇女。初潮前、绝经后或未婚者很少发生盆腔炎，若发生盆腔炎，往往是邻近器官炎症的扩散。盆腔炎按其发病过程，临床表现可分为急性和慢性两种。急性盆腔炎发展可引起弥漫性腹膜炎、败血症、感染性休克，严重者可危及生命。若在急性期未能彻底治愈，则转为慢性盆腔炎，经久不愈，并可反复发作，不仅严重影响妇女的健康、生活及工作，还会造成家庭及社会的负担。

【重点提示】◆ ···

盆腔炎的病因。

一、病因

（一）急性盆腔炎

1.产后或流产后感染 孕妇若因分娩造成产道损伤，或有胎盘、胎膜残留等，或产后过早有性生活，病原体乘虚侵入宫腔内，容易引起感染；自然流产、药物流产过程中阴道流血时间过长，或组织物残留于宫腔内，或人工流产手术无菌操作不严格等均可以发生流产后感染。

2.宫腔内手术操作后感染　如放置或取出宫内节育环、刮宫术、输卵管通液术、宫腔镜检查等，由于术前有性生活或手术消毒不严格，或患者术后不注意个人卫生，都可使细菌上行感染，引起盆腔炎。

3.经期卫生不良　如不注意经期卫生，使用不洁的卫生巾或护垫，经期盆浴、经期性交等均可使病原体侵入而引起炎症。

4.感染性传播疾病　若早年性交，或有多个性伴侣等都可使病原体传播发生交叉感染引发盆腔炎。

5.邻近器官炎症蔓延　女性发生阑尾炎、腹膜炎时，炎症可以通过直接蔓延至邻近的盆腔，引起盆腔炎症。

（二）慢性盆腔炎

慢性盆腔炎常因急性盆腔炎未及时治疗、治疗不彻底或患者体质虚弱、病程迁延所致，也可无急性盆腔炎病史，如沙眼衣原体感染所致的输卵管炎。

【重点提示】

盆腔炎的病理类型。

二、病理

盆腔炎可局限于一个部位，也可以同时累及几个部位，最常见的是输卵管炎及输卵管卵巢炎。急性期表现为组织充血和水肿，慢性期主要病理改变为组织破坏、广泛粘连、增生及瘢痕形成，可导致以下病理变化。

1.急性子宫内膜炎及急性子宫肌炎　常见于流产、分娩后，多为需氧菌和厌氧菌引起的混合感染。病原体经胎盘剥离面或子宫创面侵入，引起内膜充血、水肿，出现大量脓性渗出物，子宫内膜的急性炎症可进一步侵犯子宫肌层及浆膜层，导致子宫肌炎。

2.急性输卵管炎、输卵管积脓、输卵管卵巢脓肿　急性输卵管炎主要由化脓菌引起，根据不同的传播途径而有不同的病变特点。若病原菌通过宫颈的淋巴播散到宫旁结缔组织，首先侵及浆膜层，发生输卵管周围炎，然后累及肌层，而输卵管黏膜层可不受累或受累极轻。其管腔常可因肌壁增厚受压变窄，但仍能保持通畅。病变以输卵管间质炎为主。轻者输卵管仅有轻度充血、肿胀、略增粗；重者输卵管明显增粗、弯曲，纤维素性脓性渗出物多，造成与周围粘连。若炎症经子宫内膜向上蔓延，首先引起输卵管黏膜炎，输卵管黏膜肿胀、间质水肿、充血及大量中性粒细胞浸润，重者输卵管上皮发生退行性变或成片脱落，引起输卵管黏膜粘连，导致输卵管管腔及伞端闭锁，若有脓液积聚于管腔内则形成输卵管积脓。卵巢很少单独发炎，白膜是其良好的防御屏障，卵巢常与发炎的输卵管伞端粘连而发生卵巢周围炎，称为输卵管卵巢炎，习称附件炎。炎症可通过卵巢排卵的破孔侵入卵巢实质形成卵巢脓肿，脓肿壁与输卵管积脓粘连并穿通，形成输卵管卵巢脓肿。输卵管卵巢脓肿可以发生在急性附件炎初次发病之后，但往往是在慢性附件炎屡次急性发作的基础上形成。脓肿多位于子宫后方或子宫、阔韧带后叶及肠管间粘连处，可破入直肠或阴道，若破入腹腔则引起弥漫性腹膜炎。

3. 急性盆腔结缔组织炎　内生殖器急性炎症时，或阴道、宫颈有创伤时，病原体经淋巴管进入盆腔结缔组织而引起结缔组织充血、水肿及中性粒细胞浸润。以宫旁结缔组织炎最常见，开始局部增厚，质地较软，边界不清，以后向两侧盆壁呈扇形浸润，若组织化脓则形成盆腔腹膜外脓肿，可自发破入直肠或阴道。

4. 急性盆腔腹膜炎　盆腔内器官发生严重感染时，往往蔓延到盆腔腹膜，发炎的腹膜充血、水肿，并有少量含纤维素的渗出液，形成盆腔脏器粘连。当有大量脓性渗出液积聚于粘连的间隙内，可形成散在小脓肿；积聚于直肠子宫陷凹处则形成盆腔脓肿，较多见。脓肿的前面为子宫，后方为直肠，顶部为粘连的肠管及大网膜，脓肿可破入直肠而使症状突然减轻，也可破入腹腔引起弥漫性腹膜炎。

5. 败血症及脓毒血症　当病原体毒性强，数量多，患者抵抗力降低时，常发生败血症。多见于严重的产褥感染、感染流产，近年也有报道放置宫内节育器、输卵管结扎手术损伤器官引起的败血症，若不及时控制，往往很快出现感染性休克，甚至死亡。发生感染后，若身体其他部位发现多处炎症病灶或脓肿者，应考虑有脓毒血症存在，但需经血培养证实。

6. 慢性子宫内膜炎　可发生于产后、流产后或剖宫产后，因胎盘、胎膜残留或子宫复旧不良，极易感染；也可见于绝经后雌激素水平低下的老年妇女，由于子宫内膜菲薄，易受细菌感染，严重者宫颈管粘连形成宫腔积脓。子宫内膜充血、水肿，间质大量浆细胞或淋巴细胞浸润。

7. 慢性输卵管炎与输卵管积水　慢性输卵管炎双侧多见，输卵管呈轻度或中度肿大，伞端可部分或完全闭锁，并与周围组织粘连。有时输卵管峡部黏膜上皮和纤维组织增生粘连，使输卵管呈多发性、结节状增厚，称为峡部结节性输卵管炎。输卵管炎症较轻时，伞端及峡部粘连闭锁，浆液性渗出物积聚形成输卵管积水；有时输卵管积脓变为慢性，脓液渐被吸收，浆液性液体继续自管壁渗出充满管腔，也可形成输卵管积水。积水输卵管表面光滑，管壁甚薄，由于输卵管系膜不能随积水输卵管囊壁的增长扩大而相应延长，所以积水输卵管向系膜侧弯曲，形似腊肠或呈曲颈蒸馏瓶状，卷曲向后，可游离或与周围组织有膜样粘连。

8. 输卵管卵巢炎及输卵管卵巢囊肿　输卵管发炎时波及卵巢，输卵管与卵巢相互粘连形成炎性肿块，或输卵管伞端与卵巢粘连并贯通，液体渗出形成输卵管卵巢囊肿，也可有输卵管卵巢脓肿的脓液被吸收后由渗出物替代而形成。

9. 盆腔结缔组织炎　炎症蔓延至宫骶韧带处，使纤维组织增生、变厚。若蔓延范围广泛，可使子宫固定，宫颈旁组织也增厚，不易活动。

三、护理

（一）护理评估

1. 询问健康史 了解患者的年龄、婚育史。询问其月经期的卫生习惯。对流产后患者，应了解人工流产术前准备、术中无菌操作及术后护理措施；产后患者，需了解有无急产、宫颈裂伤等；询问患者有无急性盆腔炎病史及沙眼衣原体感染史，有无慢性疾病史等使局部抵抗力下降。

2. 身体评估

（1）症状：①腹痛：主要为下腹部坠胀、疼痛及腰骶部酸痛，常常在劳累、性生活及月经前后加剧。严重感染期出现剧痛。②白带增多：因盆腔充血而导致分泌物增多。③不孕或异位妊娠：输卵管粘连阻塞、狭窄可造成不孕或异位妊娠。④月经改变：盆腔瘀血、粘连可使月经量增多、经期延长、痛经。⑤全身症状：病程较长患者可出现一系列神经衰弱的症状，如精神不振、睡眠不佳等。炎症严重者可出现发热，呈不规则发热，或持续高热，伴寒战；伴腹膜炎时可出现消化系统症状，多表现为食欲不振、恶心、呕吐等。

（2）体征：①腹部检查：可出现腹部压痛、反跳痛和肌紧张，严重感染时肠鸣音可减弱，甚至消失。②妇科检查：急性炎症可见阴道、宫颈充血、水肿，并有大量脓性分泌物，有臭味，后穹隆饱满，有触痛，宫颈举痛明显；子宫稍大、质软、压痛，活动受限或粘连固定；输卵管炎症时可触及输卵管增粗、呈条索状；宫旁组织或附件增厚、有压痛，有时扪及囊性包块；子宫骶韧带增粗、变硬，有触痛。

3. 辅助检查

（1）血液检查：白细胞总数及中性粒细胞数均增高，血沉加快。

（2）宫颈分泌物检查：取宫颈分泌物涂片检查，或细菌培养加药敏试验。

（3）阴道后穹隆穿刺检查：临床怀疑直肠子宫陷凹脓肿形成者，行阴道后穹隆穿刺检查，抽出脓液即可确诊。

（4）B超：对盆腔脓肿有较好的诊断价值，并可初步排除其他疾病，如子宫内膜异位症和生殖器恶性肿瘤等，必要时行腹腔镜、CT等检查。

4. 心理－社会状况 由于病程长、反复发作甚至不孕，影响患者的健康、工作及家庭生活，使患者出现焦虑、低落情绪，对治疗缺乏信心。

5. 治疗要点 治疗原则为积极控制感染，防止炎症迁延；对病程长，病情反复发作者，应采用综合措施，给予合理治疗。

（1）急性盆腔炎：①支持疗法：急性期，卧床休息，取半卧位，以利于炎症局限。给予高热量、高蛋白、富含维生素流食或半流食，补充液体，纠正电解质紊乱及酸碱失衡。避免不必要的妇科检查，以免炎症扩散。高热时采用物理降温。腹胀应行胃肠减压。②抗生素药物治疗：经恰当的抗生素积极治疗，绝大多数患者能彻底治愈，75%的脓肿能得到控制，尤其是脓肿直径<8 cm者治疗效果较好。根据药敏试验选用抗生素较为合理，但通常需在获得实验室结果前即给予抗生素治疗。由于急性盆腔炎的病原体多为

需氧菌、厌氧菌及衣原体，所以抗生素多采用联合用药。③中药治疗：主要为活血化瘀、清热解毒药物。④手术治疗：经药物治疗无效，脓肿形成或者破裂、并发弥漫性腹膜炎时应及时手术。

（2）慢性盆腔炎：采用综合治疗，以物理疗法和中药治疗为主，必要时采用抗生素局部治疗及手术治疗。

（二）护理诊断／护理问题

1. 慢性疼痛　与盆腔瘀血及组织粘连有关。

2. 焦虑　与病程长及疗效不佳有关。

（三）护理目标

（1）患者自述疼痛减轻或消失，舒适感增加。

（2）患者能说出对疾病的感受，焦虑减轻，并能积极配合治疗。

（四）护理措施

1. 一般护理　急性期卧床休息，并取半卧位休息，有利于炎症局限及分泌物引流。给予高热量、高蛋白、富含维生素流食或半流食，补充液体，纠正水、电解质紊乱及酸碱失衡。保持外阴清洁、干燥，禁止性生活。

2. 减轻疼痛　向患者解释引起疼痛的原因及缓解方法，注意休息，避免站立过久，行走过长或过度劳累。提倡半卧位休息，有利于脓液积聚于子宫直肠陷凹使炎症局限。配合短波、超短波、微波、离子透入等物理疗法，促进炎症吸收和消退。

3. 用药护理　指导患者遵医嘱采用中药桂枝茯苓汤口服，或红藤汤保留灌肠；配合医生用抗生素、激素、α－糜蛋白酶或透明质酸酶行宫腔药物注射溶解炎性粘连；急性发作者遵医嘱加用抗生素配合激素，以增强疗效。

4. 手术护理　对输卵管积水或输卵管卵巢囊肿需要手术治疗者，做好术前准备和术后护理。

5. 心理护理　耐心倾听患者诉说，了解其对疾病的心理感受；向患者及其亲属讲解疾病的相关知识，解除其顾虑，增强信心，积极配合治疗。

（五）护理评价

（1）患者感觉症状好转，疼痛消失。

（2）患者精神愉快，食欲增加，生活自理，能积极配合治疗。

四、健康指导

养成良好的卫生习惯，特别注意经期、孕期及产褥期的卫生和性生活卫生。积极治疗急性盆腔炎；指导患者坚持锻炼，避免过度劳累，做到劳逸结合。遵医嘱坚持治疗和定期随访。

■ 思考与训练

一、简答题

1. 简述各种阴道炎的主要临床特点、治疗方法及相应的护理措施。

2. 简述宫颈糜烂物理治疗的护理措施。

二、选择题

1. 降低正常女性生殖系统防御功能的是（　　）。

    A. 勤换内裤   B. 每天冲洗阴道

    C. 经期清洗外阴   D. 产褥期每天擦洗会阴两次

    E. 妇科检查时注意消毒

2. 滴虫性阴道炎进行阴道灌洗宜用（　　）。

    A. 0.05% 聚维酮碘   B. 0.1% 苯扎溴铵溶液

    C. 0.1%～0.5% 醋酸溶液   D. 0.25% 活力碘

    E. 2% 碳酸氢钠溶液

3. 白色豆渣样白带主要见于（　　）。

    A. 慢性宫颈炎   B. 老年性阴道炎

    C. 滴虫性阴道炎   D. 外阴阴道白假丝酵母菌病

    E. 婴幼儿外阴阴道炎

4. 对外阴阴道白假丝酵母菌病患者的健康指导不正确的是（　　）。

    A. 日光暴晒内衣裤   B. 治疗时避免辛辣食物

    C. 煮沸消毒内衣裤   D. 瘙痒时禁用肥皂水擦洗

    E. 醋酸浸泡内衣裤

5. 滴虫性阴道炎的治愈标准是（　　）。

    A. 临床症状消失   B. 局部治疗 3 个疗程

    C. 治疗后悬滴法检查滴虫阴性   D. 连续 3 次月经后检查滴虫阴性

    E. 连续 3 次月经前检查滴虫阴性

6. 下列关于慢性盆腔炎的临床特点不正确的是（　　）。

    A. 可表现为痛经和不孕   B. 全身感染中毒症状重

    C. 妇科检查子宫后位、活动差 D. 下腹部及腰骶部疼痛，劳累后加重

    E. 宫旁组织可扪及囊性包块，有压痛

7. 慢性宫颈炎进行物理治疗中正确的说法是（　　）。

    A. 治疗前肉眼检查排除宫颈癌

    B. 除月经期外都可进行治疗

    C. 治疗后 2 周阴道分泌物多，可行坐浴

    D. 1 个月内禁止性生活

E. 物理疗法是目前治疗宫颈糜烂疗效较好、疗程最短的方法

8. 滴虫性阴道炎治疗期间注意事项错误的是（　　　　）。

    A. 治疗期间避免性交　　　　　　　　B. 被褥、内裤勤洗晒

    C. 性伴侣同时治疗　　　　　　　　　D. 白带检查阴性为治愈

    E. 哺乳期禁用甲硝唑口服

9. 患者，女，30岁，已婚，外阴瘙痒2天。妇科检查：外阴充血，有抓痕。阴道黏膜有白色膜状物覆盖。治疗方法宜选用（　　　　）。

    A. 甲硝唑阴道泡腾片　　　　　　　　B. 尼尔雌醇口服

    C. 咪康唑栓　　　　　　　　　　　　D. 红霉素软膏

    E. 克林霉素软膏

10. 患者，女，4岁。母亲发现患儿外阴部充血水肿，排尿哭闹2天。妇科检查：患儿外阴充血水肿，有抓痕，阴道口有脓性分泌物。对该患儿的护理措施不合适的为（　　　　）。

    A. 针对病因处理　　　　　　　　　　B. 外阴涂布抗生素软膏

    C. 用肥皂水擦洗外阴　　　　　　　　D. 外阴清洗专用物品进行消毒

    E. 指导母亲每天清洗患儿外阴

11. 患者，女，30岁，1个月前自己发现阴道口处有一肿块，逐渐增大，胀痛明显。检查：左侧小阴唇下方有一肿块，约4 cm大小。拟诊为左侧前庭大腺囊肿。首选的处理方案是（　　　　）。

    A. 行前庭大腺囊肿剥出术　　　　　　B. 抗生素治疗

    C. 行前庭大腺囊肿造口术　　　　　　D. 随访观察

    E. 行前庭大腺囊肿抽液术

12. 患者，女，58岁，绝经5年，阴道脓血性分泌物伴有外阴瘙痒两周余。妇科检查：阴道黏膜萎缩状，有充血糜烂。宫颈刮片未发现癌细胞。拟诊为萎缩性阴道炎。对其护理措施错误的是（　　　　）。

    A. 指导用酸性溶液冲洗阴道，恢复阴道的自净作用

    B. 可用大剂量雌激素阴道给药增强局部防御能力

    C. 萎缩性阴道炎顽固病例可口服尼尔雌醇

    D. 保持外阴部清洁、干燥

    E. 禁用肥皂水和热水烫洗

第三章
性传播疾病患者的护理

1. 掌握性传播疾病的概念；淋病、尖锐湿疣、生殖器疱疹、沙眼衣原体、梅毒疾病的临床特点、护理评估及护理措施。

2. 熟悉各种性传播疾病的病原体、传播途径及治疗原则。

3. 了解各种性传播疾病的发病机制。

预习案例

王某，女，18岁，未婚，因白带增多、外阴疼痛、尿痛4天来诊，既往体健，月经规律，孕0产0，1周来与一商人同居，妇查：前庭充血，阴道有大量绿色脓性分泌物，挤压阴道前壁尿道口有脓溢出，宫颈充血水肿，有脓性分泌物流出，子宫前位，大小正常，活动好，附件（检查无异常）。主诉发病以来睡眠欠佳，交谈中流露出很担心是不是得了性病。

思考 ……………………………………

1. 该患者最可能的医疗诊断是什么？
2. 主要护理问题有哪些？
3. 其护理措施有哪些？

性传播疾病（sexually transmitted disease，STD）是一组以性行为接触为主要传播途径的传染性疾病，近年来呈上升趋势。性传播疾病主要发病部位为泌尿生殖器官，也可侵犯局部区域淋巴结，甚至通过血行播散侵犯全身各组织和器官，严重影响患者的身心健康，已成为严重的社会问题。性传播疾病主要涉及 8 类病原体引起的 20 余种疾病（表 3-1），目前我国需重点监测的性传播疾病有梅毒、淋病、艾滋病、非淋菌性尿道炎、尖锐湿疣、生殖器疱疹、软下疳和性病性淋巴肉芽肿。其中前 3 种疾病被列为乙类传染病。

表 3-1　性传播疾病的病原体及相关疾病

分类	病原体	疾病
细菌类	1. 淋病奈瑟菌	淋病
	2. 杜克雷嗜血杆菌	软下疳
	3. 肉芽肿荚膜杆菌	腹股沟肉芽肿
	4. 加德纳菌及动弯杆菌	细菌性阴道病
病毒类	5. 人乳头状瘤病毒	尖锐湿疣
	6. 单纯疱疹病毒	生殖器疱疹
	7. 巨细胞病毒	巨细胞病毒感染症
	8. 甲型肝炎病毒	病毒性甲型肝炎
	9. 乙型肝炎病毒	病毒性乙型肝炎
	10. 人类免疫缺陷病毒	艾滋病
	11. 传染性软疣病毒	传染性软疣
螺旋体类	12. 梅毒螺旋体	梅毒
支原体类	13. 解脲支原体	生殖道支原体感染
衣原体类	14. 沙眼衣原体 H-K	生殖道衣原体感染
	15. 沙眼衣原体 L1-3	性病性淋病肉芽肿
真菌类	16. 假丝酵母菌	外阴阴道假丝酵母菌病
原虫类	17. 阴道毛滴虫	滴虫阴道炎
寄生虫类	18. 人疥螨	疥疮
	19. 阴虱	阴虱病

第一节　淋病患者的护理

淋病（gonorrhea）是由淋病奈瑟菌（简称淋球菌）感染引起，以侵袭生殖、泌尿系统黏膜的柱状上皮和移行上皮为特点的性传播疾病。近年来淋病发病率居我国性传播疾病首位，任何年龄均可发生，以 20 ~ 30 岁居多。淋球菌喜潮湿，怕干燥，最适宜的培养温度为 35 ℃ ~ 36 ℃，在微湿的衣裤、毛巾、被褥中可生存 10 ~ 17 小时，离开人体后在完全干燥的情况下 1 ~ 2 小时死亡。一般消毒剂或肥皂液均能使其迅速灭活。

【重点提示】◆ …

淋病的病因及感染途径。

一、传播途径

成人淋病绝大多数是通过性交直接接触传染，多为男性先感染淋菌后再传播给女性，可波及尿道、尿道旁腺、前庭大腺处，以宫颈管受感染最为多见。孕妇感染后可累及羊膜腔导致胎儿感染，新生儿也可在分娩时因通过感染的产道而传染。

（一）直接传播

多见于成人：通过性交经黏膜受感染；口交及肛交可导致淋菌性咽喉炎及淋菌性直肠炎。多为男性先感染淋球菌后传播给女性，女性感染的风险高于男性 2～4 倍。据估计，男性与患淋病的妇女发生一次性关系而感染淋病的概率为 20%～25%，但男性传染给女性的风险为 50%～90%。新生儿分娩时通过软产道时接触污染的阴道分泌物传染。

（二）间接传播

幼女可通过间接途径如接触染菌衣物、毛巾、床单及浴盆等物品而感染。

（三）医源性传播

通过消毒不彻底的检查器械、敷料等感染外阴和阴道。

二、病因及病理生理

【重点提示】◆ …

淋病的好发部位。

淋病奈瑟菌通过菌毛和其他表面蛋白介导黏附在泌尿生殖道的黏膜细胞上。然后淋病奈瑟菌被上皮细胞吞饮入内，并进一步侵入黏膜下组织致病。此外，淋病奈瑟菌黏附促使内毒素——淋病奈瑟菌脂多糖释放，破坏输卵管上皮的纤毛——无纤毛细胞。淋病奈瑟菌对柱状上皮及移行上皮有特殊的亲和力。在女性，淋病奈瑟菌主要侵犯宫颈管、尿道、尿道旁腺及前庭大腺，并可沿生殖道黏膜上行引起子宫内膜炎、输卵管炎、盆腔腹膜炎及播散性淋病。如果淋病在急性期治疗不彻底，可导致输卵管粘连、阻塞、积水，导致不孕或输卵管妊娠。

三、护理

（一）护理评估

1. 健康史　详细询问患者的性生活史及性伴侣的情况，评估有无不洁的性生活。询问发病时间及病情发展经过、急缓程度、治疗方案及疗效等。

【重点提示】◆ ⋯

　　淋病的临床表现。

2. 身体状况　淋病奈瑟菌感染的临床表现取决于感染部位、持续时间，以及感染是局限还是全身播散。潜伏期为 3～7 天，有 50%～70% 妇女感染淋球菌后无临床症状，易被忽视或致他人感染。感染初期病变局限于下生殖道、泌尿道，随病情发展可累及上生殖道。急性淋病最早症状为尿频、尿痛、排尿困难，白带增多呈黄色、脓性。

（1）下生殖道感染：①宫颈管黏膜炎：阴道脓性分泌物增多，外阴瘙痒或灼热感，偶有下腹痛。检查见宫颈明显充血、水肿、糜烂，有脓性分泌物从宫颈口流出，宫颈触痛，触之易出血。②尿道炎：尿频、尿痛、尿急。排尿时尿道口灼热感。检查见尿道口红肿、触痛，经阴道前壁向耻骨联合方向挤压，尿道或尿道旁腺有脓性分泌物流出。③前庭大腺炎：腺体开口处红肿、触痛、溢脓。若腺管阻塞也可形成脓肿。

（2）上生殖道感染：包括子宫内膜炎、输卵管炎、输卵管积脓、盆腔腹膜炎，甚至形成输卵管卵巢脓肿、盆腔脓肿，称为女性的淋病合并症。多在经期或经后 1 周内发病，起病急，突发寒战、高热、头痛、恶心、白带增多、双侧下腹疼痛。妇科检查下腹两侧深压痛，若有盆腔腹膜炎则下腹部出现肌紧张及反跳痛。宫颈外口可见脓性分泌物流出，宫颈充血、水肿、举痛，双侧附件增厚、压痛。

（3）播散性淋病：是淋病奈瑟菌菌血症引起的非生殖道感染疾病，是淋病最常见的全身并发症。播散性淋病表现为两期，早期菌血症和晚期播散性淋病。早期菌血症的特征性临床表现为寒战、发热、典型的皮肤病损和不对称的关节受累，关节炎是游走性的；晚期播散性淋病的特征性临床表现为症状明显并伴有永久性关节损害的关节炎、心内膜炎、脑膜炎、心包炎、骨髓炎和肝周围炎。关节炎中，最常累及膝关节、踝关节、腕关节。

（4）妊娠合并淋病：妊娠对淋病的表现无明显影响，但淋病对母儿均有影响，可引起流产、胎儿宫内发育迟缓，绒毛膜羊膜炎而致胎膜早破；引起产妇子宫内膜炎、输卵管炎，甚至导致播散性淋病；新生儿出现淋菌性眼炎，严重的可以导致角膜溃疡、角膜穿孔甚至失明。

3. 心理-社会状况　疾病多由不洁性生活引起，患者多担心和害怕，不敢及时就医或去医院治疗，失去了治疗时机而使疾病由急性转为慢性，反复发作，造成患者思想负担。此外，还需评估患者社会支持系统的情况等。

4. 辅助检查

（1）分泌物涂片检查：取宫颈管分泌物涂片检查发现革兰阴性双球菌，但此法对女性检出率较低，并且有假阳性，只能作为筛查手段。

（2）淋球菌培养：诊断淋病的金标准方法。

（3）核酸检测：聚合酶链反应（PCR）技术检测淋球菌DNA片段，具有较高的敏感性及特异性，但是操作过程中应注意防止污染造成的假阳性。

5. 处理要点　治疗原则是及时、足量、规范应用抗生素，以第3代头孢菌素为主。因为20%～40%淋病同时合并沙眼衣原体感染，可同时应用抗衣原体药物。

（1）淋菌性宫颈炎、尿道炎、前庭大腺炎：首选头孢曲松钠250 mg，单次肌内注射，治愈率达99.1%；可同时加用阿奇霉素1 g，单次口服。

（2）淋菌性盆腔炎：头孢曲松钠500 mg，每日1次，肌内注射，连续10日。同时加用甲硝唑400 mg，每日2次，口服，连续10日。

（3）播散性淋病：头孢曲松钠1 g，每日1次，肌内注射或静脉注射，连用10日。

（4）妊娠合并淋病：可选用头孢曲松钠250 mg，单次肌内注射。对所有淋病孕妇所生的新生儿应用0.5%红霉素眼膏预防淋菌性眼炎。若淋病孕妇未经治疗，所分娩的新生儿应给予预防性治疗，即头孢曲松钠25～50 mg/kg（不超过125 mg）静脉注射或肌内注射，单次给药。

（二）护理诊断／护理问题

1. 舒适感改变　与白带增多、尿频、尿急、尿痛等症状有关。

2. 恐惧　与担心疾病预后有关。

3. 自尊紊乱　与社会对性传播疾病患者不认同有关。

（三）护理目标

（1）症状消失，舒适感增加。

（2）恐惧感减轻或消失。

（3）自尊逐渐恢复。

【重点提示】　◆ …

淋病患者的护理措施。

（四）护理措施

1. 一般护理　嘱患者注意休息，避免劳累；注意营养，进食高蛋白、富含维生素、易消化的食物；每天用温开水清洗会阴部1～2次，保持外阴清洁。

2. 病情观察　巡视患者过程中，重视患者有无外阴瘙痒、烧灼感及尿频、尿急、尿痛及下腹疼痛的症状和程度。注意观察生命体征、分泌物的量和性状及用药反应，如有异常及时报告医生进行相应处理。

3. 对症护理 炎症的急性期，患者应卧床休息，采取半卧位，以利于分泌物的引流或局限。指导患者定时更换消毒会阴垫，保持会阴部清洁，禁性生活。

4. 治疗护理 遵医嘱给予抗感染治疗，正确收集各种送检标本，协助医师完成诊疗过程。急性淋病患者应卧床休息，做好严密的床旁隔离。将患者接触过的生活用品进行严格的消毒，污染的手需经消毒液浸泡消毒，防止交叉感染等。

5. 心理护理 尊重患者，注意保护患者的隐私，取得患者的信任，给予患者情感方面的支持；讲解淋病的预防、发病及治疗的相关内容并告知及时有效足疗程治疗的重要性，帮助患者树立治愈的信心；耐心倾听患者的诉说，解除患者的心理顾虑。

（五）护理评价

（1）患者主诉症状消失。

（2）患者恐惧感减轻或消失。

（3）患者能叙述疾病的发生、发展及治疗经过，能积极配合治疗。

四、健康教育

【重点提示】◈ ⋯

患者自行消毒隔离的方法。

治疗期间禁止性生活。在症状发作期间或确诊前 60 天内与患者有过性接触的所有性伴侣均应作淋病奈瑟菌和沙眼衣原体的检查与治疗，因为淋病患者有同时感染滴虫和梅毒的可能，所以应监测阴道滴虫、梅毒血清反应。此外，教会患者自行做好消毒隔离，患者的内裤、浴盆、毛巾应煮沸消毒 5 ~ 10 分钟，患者所接触的物品及器具用 1% 石炭酸溶液浸泡。治疗无症状的淋病患者，阻断感染的恶性循环。

对产前妇女进行淋病奈瑟菌筛查减少围产期发病率，所有淋病孕妇所分娩的新生儿应用 0.5% 红霉素溶液或者眼膏滴眼。对未经治疗的淋病母亲娩出的新生儿应用头孢曲松钠 25 ~ 50 mg/kg 静脉注射或肌内注射，单剂量不超过 125 mg，进行预防性治疗。

治愈标准：治疗结束后 2 周内，在无性接触情况下符合以下标准为治愈。

（1）临床症状和体征全部消失；

（2）治疗结束后 4 ~ 7 日取宫颈分泌物涂片及培养复查淋病奈瑟菌阴性。

■ 第二节 尖锐湿疣患者的护理

尖锐湿疣（condyloma acuminate）是常见的性传播疾病之一，常与多种性传播疾病同时存在。

【重点提示】◆ ⋯

尖锐湿疣的病因及传播途径。

一、病因及病理生理

尖锐湿疣是由人乳头状瘤病毒（human papilloma virus，HPV）感染引起的以鳞状上皮增生性疣状增生病变为特征的性传播疾病。近年发病率呈上升趋势，仅次于淋病居第二位。早年性交、多个性伴侣、免疫力低下、吸烟以及高性激素水平等为其发病高危因素。好发于温暖、潮湿的外阴皮肤黏膜，尤其是性生活时易受损的部位，如女性的会阴、阴道后壁。妊娠、糖尿病以及患有影响细胞免疫功能的全身疾病时，尖锐湿疣生长迅速，且不易控制。HPV 为双链 DNA 病毒，根据 HPV 的致癌性，常见的 HPV 型别可分为两大类：低危型，最常见的是 6 型和 11 型，和生殖道尖锐湿疣有关；15 种 HPV 被认为是高危型（最常见的是 16、18、33、35、45、52 和 58），与鳞状上皮病变和浸润癌有关。HPV 的感染率很高，在大约 65% 的性伴侣中传播，平均潜伏期为 2～3 个月。

二、传播途径

1. 直接传播　直接传播最常见，主要通过性交直接传播。性传播是 HPV 感染泌尿生殖器和肛门直肠最基本的传播方式。

2. 间接传播　间接传播偶见，通过被污染的衣物、器械间接传播。

3. 母婴垂直传播　母婴垂直传播罕见，可导致宫内感染，此外婴幼儿和儿童的尖锐湿疣可能是经产道或出生后与母亲密切接触而感染所致。

三、护理评估

1. 健康史　性生活活跃的青少年是 HPV 感染的高危人群，过早性生活、多个性伴侣、伴侣有生殖器疣、不用避孕套、包皮过长没有行包皮环切术以及免疫力低下、吸烟和高性激素水平等为 HPV 感染的高危因素，年龄和性生活是生殖道 HPV 感染最主要的两个因素。应详细询问患者的年龄，个人生活史，是否有尖锐湿疣接触史，询问此次发病时间及病情的发展经过、治疗过程和疗效等。评估其性伴侣的健康状态，是否存在 HPV 的感染。

【重点提示】◆ ⋯

尖锐湿疣的临床表现。

2. 身体状况

（1）潜伏期：潜伏期为 3 周至 8 个月，平均 3 个月。其发病以 20～30 岁年轻妇女居多。好发部位为性交时容易受损伤的部位，如舟状窝附近、大小阴唇、肛门周围、阴道前庭、尿道口，也可累及阴道和宫颈。

（2）临床表现：症状常不明显，多以发现外阴赘生物就诊，可有瘙痒、烧灼痛或性交后疼痛，部分患者可无症状。疾病初起时多在外阴、阴道壁及宫颈等处可见微小、散在的乳头状疣，逐渐增大、增多，互相融合形成鸡冠状或菜花状团块，质较软，表面湿润，粉红色、暗红或污灰色，顶端可有角化或感染溃烂。12%～34% 患者合并有其他性传播疾病（sexually transmitted diseases，STD）如淋病、滴虫、霉菌、衣原体甚至梅毒；约 30% 患者同时可见于阴道和宫颈。机体免疫状态与 HPV 感染密切相关。

（3）孕期发病率高，生长明显加快。有的长到荔枝大小，甚至堵满阴道口，分娩时可引起大出血。

（4）胎儿通过产道时可感染，引起新生儿喉乳头瘤。尖锐湿疣治疗后易复发，对反复生长者应注意恶变的可能。

3. 心理－社会状况　尖锐湿疣大部分很小且无症状，因为是一种性病，担心不能被周边的人接受，其所带来的心理社会问题远大于器质上的病变。目前尚无根除 HPV 的方法，只能去除外生疣体，改善症状。由于担心复发，患者多表现为焦虑、紧张或恐惧。

4. 辅助检查

（1）病理学检查：病变组织的细胞学涂片中可见到挖空细胞、角化不良细胞或角化不全细胞及湿疣外基底层细胞。疣体的病理检查表现为鳞状上皮增生，呈乳头状生长，常伴有上皮角延长、增宽。

（2）醋酸试验：在病变区涂以 3%～5% 醋酸液，3～5 分钟后局部组织变白为阳性，不变色为阴性。

（3）阴道镜检查：用阴道镜直接观察病变区有助于发现肉眼不能发现的病变，辅以醋酸试验可提高阳性率。

（4）核酸检测：采用 PCR 及核酸 DNA 探针杂交监测 HPV。

5. 处理要点　目前尚无根除 HPV 的方法，目前的治疗只能降低但不可能彻底消除 HPV 的传染性。治疗主要以去除尖锐湿疣疣体，改善症状和体征，消除由疣引起的生理和心理症状及压力为目的。

（1）局部药物治疗：适于小病灶。50% 三氯醋酸，每 1～2 周 1 次，或 5% 氟尿嘧啶软膏，每日 1 次，10～14 日为 1 疗程；也可用 1% 酞丁安膏，每日 3～5 次，4～6 周为 1 疗程；或 10%～25% 足叶草脂，每周 1 次，可连用 3～4 次。

（2）物理治疗：冷冻、激光治疗、高频电刀电灼、微波治疗。

（3）手术治疗：手术切除适于巨型尖锐湿疣。

（4）免疫治疗：干扰素具有抗病毒、调节免疫功能。可在阴道内放置干扰素栓剂如奥平，隔日 1 次，连用 4～6 周为 1 疗程。对顽固性尖锐湿疣，可予激光等物理疗法联合使用。

（5）妊娠期的治疗：若病灶小且少，仅在外阴部，可行局部药物治疗；若病灶有蒂且大，可行冷冻、电灼、激光治疗；如病灶大，影响阴道分娩者，可行剖宫产。

（二）护理诊断／护理问题

1. 舒适改变　与外阴瘙痒、烧灼感有关。

2. 自尊紊乱　与社会不认同性传播疾病有关。

3. 焦虑　与治疗效果不理想，容易复发有关。

（三）护理目标

（1）患者症状减轻或消失，舒适度增加。

（2）患者能正确对待疾病，改变不良的生活习惯。

（3）患者能正确评价自己，焦虑症状缓解。

【重点提示】◆　⋯

　　尖锐湿疣的护理要点。

（四）护理措施

1. 一般护理　嘱患者注意休息，避免劳累；注意营养，进食高蛋白、富含维生素、易消化的食物；每天用温开水清洗会阴部1～2次，保持外阴清洁。

2. 病情观察　严密观察病情发展，注意局部病变的生长情况并观察用药效果和药物的不良反应。

3. 对症护理　指导患者保持外阴清洁，禁止性生活。瘙痒明显者给予局部止痒药膏，避免搔抓引起局部感染。

4. 治疗护理　局部药物治疗患者，用药前可先行表面麻醉（1%盐酸丁卡因）减轻疼痛，并注意保护好正常皮肤，观察用药后的反应。物理及手术治疗的，按外阴阴道手术护理常规做好术前准备、术中配合和术后护理。

5. 妊娠合并尖锐湿疣的护理　妊娠期间主要做好外阴的护理及局部用药的护理，妊娠晚期根据病灶的具体情况选择合适的分娩方式，避免婴幼儿喉乳头瘤的发生。

6. 心理护理　尊重患者，注意保护患者的隐私，取得患者的信任，给予患者情感方面的支持，解除患者的心理负担；讲解尖锐湿疣的预防、发病及治疗的相关知识并告知及时有效足疗程治疗的重要性，帮助患者树立治愈的信心；耐心倾听患者的诉说，解除患者的心理顾虑。

（五）护理评价

（1）患者主诉感觉症状减轻或消除，舒适感增加。

（2）患者能够正确对待疾病，改变不良的生活习惯。

（3）患者能正确进行自我评价，自觉焦虑感减轻，身心舒适。

四、健康教育

1. 知识宣教　通过各种图片、宣传资料等告知尖锐湿疣的相关知识，包括发病原因、传播途径及主要的治疗方案等。加强性知识教育，避免混乱的性关系，减少与长时间禁欲的男性性接触，包皮过长的性伴侣包皮环切，使用 HPV 疫苗来阻断 HPV 的传播。WHO 推荐性伴侣进行尖锐湿疣检查及治疗。性生活推荐使用避孕套。

2. 尖锐湿疣的治愈标准　疣体消失预后一般良好，治愈率较高，但均有复发可能，多在 3 个月内复发，复发率为 25%。治疗后需要随访，在治疗后的 3 个月内每 2 周随访 1 次。对反复发作的顽固性尖锐湿疣，应及时取活检排除恶变。

■ 第三节　生殖器疱疹患者的护理

一、病因及病理生理

生殖器疱疹（genital herpes）是由单纯疱疹病毒（herpes simplex virus，HSV）引起的性传播疾病，可分为原发性疱疹和复发性疱疹两种，病变多累及生殖器及肛门周围皮肤。HSV 病毒属于双链 DNA 病毒，分为 HSV-1 和 HSV-2 两个血清型。70% ～ 90% 原发性生殖器疱疹由 HSV-2 引起，复发性疱疹主要由 HSV-2 引起，多数 HSV-2 感染者无症状而成为病毒携带者，10% ～ 30% 由 HSV-1 引起。生殖器疱疹传染性强，当与男性患者有性接触后，约有 80% 妇女受到感染。HSV 是嗜神经病毒，也可不产生临床症状而形成潜伏感染。HSV 感染后先后可出现特异性 IgM 和 IgG 抗体，抗体可中和游离毒素，阻止病毒扩散，但抗体不能清除潜伏的病毒，也不能防止疱疹的复发。自身免疫低下是复发的一个高危因素。

二、传播途径

1. 不洁性交　HSV 在体外不易存活，主要由不洁性交直接传播

2. HSV 携带者　多数 HSV-2 感染者因无症状或症状轻微而成为病毒携带者

3. 母婴传播　HSV 传染胎儿的方式以通过软产道感染多见，少数可通过胎盘传染给胎儿。

三、护理

（一）护理评估

1. 健康史　询问有无不洁性生活史，评估其身体健康状况及生活状况，注意有无机体免疫功能下降等因素，反复发作者评估疾病发生发展的过程，以及治疗情况。

2. 身体状况

（1）原发性生殖器疱疹：潜伏期为 2～20 天，一般 2～3 周缓慢消退。患者多在不洁的性生活后感到外阴不适，多为明显的烧灼感或刺痛。检查可发现外阴及肛周丘疹，单簇或散在多簇，继之形成水泡（泡液中含病毒）。2～4 天水疱破裂形成糜烂或溃疡，疼痛明显，随后结痂自愈，未继发细菌感染者不留痕迹。原发性疱疹好发部位为：大阴唇、阴道口、尿道口、阴道肛门周围、大腿或臀部，约 90% 累及宫颈。也有原发疱疹仅累及宫颈者，表现为宫颈表面溃烂而产生大量排液。发病前可有全身症状，如发热、全身不适或头痛等。几乎所有患者均出现腹股沟淋巴结肿大、触痛症状。部分患者出现尿急、尿频、尿痛等尿道刺激症状。

（2）复发性生殖器疱疹：50%～60% 原发性感染者在半年内复发，复发率有个体差异，在 HSV-1 和 HSV-2 感染之间差异显著。HSV-2 感染后第一年的复发次数显著高于 HSV-1，并且很多 HSV-1 患者不复发。大多数病例中，复发患者的症状和体征都比原发感染轻，持续时间也较短。发病前局部烧灼感、针刺感或感觉异常，随后群簇小水泡很快破溃形成糜烂或浅溃疡。复发患者症状较轻，水泡和溃疡数量少，面积小，愈合时间短，病程 7～10 天，较少累及宫颈，腹股沟淋巴结一般不肿大，无明显全身症状。

（3）孕妇感染：生殖器疱疹的临床表现在孕妇和非孕妇之间没有明显差别，但严重的被确诊的首次感染在孕妇中更常见。HSV 主要在分娩时传播给胎儿，宫内传播和出生后感染的概率相对比较小。传播的危险性主要取决于母亲是原发感染还是复发感染。原发感染传播给胎儿的概率显著高于复发感染，可影响胚胎及胎儿：自然流产、早产、低体重儿的发病率较高；如发生产道感染，可导致遗留中枢神经系统后遗症甚至新生儿死亡。

3. 心理-社会状况　疾病多由不洁性生活引起，疼痛明显，患者多担心和害怕，病程较长、反复发作者心理负担更明显。

4. 辅助检查

（1）病毒培养：取皮损处标本进行病毒培养、分离、鉴定、分型，是诊断 HSV 感染的金标准方法。此法操作复杂，花费较大。

（2）病毒抗原检测：从皮损处取标本，以单克隆抗体直接免疫荧光试验或酶联免疫吸附试验检测 HSV 抗原。为临床快速诊断方法。

（3）细胞学检查：以玻片在疱疹基底部做印片，采用 Wright-Giemsa 染色，显微镜下见到具有特征性的多核巨细胞、核内嗜酸性包涵体。此法敏感性低。

（4）核酸检测：已有报道应用核酸杂交技术及 PCR 技术诊断生殖器疱疹，可提高诊断的敏感性并可进行分型。

5. 处理要点　生殖器疱疹目前尚无彻底治愈方法，治疗目的是减轻症状，缩短病程，抑制 HSV 增殖和控制其传染性。

（1）全身治疗：以全身抗病毒药物为主。①原发性生殖疱疹：每次阿昔洛韦200 mg，每日 5 次，连续 7～10 日；或伐昔洛韦 250 mg，每日 3 次，口服，连用 5～10 日。②复发性生殖疱疹：最好于前驱期或发作 2 天内治疗，口服阿昔洛韦，每次 200 mg，每日 5 次，连续 5 日；或伐昔洛韦 500 mg，每日 2 次，连服 5 日；或伐昔洛韦 125 mg，每日 3 次，连用 5 日。此药能通过胎盘，孕妇慎用。

（2）局部治疗：保护疱疹，不要挤破，外阴保持清洁、干燥，防止继发感染；0.25% 碘苷霜剂外用，或用 3% 或 5% 阿昔洛韦软膏或霜剂局部涂布。

（3）生殖器疱疹合并妊娠：根据感染 HSV 的不同时间进行相应处理，降低新生儿的感染率。

（二）护理诊断 / 护理问题

1. 焦虑与恐惧　与疾病困扰、久治不愈有关或与不知疾病发展及预后有关。
2. 舒适感改变　与外阴疼痛等症状有关。
3. 自尊紊乱　与社会不认同性传播疾病有关。

（三）护理目标

（1）患者能正确评价自己，焦虑症状得到缓解。
（2）患者症状消失，舒适感增加。
（3）患者能正确对待所患疾病，改变不良的生活习惯。

（四）护理措施

1. 一般护理　加强休息，避免劳累。保持外阴清洁干燥，每天清洗外阴，必要时可选择特殊护理液清洗外阴。避免搔抓，禁用刺激性强的药品。治疗期间禁性生活。复发性生殖器疱疹患者性生活时应使用避孕套。

2. 病情观察　观察患者是否有发热、全身不适、头痛等全身症状；是否有疼痛及疼痛的程度，注意观察疼痛部位皮肤的改变；腹股沟淋巴结是否有肿大及压痛，是否有其他伴随症状。遵医嘱用药后应注意药物疗效和不良反应。

3. 对症护理　患者全身症状明显时，做好对症支持护理。疱疹破裂时疱液中含有病毒，注意避免交叉感染。形成糜烂或溃疡时，注意保持创面的清洁干燥，防感染。

4. 治疗护理　遵医嘱给予抗病毒药物全身治疗及局部治疗，行局部治疗时注意保持外阴的清洁、干燥，保护疱疹，不要挤破，防止继发感染。及时送检标本。

5. 妊娠合并疱疹感染　疱疹病毒可通过胎盘导致宫内感染。早期妊娠妇女患生殖器疱疹，原则上应终止妊娠，晚期妊娠感染 HSV 者宜行剖宫产术。新生儿出生后应监护 7 日以上。

6. 心理护理　尊重患者，注意保护患者的隐私，取得患者的信任，给予患者情感方面的支持；讲解疱疹的预防、发病及治疗的相关内容并告知及时有效足疗程治疗的重要性，帮助患者树立治疗的信心；耐心倾听患者的诉说，解除患者的心理负担。

（五）护理评价

（1）患者能够正确进行自我评价，自觉焦虑感减轻，身心舒适。
（2）患者主诉感觉症状减轻或消除，舒适感增加。

（3）患者能正确对待所患疾病，改变不良的生活习惯。

四、健康教育

1. 知识宣教　通过各种图片、资料等开展与疾病相关知识的宣传，包括疾病传播途径、复发的诱因、患者自我管理技术、心理社会支持等。指导患者注意保持外阴的清洁卫生，注意性卫生、性道德，避免不洁性生活。治疗期间禁止性生活，强调患者的性伴侣同检查同治疗的重要性，并告知患者即使在药物治疗过程中无症状状态下他们也可能传播病毒。建议采用避孕套避孕。向育龄患者解释新生儿HSV感染的危险性和危害性，加强孕前指导。

2. 生殖器疱疹的治愈标准　患处疱疹损害完全消退，疼痛、感觉异常以及淋巴结肿痛消失为治愈。虽易复发，预后好。对无HIV感染或其他合并症者，治疗后一般无须随诊。

■ 第四节　沙眼衣原体感染患者的护理

沙眼衣原体（chlamydia trachomatis，CT）感染是最常见的性传播疾病，主要类型为沙眼衣原体。在发达国家，沙眼衣原体感染占性传播疾病的第一位，近年来我国沙眼衣原体的感染率也在增高。沙眼衣原体的远期影响主要见于女性感染者，沙眼衣原体局限于人类宿主，主要感染柱状上皮及移行上皮，一般不向深层侵犯，可引起宫颈管黏膜炎、子宫内膜炎和输卵管炎等导致不孕或异位妊娠。除引起生殖道感染外，还可导致尿道炎、直肠炎、肝周围炎、沙眼包涵体结膜炎及新生儿肺炎等。其感染的高危因素有：多个性伴侣、社会地位低、年龄小和口服避孕药等。沙眼衣原体感染后，机体产生具有防御及保护作用的免疫反应，但同时也可导致免疫损伤。其感染的主要病理改变是慢性炎症造成的组织损伤，形成瘢痕。

一、传播途径

1. 不洁性生活　成人主要通过不洁性交直接传播，通过接触患者分泌物污染的物品间接传播的比较少见。

2. 妊娠合并沙眼衣原体感染　胎儿或新生儿可通过宫内、产道及产后感染，经产道感染是最主要的感染途径。

二、护理

（一）护理评估

1. 健康史　感染的高危因素主要有：多个性伴侣、过早性生活、最近更换新的性伙伴、社会地位低、年龄小（15～21岁）、无避孕或无屏障避孕（口服避孕药）、其他性病史等。其中，低龄与沙眼衣原体感染的关系最为紧密。感染者常伴有淋病，10%～50%的感染者可发现淋病奈瑟菌。新生儿感染多与母亲为沙眼衣原体患者有关。询问患者有无不洁性生活史，了解性伴侣情况，评估性伴侣有无感染，询问患者的避孕方法，是否使用口服避孕药，了解患者生活经济状况，以及日常生活卫生习惯。

2. 身体状况　感染的临床特点是无症状或症状轻微，患者不易察觉，大部分感染沙眼衣原体的妇女未得到治疗。病程迁延，感染可以持续数年，常并发上生殖道感染，进而造成不孕或异位妊娠等一系列并发症。此外，沙眼衣原体感染的妇女感染 HIV 的风险增加。

（1）宫颈黏膜炎：宫颈管是最常见的感染部位。70%～90% 无临床症状，若有症状则表现为宫颈炎症、宫颈黏膜水肿、阴道分泌物增加呈黏液脓性、性交后出血或经间期出血等。检查见宫颈管脓性分泌物，宫颈红肿，黏膜脆性增加。

（2）尿路炎：表现为非淋菌性尿道炎。

（3）子宫内膜炎：表现为下腹痛、阴道分泌物增多、阴道不规则少量流血。

（4）输卵管炎：表现为长期轻微下腹痛、低热，远期后果可导致异位妊娠及不孕。

（5）妊娠合并沙眼衣原体感染：沙眼衣原体感染对妊娠有影响，尤其是分娩时能经产道感染新生儿，可以导致新生儿眼结膜炎，沙眼衣原体肺炎，流产，早产，胎膜早破，低体重儿及产后子宫内膜炎。

3. 心理 – 社会状况　生殖道衣原体感染为性传播性疾病，患病后患者担心被人耻笑。由于无症状或症状不明显，大部分感染沙眼衣原体的妇女未得到治疗，往往因为出现并发症才就诊，担心治疗效果及远期并发症。

4. 辅助检查

（1）细胞学检查：临床标本涂片后，行 Giemsa 染色，显微镜下在上皮细胞内找到包涵体。因为该方法敏感性及特异性低，WHO 不推荐作为沙眼衣原体的诊断手段。

（2）沙眼衣原体培养：是诊断沙眼衣原体最敏感和特异的方法。

（3）沙眼衣原体抗原检测：针对沙眼衣原体外膜蛋白或脂多糖的抗体检测抗原，是目前临床上最常用的方法。

（4）沙眼衣原体核酸检测：敏感性高，细胞培养阴性时也能检测出沙眼衣原体 DNA，但须注意污染引起的假阳性。

5. 处理要点　因沙眼衣原体的发育周期独特，细胞外的衣原体对抗生素不敏感，细胞内的衣原体对抗生素敏感，因此，选用的抗生素应具有良好的细胞穿透性。此外，沙眼衣原体的生命周期较长，抗生素使用时间应延长或使用半衰期长的药物。

（1）沙眼衣原体宫颈黏膜炎的治疗：首选多西环素 100 mg，每日 2 次，连服 7～10 日；或阿奇霉素 1 g，单次顿服。

（2）沙眼衣原体盆腔炎的治疗：选用多西环素 100 mg，每日 2 次，连服 14 日；或氧氟沙星 400 mg，每日 2 次，连服 14 日。同时加用其他治疗盆腔炎的抗生素。

（3）孕妇沙眼衣原体宫颈黏膜炎的治疗：孕妇禁用多西环素及氧氟沙星。用红霉素 500 mg，每日 4 次，连服 7 日；或阿奇霉素 1 g，顿服。治疗后 3 周复查衣原体。对母亲患沙眼衣原体感染的新生儿应密切观察，一旦发现沙眼衣原体感染，立即治疗。红霉素每日 50 mg/kg，分 4 次口服，连服 14 日。

（4）性伴侣治疗：性伴侣应进行检查及治疗，治疗期间禁止性生活。

（二）护理诊断/护理问题

1. 焦虑与恐惧　与担心疾病的发展和影响生育及家庭生活预后有关。
2. 舒适感改变　与疾病产生的症状有关。
3. 自尊紊乱　与社会对性传播疾病不认同有关。

（三）护理目标

（1）患者恐惧感减轻，接受事实。
（2）症状消失，舒适感增加。
（3）自尊恢复，能正确对待所患疾病。

（四）护理措施

1. 一般护理　嘱患者注意休息，避免劳累；注意营养，进食高蛋白、多种维生素、易消化的食物；保持外阴清洁、干燥，每天清洗外阴，避免搔抓，治疗期间禁止性生活。

2. 病情观察　重视患者的主诉，注意观察患者阴道分泌物的改变情况，是否有下腹痛及泌尿系统的伴随症状等。

3. 治疗护理　遵医嘱给予及时、规范的抗生素治疗，宜选用穿透性强、半衰期长的抗生素。

4. 心理护理　尊重患者，注意保护患者的隐私，取得患者的信任，给予关心和安慰，解除患者的思想负担；讲解生殖道衣原体的预防、发病及治疗的相关内容并告知及时有效足疗程治疗的重要性，帮助患者树立治疗的信心，使其能积极配合医护人员的诊疗；耐心倾听患者的诉说，解除患者的心理顾虑。

（五）护理评价

1. 患者能正确进行自我评价，自觉焦虑感减轻，身心舒适。
2. 患者主诉感觉症状减轻或消除，舒适感增加。
3. 自尊恢复，能正确对待所患疾病。

四、健康教育

沙眼衣原体是最常见的细菌性传播性疾病，传染性强，多发生在性活跃的人群中，可引起诸多并发症，特别对生殖的影响很大。因此，预防非常重要。周期性地对感染高危人群进行筛查，性伴侣的治疗是预防生殖道衣原体感染的重要环节。患者和性伴侣应同时进行检查和治疗，治疗期间禁止性生活。

宣传感染的危害等相关知识，使感染者积极配合治疗，达到早期治愈的目的；使未受感染人群自觉抵制不良性行为，做好一级预防措施。

随访：由于沙眼衣原体对所推荐的治疗方案较少耐药，治疗后短期内（<3周）不建议为观察疗效而进行衣原体检查。因女性衣原体重复感染较多见，可于治疗后3～4个

月进行衣原体筛查。但若症状持续存在，怀疑再感染或未依从治疗或红霉素治疗后，应考虑微生物随访。

■ 第五节　梅毒患者的护理

【重点提示】◆ ⋯

梅毒的病因及感染途径。

梅毒（syphilis）是由苍白螺旋体引起的侵犯多系统的慢性性传播疾病。早期主要表现为皮肤黏膜损害，晚期侵犯心血管、神经系统和肾脏等重要脏器，严重者造成患者劳动力丧失甚至死亡。苍白螺旋体可经性生活直接传播，或由其他方式接触传播，也可通过胎盘传给胎儿，导致流产、早产、死产和先天梅毒。苍白螺旋体在体外干燥条件下不易生存，一般消毒剂及肥皂水即能将其杀死。但其耐寒力强，4 ℃存活 3 日，-78 ℃保存数年，仍具有传染性。

一、传播途径

1. 性接触直接传播　性接触直接传播为主要的传播途径，95% 以上是由不洁性生活传染。患者感染后未经治疗者在 1 年内最具传染性，随病期延长，传染性会越来越小，病期若超过 4 年，患者基本无传染性。

2. 间接接触性传播　少数患者可因医源性途径、接吻和哺乳等直接接触患者的皮肤黏膜而感染；偶有经接触污染的物品间接感染；个别患者可通过输入有传染性梅毒患者的血液而感染。

3. 垂直传播　患梅毒的孕妇即使病期超过 4 年，苍白螺旋体仍可通过胎盘感染胎儿。新生儿也可在分娩通过软产道时受传染，但不属先天梅毒。

二、分型及分期

1. 梅毒的分型　根据传播途径不同，梅毒分为胎传梅毒（先天梅毒）和获得性梅毒（后天梅毒）。胎传梅毒是指宫腔内垂直传播而感染的梅毒，获得性梅毒指由性传播或非性传播而感染的梅毒。本节主要介绍获得性梅毒。

2. 获得性梅毒分期

（1）获得性梅毒根据病程分为早期梅毒和晚期梅毒。早期梅毒包括一期梅毒（硬下疳）、二期梅毒（全身皮疹）及早期潜伏梅毒（病程在 1 年以内）；晚期梅毒包括三期梅毒及晚期潜伏梅毒，病程在 2 年以上。

（2）潜伏期梅毒患者是指梅毒未经治疗或用药剂量不足，无临床症状，梅毒血清

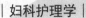

反应阳性，没有其他可以引起梅毒血清反应性的疾病存在，脑脊液正常者。感染期限在2年以内的为早期潜伏梅毒，2年以上的为晚期潜伏梅毒。

三、护理

（一）护理评估

1. 健康史　易感染梅毒的高危因素主要有：社会经济地位低下、青少年过早性生活、多个性伴侣等。因此，应询问患者性接触史，评估患者的感染途径，详细了解发病时间及病情发展经过，以及治疗方法，正确判断疾病的病程，先天梅毒患者应询问孕母患者情况及妊娠分娩过程。

【重点提示】◆ ···

　　梅毒的临床表现。

2. 身体状况　梅毒的发病是苍白螺旋体与机体免疫功能相互作用的复杂过程。

（1）一期梅毒：主要表现为硬下疳及硬化性淋巴结炎。感染梅毒首先出现的症状是硬下疳，苍白螺旋体经皮肤黏膜的擦伤处侵入机体，半小时即沿淋巴管达附近淋巴结，2～3日后侵入血循环。经过2～4周潜伏期，在入侵部位形成硬下疳，可出现在外阴、阴道、宫颈、肛门、口唇、乳房等部位。经2～8周，硬下疳可自然消失，不留痕迹或遗留浅表瘢痕，进入无症状的潜伏期。硬下疳初期，梅毒血清反应大多呈阴性。硬下疳出现6～8周后，血清反应全部变为阳性。梅毒硬下疳可以发生在生殖器以外的部位，如手指或口腔。

（2）二期梅毒：若一期梅毒未经治疗或治疗不规范，潜伏期苍白螺旋体继续增殖。在硬下疳出现2～12周（多在6～8周）或感染后6～12周（多在7～10周），大量苍白螺旋体通过血循环达全身，引起二期早发梅毒。主要表现为皮肤梅毒疹，皮肤黏膜的广泛病变：①各种皮疹，特点疹型多样、广泛而对称，皮疹持续2～3周可自然消退；②扁平湿疣；③梅毒性白斑，多见于颈部；④梅毒性脱发。此期血清学试验几乎100%阳性，传染性最强。

梅毒二期

（3）三期梅毒：主要表现为永久性皮肤黏膜损害，并可侵犯多个组织器官，甚至危及生命。基本损害为慢性肉芽肿，局部因动脉内膜炎所致缺血而使组织坏死。早期梅毒未经治疗或治疗不规范，经3～30年潜伏期，约1/3患者可发展为三期梅毒，出现：①皮肤、黏膜梅毒；②骨梅毒；③眼梅毒；④晚期心血管梅毒；⑤晚期神经梅毒。

3. 心理－社会状况　梅毒进行性发展最终可累及全身，导致劳动力丧失甚至死亡。因此，患者心理负担较重，出现焦虑、恐惧等心理反应，得不到家庭和社会的理解与帮助时患者可有绝望等。

4. 辅助检查

（1）暗视野显微镜检查：皮肤、黏膜病损处渗出物或淋巴结穿刺液于暗视野显微镜下可见苍白螺旋体，是诊断早期梅毒最可靠的方法，仅适用于一期、二期梅毒病变。

（2）梅毒血清学检查：①非梅毒螺旋体抗原试验：适用于普查、婚检、产前检查等筛查及疗效观察和判定有无复发或再感染，敏感度高而特异性低，感染4周可出现阳性，但可有假阳性。②梅毒螺旋体抗原试验：用于证实试验。抗体滴度与疾病活动无关，不适用于疗效观察。③脑脊液检查：主要应用于怀疑神经梅毒患者，如果脑脊液中淋巴细胞 $\geqslant 10 \times 10^{6}$/L，蛋白量 >50 mg/dL，性病研究实验室试验（VDRL）阳性，考虑神经梅毒。

5. 处理要点　以青霉素治疗为主，用药要尽早、足量、规范。在首剂治疗过程中，由于大量苍白螺旋体被杀灭，释放异体蛋白质，可能导致头痛、发热、肌肉痛等，称为吉海反应。

早期梅毒（包括一、二期梅毒及早期潜伏梅毒）：①青霉素：普鲁卡因青霉素80万u，每日1次，肌内注射，连续10～15日，总量800万u～1 200万u。②青霉素过敏者：红霉素500 mg，每日4次，连服15日，但红霉素效果差。

（2）晚期梅毒（包括三期皮肤、黏膜、骨骼梅毒等，晚期潜伏梅毒或不能确定病期的潜伏梅毒）及二期复发梅毒：①青霉素：普鲁卡因青霉素80万u，每日1次，肌内注射，连续20日。②青霉素过敏者：红霉素500 mg，每日4次，连服30日。

（3）性伴侣的治疗：性伴侣应进行梅毒的检查及治疗，治疗期间禁止性生活。

（二）护理诊断/护理问题

1. 恐惧　与担心疾病发展及预后有关。

2. 舒适感改变　与疾病产生的症状有关。

3. 自尊紊乱　与社会对性传播疾病不认同有关。

（三）护理目标

（1）患者接受治疗后，症状改善，正确对待疾病，改变不良的生活习惯。

（2）患者恐惧感减轻，接受事实。

（3）自尊逐渐恢复。

【重点提示】◆ …

梅毒的护理措施。

（四）护理措施

1. 一般护理　嘱患者注意休息，避免劳累；注意营养，进食高蛋白、多种维生素、易消化的食物；教会患者自行做好消毒隔离，内裤、浴盆、毛巾应煮沸消毒5～10分钟，所接触的物品及器具用肥皂液及一般消毒剂浸泡。

2. 病情观察 注意观察治疗后疾病的发展过程，观察药物疗效及不良反应。重视患者的主诉，重点观察皮肤黏膜的改变情况，是否有淋巴结肿大及系统性损害。

3. 治疗护理 遵医嘱给予青霉素治疗，做到早期、足量及规范，积极控制疾病的发展。青霉素可出现过敏反应，首次用药时务必做过敏试验，用药过程中注意观察用药反应，是否有抗生素引起胃肠不适等反应，如出现异常，应报告医生并作相应护理。及时、准确送检各种标本，协助医生完成诊疗过程。

4. 心理护理 尊重患者，注意保护患者的隐私，取得患者的信任，给予患者情感方面的支持；讲解梅毒的预防、发病及治疗的相关知识并告知及时有效足疗程治疗的重要性，帮助患者树立治疗的信心，使其能积极配合医护人员的诊疗；耐心倾听患者的诉说，解除患者的心理顾虑。

（五）护理评价

（1）患者主诉感觉症状减轻或消除，舒适感增加。

（2）患者能正确进行自我评价，自觉焦虑感减轻，身心舒适。

（3）患者自尊逐渐恢复。

四、健康教育

1. 知识宣教 注意切断传播途径，避免不洁的性生活，不输不合格的血制品，治疗期间注意有效隔离，被患者分泌物污染过的物品要经消毒剂及肥皂水有效处理。患者治疗期间禁止性生活。梅毒经规范治疗后，应随访 2～3 年。第 1 年每 3 个月随访 1 次，以后每半年随访 1 次，包括观察病情及血清非梅毒螺旋体抗原试验。若在治疗后 6 个月梅毒症状及体征持续存在或血清滴度未下降 4 倍，应视为治疗失败或再感染，应加倍量重复治疗，并做脑脊液检查，以观察有无神经梅毒。多数一期梅毒在 1 年内，二期梅毒在 2 年内血清学试验转阴。少数晚期梅毒血清非梅毒螺旋体抗体滴度低水平持续 3 年以上，可判为血清固定，但应严格定期观察，若滴度上升，则予以复治。

2. 治愈标准 一期梅毒（硬下疳）、二期梅毒（包括皮肤、黏膜、骨骼、眼、鼻等）损害消退、症状消失为临床治愈。若抗梅毒治疗后 2 年内，梅毒血清学试验由阳性转为阴性，脑脊液检查阴性为血清治愈。

■ 第六节　获得性免疫缺陷综合征患者的护理

【重点提示】◆ …

艾滋病的病因及感染途径。

获得性免疫缺陷综合征（acquired immuno–deficiency syndrome，AIDS）又称艾滋病，是由人类免疫缺陷病毒（human immuno deficiency virus，HIV）引起的一种以人体免疫功能严重损害为临床特征的性传播疾病。HIV 可引起 T 淋巴细胞损害，导致持续性免疫缺陷，患者机体完全丧失抵御各种微生物侵袭的能力，极易遭受各种机会性感染及多种罕见肿瘤，病死率高。HIV 有 HIV-1 和 HIV-2 两个型别，引起世界流行的是 HIV-1。HIV 在外界环境中的生存能力较弱，对物理、化学因素的抵抗力弱，100 ℃处理 20 分钟可使 HIV 灭活。此病无治愈方法，重在预防。

据联合国艾滋病规划署（UNAIDS）估计，全世界有超过 6 500 万成年人和儿童已经感染了艾滋病病毒，大约 2 500 万人已经死于艾滋病，4 000 万人携带艾滋病病毒生存。在这些 HIV 感染者中，超过 95% 的人生活在发展中国家。联合国艾滋病规划署估计，每年新增 HIV 感染者 500 多万人（成年人 470 万，儿童 62 万）。另外，每年还有 300 万人死于艾滋病的并发症。

一、传播途径

HIV 可存在于感染者的体液，如血液、精液、阴道分泌物、眼泪、尿液、乳汁、脑脊液中。艾滋病患者及 HIV 携带者均具有传染性，一般认为，HIV 不如其他性传播疾病如淋病奈瑟菌、沙眼衣原体、梅毒螺旋体等病原体那么容易传播。在世界范围内，对于妇女和青少年，未加保护的异性性交是 HIV 感染的主要风险因素。在异性伴侣中，HIV 由男传女比由女传男有更高的感染可能性。

艾滋病传播
不包括的途径

1. 性接触传播　为最主要的传播方式，包括同性、异性及双性接触。

2. 血液传播　见于感染 HIV 的注射器；接受 HIV 感染的血液、血制品；接触 HIV 感染者的血液、体液；等等。

3. 母婴传播　包括产前、产时、产后，HIV 在妊娠期能通过胎盘传染给胎儿，或分娩时经软产道及出生后经母乳喂养感染新生儿。

二、病因及病理生理

HIV 侵入 CD_4^+ 淋巴细胞后，在病毒逆转录酶的作用下，合成 DNA，并整合到宿主细胞染色体，整合的病毒 DNA 可在细胞内复制，形成完整的病毒体释放出细胞外，细胞死亡，感染新的细胞，也可呈潜伏感染状态，随细胞分裂而进入子代细胞。随着 HIV 不断复制、扩散，CD_4^+ 淋巴细胞不断死亡，如此周而复始，最后导致 CD_4^+ 淋巴细胞耗竭，免疫功能严重破坏，并发各种条件致病菌的感染和肿瘤，临床表现为艾滋病，导致死亡。

三、护理

（一）护理评估

1. 健康史　询问患者的职业及生活习惯；有无艾滋病病毒的接触史；无不洁性生活

史者应注意评估有无其他的感染途径，如输血、外伤史和共用针头等；平时采用的避孕方法，是否为口服避孕药避孕；是否有不明原因的发热、罕见肿瘤、罕见的机会性感染等；发病时间及发病后有无不明原因的发热、乏力、全身不适、淋巴结肿大等，疾病的治疗经过和效果。

2.身体状况　从感染HIV到发展为潜伏期长短不一，短至几个月，长达17年，平均8年。我国于1996年7月1日起执行的《HIV/AIDS诊断标准及处理原则》标准中，将艾滋病分为3个阶段。

（1）急性HIV感染期：部分患者在感染HIV初期无临床症状，大部分HIV感染后6日至6周可出现急性症状：①发热、乏力、咽痛、全身不适等上呼吸道感染症状；②个别有头痛、皮疹、脑膜脑炎或急性多发性神经炎；③颈、腋及枕部有肿大淋巴结，类似传染性单核细胞增多症；④肝、脾大。上述症状可自行消退。此期在血液中可检出HIV抗原，但是抗体则在感染后数周（2～3个月）出现阳性，95%感染者在6个月内HIV抗体阳性。从感染HIV至抗体形成的时期，称为感染窗口期。窗口期HIV抗体检测阴性，但具有传染性。不幸的是，在就医的急性HIV感染期患者中50%以上得不到正确的诊断。

（2）无症状HIV感染：临床常无症状及体征。血液中不易检出HIV抗原，但可以检测到HIV抗体。此期持续时间一般为6～8年。即使在无症状期，也具有传染性。

（3）艾滋病期：表现为HIV相关症状、各系统机会性感染及肿瘤。主要表现为：①原因不明的免疫功能低下。②持续不规则低热、盗汗、腹泻超过1个月。③持续原因不明的全身淋巴结肿大（淋巴结直径>1 cm）。④慢性腹泻超过4～5次/日，3个月内体重下降>10%。⑤机会性感染常见的有口腔假丝酵母菌感染、卡氏肺囊虫肺炎、巨细胞病毒感染、弓形虫病、隐球菌脑膜炎、进展迅速的活动性肺结核。恶性肿瘤常见为皮肤黏膜的卡波西（Kaposi）肉瘤、淋巴瘤等。⑥部分患者出现精神神经症状。

3.心理-社会状况　艾滋病患者从疑似到初筛到再次确诊，可经历怀疑否认—愤怒—妥协—悲伤—接受这样的心路历程。因为艾滋病是一种性病，目前仍是一个世界性的难题，尚无有效的治疗措施，患病后妇女易出现恐惧、悲观，甚至绝望的心理。部分人不敢及时就医或去医院治疗，担心遭到家庭和社会的歧视，致使病情及心理负担更加严重。

4.辅助检查

（1）HIV抗体检测：是HIV感染诊断的金标准。初筛试验有酶联免疫吸附试验和颗粒凝集试验；确认试验有免疫印迹试验。

（2）病毒载量测定：是判断疾病进展和治疗时机、评价疗效和预后的重要指标。病毒载量一般用每毫升血浆中HIV　RNA的拷贝数（c/mL）来表示。

（3）病毒相关抗原检测：双抗体夹心法检测HIV相关P24抗原。

（4）CD_4^+T淋巴细胞检测：可直接获得CD_4^+T淋巴细胞数绝对值，是判断疾病进展和治疗时机、评价疗效和预后的重要指标。

5. 处理要点

目前尚无治愈方法，主要采取一般治疗、抗病毒药物及对症处理。

（1）常用的药物有抗病毒药物、免疫刺激药及对感染特异性治疗的药物。

（2）应用抗反转录病毒药物治疗，如核酸类反转录酶抑制药、非核酸类反转录酶抑制药等。

（二）护理诊断/护理问题

1. 恐惧与绝望 与担心疾病的发展及预后有关。

2. 舒适感改变 与疾病相关的症状有关。

3. 自尊紊乱 与社会对艾滋病患者的歧视、排斥、拒绝、不理解和不能接受有关。

（三）护理目标

（1）患者恐惧感减轻，能正确对待疾病。

（2）症状减轻。

（3）自尊逐渐恢复。

【重点提示】◆ ⋯

艾滋病的护理措施。

（四）护理措施

1. 一般护理 嘱患者加强休息，劳逸结合；注意营养，进食高蛋白、高维生素、易消化的食物。加强保护隔离措施，避免传染给他人。根据患者的病情对症处理，如发热患者给予物理降温、抗生素控制感染等。

2. 病情观察 观察患者的一般情况、精神状态的变化、神经系统的变化，观察患者有无咳嗽、咳痰，胸痛及呼吸困难，了解患者有无腹泻，排便的次数、量和性状，并做好粪便标本的留取，观察患者皮肤、口腔和生殖道黏膜的病损情况。观察患者的病情变化情况，注意免疫功能的检查及病毒载量的测定。

3. 对症护理

（1）高热护理：高热时遵医嘱进行物理降温，嘱患者大量饮水，同时给予静脉补液。

（2）腹泻护理：观察并记录排便的次数、量、颜色、气味、有无腹痛等，必要时予以静脉补液，预防水、电解质紊乱。大便污染床褥、衣被时要及时更换擦洗，并注意保持肛门周围的皮肤清洁。

（3）皮肤护理：艾滋病患者因长期发热、消瘦、皮肤营养差、抵抗力下降，容易并发皮肤感染。所以应保持皮肤清洁，每日用温水擦浴、勤换衣服、受压部位的皮肤常用热水按摩，以促进血液循环，应定期协助不能翻身患者更换体位。皮肤干燥者可涂油滋润，防止皮肤损伤引起感染。

（4）口腔护理：HIV 相关的口腔损害的诊治仍是 HIV 临床治疗的一个重要方面。患者常伴有口腔念珠菌病及 EB 病毒引起的口腔毛状白斑，应注意保持口腔的清洁卫生，饭前饭后、晨起睡前给予双氧水漱口、使用软毛牙刷。

4. 治疗护理　遵医嘱给予抗病毒药物治疗。

（1）消毒隔离：尽量将患者安排在单人房间，向患者讲解艾滋病的相关知识、说明隔离的目的、要求以及如何配合，使患者能够自觉地进行自我隔离和护理。

（2）防交叉感染：合并肺结核时采取门窗紧闭，机械通风；嘱患者咳嗽、打喷嚏时用纸遮住口鼻；被患者体液、唾液、血液等污染的各种物品均严格按感染污物的要求进行处理；床头、病历、交班的黑板上做相应标记，但是要注意保护患者隐私；体温计、血压计、听诊器、止血带供患者专用，其他生活用品均与其他患者分开；当患者接受手术及一些辅助治疗或检查时，应事先通知手术室及辅助科室做好预防准备。

（3）做好职业防护：在接触患者的分泌物、排泄物、血液、人体组织或黏膜时应做好相应防护措施；在进行容易发生血液、体液喷溅的操作时应穿一次性围裙、戴口罩及护目镜；注意自身预防。医护人员做检查操作时要小心，避免被用过的针头、器械刺伤，避免破损的伤口直接感染，工作衣帽被血渍或分泌物污染后应立即清洗和消毒。

（4）标本收集：收集患者的血、痰、尿、粪标本时，一律要做好相应防护措施，并注明警告标志，装好送至检验科，化验单贴上相应标记，并用电话通知检验科。

5. 心理护理

及时了解患者的心理变化，随时掌握患者的心理变化情况。要了解患者真实的心理状态，就必须关心患者，对患者的职业、文化、家庭、配偶以及个人生活境遇等都要详细了解，同时还应熟悉患者的治疗方案和具体治疗方法，在掌握全面情况的基础上进行综合分析，根据他们各自不同的职业、心理反应、社会文化背景，测知他们将要或者可能出现的心理变化和心理规律，从而制定出切实有效的预防措施和心理护理方案。

（五）护理评价

（1）患者能正确进行自我评价，自觉焦虑感减轻，身心舒适。
（2）患者主诉感觉症状减轻或消除，舒适感增加。
（3）患者自尊逐渐恢复。

四、健康教育

（1）健康行为的宣传教育被认为是当今艾滋病防治最有效的方法。积极、科学地宣传艾滋病的防治知识，针对普通人群、高危人群、患者及其家属开展宣传教育和行为干预工作，帮助人们建立健康的生活方式，杜绝艾滋病的传播。

（2）谨慎使用血制品，尽量使用合格的血液制品，用进口血液制品时需经 HIV 检测合格。高危人群禁止献血，对供血者进行 HIV 抗体检测，抗体阳性者禁止供血。

（3）采取自我保护措施，用 1 ：10 ～ 1 ：100 次氯酸钠溶液擦拭物品表面。医护人员避免针头、器械刺伤皮肤。

（4）艾滋病患者和 HIV 抗体阳性者均不宜妊娠；妊娠早期感染者应终止妊娠；哺乳期感染 HIV 者，应采取人工喂养方式，以减少 HIV 母婴传播的危险性。

思考与训练

一、简答题

1. 简述急性淋病的主要临床表现及治疗原则。
2. 简述尖锐湿疣的主要临床表现及治疗原则。

二、选择题

1. 下列有关艾滋病的叙述，错误的是（　　）。
 A. 艾滋病患者具有传染性，HIV 携带者没有传染性
 B. 血液传播是艾滋病传播的重要途径
 C. 艾滋病目前尚无治愈方法
 D. 艾滋病一般不会通过蚊虫叮咬传播
 E. 艾滋病患者在艾滋病期可出现持续发热

2. 下列有关生殖道沙眼衣原体感染的说法正确的是（　　）。
 A. 沙眼衣原体感染属于细菌性的性传播疾病
 B. 生殖道沙眼衣原体感染都为单独发病，不会合并其他性传播性疾病
 C. 生殖道沙眼衣原体感染在发病初期往往就有明显的临床症状
 D. 沙眼衣原体在女性主要感染柱状上皮和移行上皮，与淋病奈瑟菌感染的特点相同
 E. 沙眼衣原体培养是诊断的金标准，并且很实用

3. 沙眼衣原体的临床表现，下列选项错误的是（　　）。
 A. 宫颈炎、黏液脓性白带
 B. 急性或慢性输卵管炎
 C. 急性尿路综合征（尿频、尿急、尿痛、无菌尿）
 D. 小阴唇下疳
 E. 新生儿沙眼衣原体结膜炎及衣原体肺炎

4. 关于梅毒传播，下列说法错误的是（　　）。
 A. 最主要的传播途径是性传播
 B. 未经治疗的患者再感染后 1 年内最具传染性
 C. 病程超过 4 年基本无传染性
 D. 患梅毒的孕妇，病程超过 4 年不会感染胎儿
 E. 新生儿可在分娩通过软产道时受传染

5. 下列选项是淋病的首发部位的是（　　　　）。

    A. 尿道旁腺　　　　　　　　　　　B. 前庭大腺

    C. 子宫颈管黏膜　　　　　　　　　D. 子宫内膜

    E. 输卵管

6. 下列关于尖锐湿疣的描述错误的是（　　　　）。

    A. 主要与低危型 HPV16、18 型感染有关

    B. 主要经性交直接传播

    C. 发病与免疫功能受抑制有关

    D. 临床症状常不明显

    E. 产后尖锐湿疣迅速缩小，甚至自然消退

7. 如孕妇已足月妊娠，患外阴阴道宫颈尖锐湿疣，最恰当的处理方法是（　　　　）。

    A. 剖宫产　　　　　　　　　　　　B. 经阴道分娩

    C. 先治疗尖锐湿疣后再剖宫产　　　D. 先治疗尖锐湿疣后再经阴道分娩

    E. 剖宫产、经阴分娩均可

8. 以下疾病中，发病率居我国性传播疾病之首的是（　　　　）。

    A. 淋病　　　　　　　　　　　　　B. 梅毒

    C. 尖锐湿疣　　　　　　　　　　　D. 获得性免疫缺陷综合征

    E. 沙眼衣原体

9. 治疗急性淋病首选药物是（　　　　）。

    A. 红霉素　　　　　　　　　　　　B. 氯霉素

    C. 青霉素　　　　　　　　　　　　D. 庆大霉素

    E. 阿奇霉素

10. 下列有关尖锐湿疣的说法，不妥的是（　　　　）。

    A. 以局部治疗为主

    B. 尖锐湿疣是由 HSV 病毒感染引起的

    C. 为避免感染新生儿，孕妇一律以剖宫产终止妊娠为宜

    D. 治疗期间禁止性生活

    E. 目前暂无彻底治愈的方法

第四章
外阴上皮内非瘤样病变患者的护理 ——————

学习目标

1. 掌握外阴硬化性苔藓、外阴鳞状上皮细胞增生患者的临床表现。

2. 熟悉外阴硬化性苔藓、外阴鳞状上皮细胞增生患者的治疗要点及健康指导。

3. 了解外阴上皮内非瘤样病变的病因、病理。

预习案例

王某，69岁。外阴瘙痒10余年。于2016年3月16日来院就诊，患者绝经20年，10年前无明显诱因出现外阴瘙痒、坐卧不宁，曾在多家医院就诊，化验白带无异常。妇科检查：大小阴唇肥厚、粗糙，如皮革状，色素脱失，苍白，局部可见抓痕；阴道通畅、黏膜菲薄、无异常分泌物；宫颈、宫体及附件未见异常。外阴活检病理报告：外阴表层角化过度，棘细胞层不规则增厚，上皮脚向下延伸，末端钝圆或较尖，上皮脚越尖则尖端越细，上皮脚之间的真皮层乳头明显，并有轻度水肿及淋巴细胞和少量浆细胞浸润。但上皮细胞排列整齐，极性保持，细胞的大小和核形态染色正常。

思考 ···

1. 该患者可能的医疗诊断是什么？

2. 主要的护理问题有哪些？

3. 对该患者应如何护理？

外阴上皮内非瘤样病变是女性外阴皮肤和黏膜组织发生变性与色素改变的一组慢性疾病，包括硬化性苔藓、鳞状上皮细胞及其皮肤病。硬化性苔藓及鳞状上皮细胞增生过去称为外阴色素减退疾病，因病变部位多呈白色，所以也称外阴白色病变。

■ 第一节　病因

一、外阴硬化性苔藓的病因

外阴硬化性苔藓是一种以外阴及肛周皮肤萎缩变薄为主的皮肤病。由于皮肤萎缩为此病的特征，所以迄今皮肤科医生仍称此病为"硬化萎缩性苔藓"。有关此病的病因不明。文献中有母女、姐妹等直系亲属家族性发病的报道，且发现患者 HLA-B 抗原的阳性率较无该病的妇女显著增高，所以认为此病与 HLA-B 关系密切。另有学者发现患者可合并斑秃、白癜风、甲状腺功能亢进或减退等自身免疫性疾病，似乎可以说明此病与自身免疫有关。此外，由于此病好发于成年女性，且患者血中二氢睾酮水平明显低于正常同龄妇女，更有临床意义的是当对患者患处皮肤采用睾酮进行局部治疗时往往有效，因而提示患者血中睾酮水平低下可能为发病因素之一。虽然临床上观察到上述各种不同现象似与发病有关，但迄今尚未能获得证实和普遍认可。

二、外阴鳞状上皮增生的病因

有关外阴鳞状上皮增生的病因不明。迄今为止，尚无确切证据表明慢性损伤、过敏、局部营养失调或代谢紊乱是导致此病的直接原因。

■ 第二节　病理

一、外阴硬化性苔藓的病理

病变早期真皮乳头层水肿，血管扩大充血。进一步发展的典型病理特征为表皮层角化和毛囊角质栓塞，表皮棘层变薄伴基底细胞液化变性，黑素细胞减少，上皮脚变钝或消失，在真皮浅层出现均质化，真皮中层有淋巴细胞和浆细胞浸润带。

二、外阴鳞状上皮增生的病理

主要组织病理变化为表皮层角化过度或角化不全，棘细胞层不规则增厚，上皮脚向下延伸。末端钝圆或稍尖，上皮脚越长则尖端越细。上皮脚之间的真皮层乳头明显，并有轻度水肿及淋巴细胞和少量浆细胞浸润。但上皮细胞排列整齐，极性保持，细胞的大小和核形态染色均正常。

第三节 护理

一、护理评估

1. 健康史 询问患者的个人卫生习惯，有无外阴瘙痒、阴道分泌物增多等症状，了解症状出现时间及发病经过，有无家族基因遗传病，家族中母女、姐妹有无类似的疾病；有无自身免疫性疾病，如糖尿病、甲状腺功能亢进或减退、白癜风等。

【重点提示】◆ ⋯

外阴硬化性苔藓及外阴鳞状上皮增生的临床表现。

2. 身体评估 患者一般有外阴瘙痒、烧灼痛等外阴部症状及由此产生的不适感。通过妇科检查，可见外阴皮肤萎缩、皮肤变白、发亮、弹性差，有时可发生皲裂及脱皮等。不同病症表现不同。

（1）症状：①外阴硬化性苔藓：此病可发生于包括幼女在内的任何年龄的妇女，但以40岁左右发病率最高。主要症状为病损区皮肤发痒，但其程度远较鳞状上皮增生患者为轻，甚至有个别患者无瘙痒不适。②外阴鳞状上皮增生：多发生于30～60岁的妇女，最主要的症状是外阴奇痒。由于搔抓局部时刺激较大的神经纤维，可抑制神经纤维反射，患者瘙痒可暂时得到缓解。但瘙痒又加重皮损，使瘙痒更严重，结果越抓越痒，越痒越抓，形成恶性循环。

（2）体征：①外阴硬化性苔藓：病损常位于大阴唇、小阴唇、阴蒂包皮、阴唇后联合及肛周，多呈对称性。早期皮肤发红肿胀，出现粉红、象牙白色或有光泽的多角形平顶小丘疹，中心有角质栓。丘疹融合成片后呈紫癜状，但在其边缘仍可见散在丘疹。进一步发展时皮肤和黏膜变白、变薄，失去弹性。干燥易皲裂，阴蒂萎缩且与其包皮粘连，小阴唇缩小变薄，逐渐与大阴唇内侧融合以致完全消失。晚期皮肤菲薄皱缩似卷烟纸，阴道口挛缩狭窄，仅能容指尖以致性交困难，但患者仍有受孕可能。幼女患者瘙痒症状多不明显，可能仅在小便或大便后感外阴或肛周不适。检查时在外阴及肛周区可见锁孔状珠黄色花斑样或白色病损坏。但至青春期时，多数患者的病变可能自行消失。②外阴鳞状上皮增生：病变范围不一，常呈对称性，主要累及大阴唇、阴唇间沟、阴蒂包皮、阴唇后联合等处。病变部位皮肤增厚似皮革样，隆起有皱襞或鳞屑、湿疹样变。表皮层过度角化较轻时，皮肤颜色暗红或粉红；过度角化显著时，可出现界限清晰的白色斑块。一般无萎缩或粘连。

3. 辅助检查 根据病情需要，可采用活组织检查以明确诊断。

4. 心理－社会状况 通过与患者交谈，了解患者的情绪状态，评估患者的心理健康状况。患者往往病程较长，曾在多处就医不愈，导致思想负担较重；有些患者因外阴瘙痒、皮肤变白或增粗，误认为是某种皮肤传染病，担心传染家人，加重患者的思想负担。因病变部位的因素，有些患者存在就医心理障碍，往往不愿就医及与同事、朋友交流自己的不适感，觉得难以启齿，心情烦躁甚至焦虑。

【重点提示】◆ ⋯

外阴硬化性苔藓的治疗要点。

5. 治疗要点

（1）外阴硬化性苔藓：一般不能治愈，但可获得临床控制，治疗目的是减轻症状和不适，预防解剖学改变，防止向癌变发展。

1）一般治疗：让患者选用宽松透气的内衣，以棉织物为佳。饮食宜清淡，忌烟酒及辛辣刺激食品。保持外阴清洁，局部忌用肥皂及搔抓，止痒可用冷水或冰水坐浴，每日3次，或按需施治。

2）局部药物治疗：目前均认为丙酸睾酮局部涂擦是治疗外阴硬化性苔藓的标准方法，但其疗效常因人而异，有些萎缩皮肤可基本恢复正常，有的病变有所改善，但也有无明显疗效者。幼女硬化性苔藓至青春期时有自愈的可能，其治疗有别于成年妇女，一般不宜采用丙酸睾酮油膏或软膏局部治疗，以免出现男性化。

3）手术治疗：较少用，仅用于症状严重、对多种药物及物理治疗缺乏反应的患者。外阴成形术及会阴切开术用于矫正外阴硬化性苔藓晚期瘢痕形成后的解剖学异常。

（2）外阴鳞状上皮增生：

1）一般治疗：同外阴硬化性苔藓。

2）药物治疗：以控制局部瘙痒为主。一般采用皮质激素局部治疗。0.025% 氟轻松、0.01% 曲安奈德或 1% ～ 2% 氢化可的松软膏或霜剂，每日涂擦 3 ～ 4 次。当瘙痒基本控制后，停用高效类固醇制剂，改用氢化可的松软膏每日 1 ～ 2 次继续治疗。局部涂药前先温水坐浴，每日 2 ～ 3 次，每次 10 ～ 15 分钟。

3）手术治疗：①适应证：长期、反复药物治疗无效者，已有恶变或恶变可能者。②方法：病灶局限，可行单纯病灶切除术；病变范围广，行单纯外阴切除术或同时行皮片移植术以减少瘢痕挛缩；CO_2 激光治疗。③术后定期随访。

二、护理诊断 / 护理问题

1. 焦虑　与治疗效果不理想、病程长，易反复发作有关。

2. 舒适改变　与局部病灶瘙痒、烧灼痛有关。

3. 知识缺乏　缺乏外阴上皮内非瘤样病变的相关知识。

三、护理目标

（1）患者焦虑减轻或消失。

（2）患者舒适感增加。

（3）患者了解该病的相关知识，并能积极配合治疗。

四、护理措施

1.一般护理　饮食应清淡，不食辛辣和过敏食物；注意休息，避免情绪紧张，并嘱患者避免搔抓。

2.缓解症状，促进舒适　保持外阴清洁干燥，避免搔抓，禁用刺激性大的肥皂或药物洗擦，忌穿化纤内裤，勿食辛辣和过敏食物。对精神紧张、瘙痒明显以致失眠者，可给予镇静、安眠和抗过敏药物。

3.心理护理　耐心安慰患者，针对患者心理负担重的不同原因，对其进行心理疏导。

4.执行医嘱，配合治疗　按医嘱给予丙酸睾酮或黄体酮油膏涂擦。手术治疗的患者按外阴、阴道手术做好术前、术后护理。

五、护理评价

（1）患者接受护士的指导，能描述自己的焦虑缓解或消失。

（2）患者治疗后舒适感增加。

（3）患者能讲述疾病的相关知识。

六、健康教育

外阴上皮内非瘤样病变的病因迄今为止尚不明确，所用药物只能短期缓解症状，很难根治。接诊此类患者时应对其热情、关心。耐心倾听患者的主诉，正确引导患者，消除其思想负担，解决其心理问题，帮助其正确认识疾病，树立战胜疾病的信心。指导患者保持外阴清洁干燥，避免搔抓，禁用刺激性大的肥皂或药物洗擦，忌穿化纤内裤，勿食辛辣和过敏食物。对精神紧张、瘙痒明显以致失眠者，可给予镇静、安眠和抗过敏药物，按时门诊随访等。

■ 思考与训练

一、简答题

外阴硬化性苔藓的临床表现有哪些？

二、选择题

1.下列关于外阴上皮内非瘤样病变的诊断，错误的是（　　　）。

A.活检做病理诊断是最可靠的诊断依据

B. 应在病变区行多点活检

C. 活检应在皮肤有皲裂、溃疡、隆起、硬结和粗糙等不同部位取材，方能做出病理分类

D. 用碘涂病变区，皮肤不着色区活检

E. 由于病变不恒定，活检不仅要多点取材，还要定期随访，才能提高准确率

2. 女，37岁，外阴奇痒，分泌物不多。妇检：两侧小阴唇增厚，外阴黏膜不红，阴道畅，皱襞正常，无异常分泌物，宫颈柱状，光滑，Ⅰ度肥大，子宫前位，常大，双附件无异常，为确诊应选用的方法为（　　）。

A. 外阴活检　　　　　　　　　B. 阴道分泌物涂片

C. 宫颈涂片　　　　　　　　　D. 阴道镜

E. 盆腔B超

3. 女，50岁，因外阴瘙痒而就医，组织病理为增生型，营养不良。下列治疗中正确的是（　　）。

A. 若有恶变趋向，应及早手术治疗　　　B. 全身治疗

C. 补充多量维生素　　　　　　　　　　D. 活检有非典型增生时手术治疗

E. 全身+局部治疗

第五章
妇科肿瘤患者的护理

学习目标

> 1.掌握常见妇科肿瘤的分类、身体评估及治疗要点。
>
> 2.熟悉妇科肿瘤的临床分期、护理诊断、护理措施及健康教育。
>
> 3.了解妇科肿瘤的病因、病理及发病机制。

预习案例

> 赵某，63岁，外阴瘙痒1年，外阴包块8个月。查体：右侧大阴唇可见有一个3 cm×2 cm×2 cm的肿物，基底部较宽，不活动，腹股沟淋巴结未触及。
>
> 思考 ·······
>
> 1.该患者最可能的诊断是什么？为确诊还需要做什么检查？
>
> 2.如何指导患者随访？

女性生殖器肿瘤是妇科常见病，可发生于生殖器的各个部位，但以子宫、卵巢肿瘤最常见。肿瘤有良性及恶性之分。在良性肿瘤中，以子宫肌瘤最常见，其次是卵巢的良性肿瘤；在恶性肿瘤中，以宫颈癌最常见，其次为子宫内膜癌与卵巢癌。外阴癌及阴道癌少见，输卵管癌最少见。

■ 第一节　外阴肿瘤患者的护理

外阴肿瘤包括良性肿瘤和恶性肿瘤。前者少见，后者多见于 60 岁以上妇女。

一、外阴良性肿瘤

外阴良性肿瘤比较少见，主要有上皮来源的外阴乳头瘤、汗腺瘤及中胚叶来源的纤维瘤和平滑肌瘤等。

（一）乳头瘤

外阴乳头瘤常见于围绝经期和绝经后妇女，是以上皮增生为主的病变。主诉多为发现外阴肿物和瘙痒，检查可见阴唇肿物，见多个乳头状突起并覆有油脂性物质，表面常因反复摩擦可破溃、出血、感染。诊断借助于活组织病理检查来明确性质。因 2% ～ 3% 有恶变倾向，应手术切除。术时做冷冻切片，若有恶变应及时扩大手术范围。

（二）汗腺瘤

外阴汗腺瘤常见于青春期后，比较少见。由汗腺上皮增生而成，多位于大阴唇上部，边界清楚，隆起于皮肤表面，生长缓慢，直径常在 1 ～ 2 cm 内。肿瘤包膜完整，与表皮不粘连。镜下见高柱状或立方形的腺上皮交织形成绒毛状突起。一般为良性，极少恶变。患者多无症状，有时由于囊内的乳头状生长可溃破于壁外，可有少量出血，伴感染时有瘙痒、疼痛。治疗为先行活组织检查，确诊后行病变局部切除。

（三）纤维瘤

纤维瘤是最常见的外阴良性肿瘤。来源于外阴结缔组织，由成纤维细胞增生而成。大多发生于大阴唇，其他部位较少，常为单发，生长缓慢。一般无症状，偶尔因摩擦，表面可有溃疡，可出现下坠及疼痛症状。检查可见大阴唇绿豆到樱桃大小、光滑质硬、带蒂的赘生物。肿瘤恶变少见。治疗原则为沿肿瘤根部切除。

（四）平滑肌瘤

平滑肌瘤来源于外阴平滑肌、毛囊立毛肌或血管平滑肌。多见于生育年龄妇女，常位于大阴唇、阴蒂及小阴唇。质硬，表面光滑，突出于皮肤表面。治疗原则为肌瘤切除术。

二、外阴上皮内瘤样病变

外阴上皮内瘤样病变（vulvar intraepithelial neoplasia，VIN）多见于 45 岁左右妇女，近年来 VIN 的发生率有所增加，患者年龄也趋向年轻化，VIN 很少发展为浸润癌，但 60 岁以上或伴有免疫抑制的患者可能转变为浸润癌。

（一）病因与病理

病因不完全清楚，现代分子生物技术检测发现，80%VIN 与人乳头瘤病毒（HPV）16 型感染有关，也可能与外阴性传播疾病、肛门 – 生殖道瘤样病变、免疫抑制以及吸烟相关。

外阴上皮内瘤样病变是一组外阴病变的病理学诊断名称，包括外阴鳞状上皮内瘤样病变和外阴非鳞状上皮内瘤样病变（Paget 病及非浸润性黑色素瘤）。外阴上皮内瘤样病变的三级病理学诊断为：I 级：轻度不典型增生；II 级：中度不典型增生；III 级：重度不典型增生和原位癌。

（二）护理

1. 护理评估

（1）健康史：评估患者的年龄。评估患者是否存在 HPV（16 型）感染、性传播疾病、肛门 – 生殖道瘤样病变、免疫抑制史、吸烟史等。

（2）身体评估：VIN 无特异性，主要表现为外阴瘙痒、皮肤破损、烧灼感及溃疡。无明显体征，可在外阴任何部位见丘疹、斑点或乳头状赘疣，单个或多个，融合或分散，灰白或粉红色；少数为略高于皮面的色素沉着。

（3）心理 – 社会状况：大部分患者面对疾病的诊断和治疗都会感到焦虑、恐惧，甚至悲哀、绝望，感到自尊、形象受到损害。

（4）辅助检查：活组织病理检查可确诊，对任何可疑病变应作多点活检。阴道镜检查或采用 1% 甲苯胺蓝或 3%～5% 醋酸涂抹外阴病变皮肤，有助于提高病灶活检的准确率。

（5）治疗要点：治疗的目的在于消除病灶，缓解症状和预防恶变。治疗应根据患者年龄、病变大小及分类、恶变风险、对外阴形态及功能影响等选择个体化方案。治疗前应做活组织检查以明确诊断和排除早期浸润癌。①局部治疗：适应于病灶局限、年轻的普通型患者。可采用药物治疗，如 5% 氟尿嘧啶软膏等，外阴病灶涂抹；也可采用物理治疗，如用激光、冷冻、电灼以及光动力学治疗，其中激光汽化的效果尤其好。②手术治疗：手术方式依据病变范围、分类和年龄来决定。如对局限的分化型病灶可采用外阴上皮局部表浅切除术；对大的病变可行表浅外阴切除术（外阴皮肤剥除）和薄层皮片植皮术；老年人和广泛性 VIN，特别是分化型患者采用单纯外阴切除；对 Paget 病，行较广泛局部病灶切除或单纯外阴切除；若出现浸润或合并汗腺癌，需做广泛性外阴切除和双侧腹股沟淋巴结切除术。

2. 护理诊断 / 护理问题

（1）焦虑：与外阴部不适和实施的检查有关。

（2）疼痛：与实施的检查有关。

3. 护理目标

（1）患者情绪平稳，能配合进行检查。

（2）患者主诉疼痛减轻。

4. 护理措施

（1）一般护理：建议患者多食用新鲜蔬菜、水果来补充维生素，避免辛辣刺激性食物。保持外阴清洁干燥，避免使用刺激性强的洗液、药物。多参加体育锻炼，增强身体抵抗力。定期体检，做到早发现、早治疗。

（2）治疗护理：①药物治疗：遵医嘱给予 VIN I 级患者使用 5% 氟尿嘧啶软膏，外阴病灶涂抹，每日 1 次；②手术治疗：护士应迅速做好术前准备并积极配合手术。

（3）心理护理：为患者提供心理支持。讲解本病相关知识，鼓励患者表达内心感受，耐心解释并争取家属的配合，促使患者能够配合治疗。

5. 护理评价

（1）患者情绪平稳，进行检查过程中配合好。

（2）患者主诉疼痛减轻。

（三）健康教育

外阴上皮内瘤样病变治疗后复发率为 10% ～ 20%，因此，在排除浸润癌后，应注意定期复查，可重复采用激光或手术切除复发病灶。

三、外阴恶性肿瘤

外阴恶性肿瘤包括多种不同组织结构的恶性肿瘤，如外阴鳞状细胞癌、恶性黑色素瘤、基底细胞癌和前庭大腺癌等，其中以外阴鳞状细胞癌最常见。外阴鳞状细胞癌占外阴恶性肿瘤的 80% ～ 90%，主要发生于绝经后妇女，发病率随着年龄的增长而升高。本节只介绍外阴鳞状细胞癌。

（一）病因与病理

1. 病因　病因至今尚不明确，多数学者认为本病可能与下列因素有关：性传播疾病，如尖锐湿疣、单纯疱疹病毒 II 型感染、梅毒等；人乳头状瘤病毒，尤其是高危型，如 HPV–16 型感染。其他危险因素有外阴慢性皮肤疾病，如外阴上皮内非瘤样病变等。

2. 病理　多数外阴鳞癌分化好，有角化珠和细胞间桥。前庭和阴蒂的病灶倾向于分化差或未分化，常有淋巴管和神经周围的侵犯。

3. 转移途径　外阴鳞癌的转移以局部蔓延和淋巴扩散为主，极少血型转移。①直接浸润：癌灶逐渐增大，沿皮肤、黏膜向内侵及阴道和尿道，晚期可累及肛门、直肠和膀胱等。②淋巴转移：外阴淋巴管丰富，两侧互相交通组成淋巴网。癌灶多向同侧淋巴结转移。最初转移至腹股沟淋巴结，再至股深淋巴结，并经此进入盆腔淋巴结，如髂总、髂内、髂外、闭孔淋巴结等，最后转移至腹主动脉旁淋巴结。若腹股沟浅、深淋巴结无癌转移，一般不会侵犯盆腔淋巴结。阴蒂癌灶常向两侧侵犯，并可绕过腹股沟浅淋巴结直接至股深淋巴结。外阴后部及阴道下段癌可直接转移至盆腔淋巴结。

（二）护理

1. 护理评估

（1）健康史：①评估患者是否存在外阴肿块伴有长期外阴瘙痒或外阴色素减退性疾病、尖锐湿疣、白带增多史。②评估患者是否存在以下致病因素：外阴慢性疾病（据统计，慢性外阴营养不良患者，可有 5% ～ 10% 伴不典型增生，约 2% 可能发展为外阴癌）、性传播疾病（如淋病、梅毒和滴虫的感染）、病毒感染（单纯疱疹病毒Ⅱ型、人乳头瘤病毒、巨细胞病毒的感染等）。

外阴癌常发生在绝经后的妇女，但伴有 HPV 感染的人群中，早期浸润癌常可提前到 30 岁左右，所以要结合临床资料进行全面评估。

【重点提示】

外阴鳞状细胞癌的症状、体征及治疗要点。

（2）身体评估：①症状：早期患者可有外阴皮肤灼痛及瘙痒，搔抓后破溃、出血。晚期可出现疼痛、渗液、出血等。肿瘤侵犯直肠、尿道时出现尿频、尿急、尿痛、血尿及便秘、便血等症状。②体征：早期表皮出现突起的小结、肿块或局部变白，呈菜花样。晚期见不规则肿块。组织脆而易脱落、溃烂及感染，出现脓性或血性分泌物。淋巴转移时腹股沟淋巴结肿大、质硬固定。外阴局部，特别是大阴唇处，有单个或多个融合或分散的灰白色、粉红色丘疹或斑点，也可能是硬结、溃疡或菜花样的赘生物。须评估肿块、溃疡的大小、深浅及其他外阴皮肤的特点。

（3）心理 - 社会状况：外阴局部的症状、局部分泌物的增多，使患者烦躁；工作及参加活动的能力下降，患者感到悲哀及被遗弃；外阴部手术致使身体完整性受到影响等原因常导致患者出现自尊低下、自我形象紊乱、恐惧等心理方面的护理问题。

（4）辅助检查：外阴活体组织检查可以明确诊断。无明显病灶的患者可用 1% 甲苯胺蓝涂抹局部，干燥后再用 1% 醋酸脱色，在蓝染部位取活检或在阴道镜下取活检可提高准确性。

（5）治疗要点：手术治疗为主，辅以放射治疗及化学药物综合治疗。手术治疗强调个体化，在不影响预后的前提下，最大限度地缩小手术范围，以保留外阴的解剖结构，改善生活质量。

手术治疗：为外阴癌的主要治疗方法，范围取决于临床分期、病变部位、肿瘤分化程度、浸润深度、患者的年龄及身体状况。ⅠA 期行外阴局部或单侧扩大切除术；ⅠB 期行外阴广泛切除术及病灶同侧或双侧腹股沟淋巴结清扫术；Ⅱ、Ⅲ 期行外阴广泛切除术及受累的部分下尿道、阴道与肛门皮肤切除、双侧腹股沟淋巴结清扫或盆腔淋巴结清扫术；Ⅳ 期行外阴广泛切除术、双侧腹股沟淋巴结清扫及盆腔淋巴结清扫术，并分别根据膀胱、上尿道、直肠情况做相应切除。

放射治疗：适用于术前局部照射，缩小癌灶配合手术；外阴广泛切除术后行盆腔淋巴结照射；术后残存癌灶或复发癌治疗。虽然外阴癌对放射治疗敏感，但因外阴组织对放射线耐受性差，易出现放射反应，因此难以达到最佳放射剂量。

化学药物治疗：用于晚期癌或复发癌的治疗，配合手术及放疗缩小手术范围或提高放射治疗效果。

2. 护理诊断／护理问题

（1）疼痛：与晚期癌肿侵犯神经、血管和淋巴系统有关。

（2）自我形象紊乱：与外阴切除有关。

（3）有感染的危险：与患者年龄大、抵抗力低下、手术创面大且接近肛门、安置引流管有关。

3. 护理目标

（1）住院期间，患者疼痛程度逐渐减轻。

（2）手术后患者有正确的自我认识。

（3）伤口愈合过程中，患者不发生创面感染。

4. 护理措施

（1）一般护理：嘱患者保持外阴清洁干燥，促进舒适。鼓励患者摄入足够的营养，定期评估体重，进食以少量多餐为主。教会患者术后呼吸、排尿、排便、翻身的锻炼。

（2）病情观察：注意观察患者的生命体征，观察有无疼痛、渗液及出血情况，术后注意观察切口及引流情况，详见治疗护理。

（3）对症护理：因会阴部神经末梢丰富，行外阴癌根治术后的患者对疼痛尤为敏感，护士应关心体贴患者，多使用安慰性语言，教会患者一些减轻疼痛的方法，如取合适的卧位、深呼吸、转移注意力、及时应用镇痛剂等，使患者配合治疗护理。

（4）治疗护理：①术前护理：除按外阴、阴道手术做好常规术前护理外，外阴癌患者术前应高营养低渣饮食，术前3天无渣半流质饮食，遵医嘱给予肠道抗生素，术前晚和术日晨行清洁灌肠。术前备皮特别注意勿伤及肿瘤，以免引起出血。患者进手术室前排尿，一般不放置导尿管，以免影响手术。应带导尿包进手术室，手术结束时再放置导尿管。②术后护理：除按一般外阴、阴道手术术后护理外，需注意以下四方面的护理。体位：外阴癌手术范围广，创面大，术后宜取平卧位，两下肢外展屈膝，膝下垫软枕，抬高下肢，可使静脉血和淋巴液回流通畅，同时减轻切口张力，以利于愈合。切口护理：术后24小时内观察生命体征变化，并密切观察切口有无渗血、渗液情况，如渗出较多，应及时更换敷料，保持外阴创面清洁。外阴癌根治术后因手术剥离面较大，在外阴及腹股沟切口处应加压包扎，并放置沙袋压迫12～24小时，减少渗液，使股部皮肤紧贴肌肉筋膜，以减少渗出，促进切口愈合，但注意包扎不要过紧，以免影响下肢血液循环。外阴伤口术后第5天开始间断拆线，腹股沟伤口术后7天拆线。引流管护理：腹股沟及股三角区淋巴结清扫后，组织损伤较多，术后常在皮下放置引流管，持续负压吸引，及时引流出渗血、渗液，避免渗液集聚引起感染，应保持引流通畅并观察引流液的量、颜色及性状，48～72小时无液体引出后拔除引流管。术后留置导尿管5～7天，以防敷料被尿液浸湿，应注意保持尿管通畅，观察尿量及性质，并鼓励患者多饮水，防止尿路感染。饮食和排泄护理：术后暂禁饮食，3天后给流质或无渣半流质饮食，术后5天内可口服复方樟脑酊制剂，5天后酌情使用缓泻剂，尽量于手术5天后排便，以防污染切口。排便后及时清洁消毒会阴及肛门周围。

（5）心理护理：由于外阴癌发病部位的特殊性，患者除了有对疾病的焦虑与恐惧外，还会存在羞怯与自卑心理。护士要根据患者的心理特点，尊重、保护患者的隐私与自尊心，针对患者存在的具体心理问题，给予耐心、科学的解释。给患者介绍疾病的发生与治疗技术的进展，使其对治疗充满信心。同时，对于术中与术后可能发生的情况也应告诉患者，使其有心理准备。另外，还应做好患者亲属（尤其是丈夫）的思想工作，使其给予患者足够的关心、照顾和支持。

5. 护理评价

（1）住院期间，患者诉说疼痛可以忍受或活动逐渐增加。

（2）患者用语言表达或行为展示对外表改变的接受程度。

（3）治疗期间，患者伤口无红肿及渗血，体温正常，白细胞计数及分类维持在正常范围内。

（三）健康教育

1. 加强宣教　对于外阴慢性皮肤病变、不明原因的外阴瘙痒、结节等情况应及时就诊，以减少外阴癌的发生。注意保持会阴部清洁干燥，不用刺激性强的皂液清洗会阴，大便后及时擦洗外阴，避免术后伤口感染；衣着要宽松柔软，避免摩擦会阴部。

2. 术后随访　外阴癌手术治疗后应按下列时间进行随访。术后半年内每个月1次，半年至一年内每2个月1次；第2年每3个月1次；第3～4年每半年1次；第5年及以后，每年1次，若发现会阴部不适，有不正常的出血及分泌物，应随时就诊。

第二节　阴道肿瘤患者的护理

一、阴道良性肿瘤

阴道良性肿瘤有纤维瘤、平滑肌瘤、血管瘤、脂肪瘤、神经瘤、黏液瘤和乳头状瘤等，与其组织学来源名称相当，阴道良性肿瘤一般不产生明显症状，手术切除后预后良好。其基本分类如下。

（一）阴道平滑肌瘤

阴道平滑肌瘤主要来源于阴道壁内肌组织或血管壁肌组织。肌细胞异常过度增生，形成团块，一般直径为1～5 cm，大者可达10 cm，质地硬，触之无压痛，可单一或多发性生长，多见于阴道前壁。肌瘤小者无症状，增大时有阴道坠胀感、性交障碍或性感不快。妊娠时肌瘤由于充血、水肿，体积可以增大，甚至阻碍产道影响阴道分娩，需行剖宫产术。如合并感染，可见表面溃烂、坏死，有臭味，阴道分泌物增加或伴流血。诊断时应与肿瘤变性或恶性肿瘤相鉴别。主要治疗方法为经阴道手术切除肿瘤。手术时应尽量贴近肿瘤表面切除，避免损伤脏器或产生瘢痕而影响性功能。

（二）阴道纤维瘤

阴道纤维瘤主要来源于阴道壁的结缔组织所含的弹性纤维。这种肿瘤很少见，常常是单个生长，质硬，有蒂，基底部活动，有不明显的包膜，多发生在阴道前壁。肿瘤小者无明显症状，增大时可出现阴道下坠感及性感不快。此病通过阴道检查不难确诊。治疗方法是经阴道手术切除。肿瘤较小无症状者，可定期行妇科检查，必要时行活体组织检查或切除。

（三）乳头状瘤

乳头状瘤为一种良性黏膜病变。表现多样，在阴道黏膜处可呈现为小而扁平状、丝状、乳头瘤状，或融合成团块，也可呈菜花样。质地脆，触之易出血、破碎、脱落。可无临床症状，约有20%的患者是在阴道镜检查时被发现。患者也可出现阴道分泌物增多、阴部瘙痒，偶有性交后出血现象。很少有恶性变。一旦经妇科检查或阴道镜检查发现，可行活组织检查以明确性质。治疗采用冷冻、电灼、激光、局部涂药等，团块较大者可经阴道手术切除。治疗后均需定期随诊，以防复发或恶性变。

（四）神经纤维瘤

神经纤维瘤主要来源于神经鞘细胞。肿瘤位于阴道黏膜下，呈大小不等的多发性结节，边界不清楚，触之软而有弹性感。一般无症状，偶有生长较大者，可产生阴道不适或性交困难。检查发现后先行活组织检查，明确诊断后可经阴道行瘤体挖除手术。

二、阴道恶性肿瘤

阴道癌常是继发性的，可自子宫颈癌直接蔓延，或来自子宫内膜癌、卵巢癌及绒毛膜癌，另外，膀胱、尿道或直肠癌也常可转移至阴道。原发性阴道恶性肿瘤很少见，约占女性生殖官恶性肿瘤的1%，其中鳞状细胞癌最多见，腺癌次之，其他如恶性黑色素瘤、肉瘤等，非常罕见。阴道鳞状细胞癌好发于绝经后和老年妇女，高发年龄为50～70岁，多经阴道上皮内瘤样病变发展而成浸润癌。本节只介绍原发性阴道恶性肿瘤——鳞状细胞癌。

（一）病因、病理和临床分期

1.病因　发病可能与以下因素有关：①长期刺激和损伤（早婚、多产、放置子宫托等）；②有盆腔放射治疗史；③人乳头状瘤病毒感染；④免疫抑制药的使用；⑤雌激素水平低下。

2. 病理

（1）阴道原位癌：多见于阴道上 1/3，病灶部位阴道黏膜可正常、糜烂或为稍隆起增厚的白斑。镜下可见上皮全层细胞排列紊乱，极性消失，核大深染，上皮基底膜完整。

（2）阴道微小浸润癌：癌瘤突破基底膜，其浸润深度小于 3mm，间质内血管和淋巴管未受侵犯。

（3）阴道浸润癌：多位于阴道后壁上 1/3，外生性生长，晚期可形成溃疡。

（二）护理

1. 护理评估

（1）健康史：评估患者年龄，既往外阴病变史及性传播疾病感染史，婚育史，盆腔放射治疗史，有无引起免疫抑制的诱因等。

（2）身体评估：早期以阴道不规则流血、阴道分泌物增多为主要症状；晚期可出现腰腹疼痛、排尿排便困难、贫血、肾功能障碍及远处转移症状。妇科检查可见阴道壁赘生物，多见于阴道上 1/3 后壁，可伴感染出血或有部分阴道壁变硬。以直接蔓延和淋巴转移为主，晚期可有血行播散。

（3）心理 – 社会状况：患者及其家属往往对癌肿表现为恐惧，对检查结果感到震惊、无助、焦虑，对生命安全、治疗方式和结果感到担心，产生绝望感。

（4）辅助检查：取阴道壁赘生物进行活组织检查，可在阴道镜协助下定位活检确诊。应严格排除转移癌，女性生殖器官恶性肿瘤（如宫颈癌、外阴癌、子宫内膜癌和滋养细胞肿瘤等）及部分泌尿器官恶性肿瘤（如尿道癌、膀胱癌等）均可转移至阴道。

（5）治疗要点：根据分期，癌灶的大小、部位及与膀胱、尿道、直肠的关系制订个体化治疗方案。Ⅰ期、Ⅱ期小癌灶可耐受手术者可进行手术治疗，癌灶位于阴道上 1/3 者术式与宫颈癌相同（广泛子宫切除、阴道上段切除及盆腔淋巴结清扫）；位于阴道下段 1/3 的Ⅰ期病变同外阴癌术式。Ⅲ期、Ⅳ期多选用放射治疗。累及阴道中段和下段 1/3 的Ⅰ期、Ⅱ期，可用腔内外联合放射治疗。

2. 护理诊断 / 护理问题

（1）疼痛：与癌肿浸润或手术创伤有关。

（2）有感染的危险：与生殖道流血、机体抵抗力下降有关。

（3）组织完整性受损：与晚期形成瘘管、手术有关。

3. 护理目标

（1）患者经治疗和护理疼痛减轻，或掌握减轻疼痛的方法。

（2）患者经治疗后症状减轻或消失，无感染，无瘘管形成，舒适度增加。

（3）患者焦虑及恐惧减轻，配合治疗。

4. 护理措施

（1）一般护理：保证患者休息及睡眠，予以营养丰富的食物。保持局部清洁干燥，遵医嘱进行相关辅助检查，指导配合。

（2）病情观察：观察阴道流血的性状、量，局部有无破溃、出血及感染；观察有无疼痛及其程度；观察有无转移症状。

（3）对症护理：疼痛程度较重者可遵医嘱口服止痛剂镇痛；阴道出血者注意清洁，预防感染，协助患者在局部涂抹药膏。

（4）治疗护理：①手术治疗的护理：参见第十三章"妇科手术患者的护理"第二节。②放疗的护理：参见本章第八节。③化疗的护理：按化疗常规护理方法进行护理。

（5）心理护理：详细讲解疾病及治疗的相关知识，减轻患者的恐惧和对预后的担忧，指导患者积极配合治疗。鼓励患者表达自己的不适和焦虑，有针对性地给予解释和帮助，指导患者积极应对并寻求亲属的理解和支持。

5. 护理评价

（1）患者疼痛减轻，舒适感增加。

（2）住院期间，患者无感染征象，体温正常。

（3）患者术后恢复正常，无皮肤受损或瘘管形成。

（三）健康教育

（1）积极预防和治疗生殖系统的感染性疾病，如慢性炎症和溃疡。

（2）凡有阴道不规则出血、阴道分泌物异常者，应尽早明确诊断，积极治疗。

（3）阴道癌治疗后要坚持每 3 ～ 6 个月复查一次，均应进行细胞学检查，再次出现阴道出血或阴道分泌物异常应随时就诊。

第三节　子宫肌瘤患者的护理

子宫肌瘤（uterine myoma）是女性生殖器官最常见的良性肿瘤，多见于育龄妇女。

一、病因、病理及分类

（一）病因

子宫肌瘤的确切病因不明，其发生和生长可能与女性激素长期刺激有关。雌激素不仅能使子宫平滑肌细胞增生肥大、子宫肌层增厚，还能够通过子宫平滑肌组织内的雌激素受体起作用。孕激素也可以通过刺激子宫肌瘤细胞核分裂促进肌瘤生长。另外，神经中枢活动对子宫肌瘤的发病也能起作用。

（二）病理

1. 巨检　肌瘤多为球形实质性包块，表面光滑，质地较子宫肌层硬；单个或多个，大小不一。肌瘤外表有被压缩的肌纤维束和结缔组织构成的假包膜覆盖。肌瘤切面呈灰白色，可见漩涡状或编织状结构。肌瘤的颜色和硬度与所含纤维组织的多少有关。

2. 镜检　肌瘤主要由梭形平滑肌细胞和不等量的纤维结缔组织相互交织而成；细胞大小均匀，排列成漩涡状或栅状。

3. 肌瘤变性　当肌瘤生长过快时，由于其供血不足使肌瘤失去原有典型结构，称为肌瘤变性，常见的变性有如下几种。

（1）玻璃样变：又名透明变性，最多见。肌瘤部分组织水肿变软，剖面漩涡状结构消失，被均匀透明样物质取代。镜下见肌细胞消失，为均匀透明无结构区。

（2）囊性变：继发于玻璃样变，进一步缺氧后肌瘤组织坏死、液化形成多个囊腔，也可融合成一个大囊腔，囊内含清澈无色液体，也可自然凝固成胶冻状。

（3）红色样变：为一种特殊类型的坏死，多见于妊娠期或产褥期。患者可突发剧烈腹痛，伴发热，白细胞升高等，检查肌瘤迅速增大、压痛等。肌瘤剖面呈暗红色，如半熟的牛肉，质软，腥臭，漩涡状结构消失。

（4）肉瘤变：少见，为肌瘤恶变。多见于绝经后女性，肌瘤在短期内迅速增大或伴不规则阴道流血和疼痛。瘤体切面呈生鱼肉样，质软脆，色灰黄，与周围组织界限不清。

（5）钙化：多见于蒂细的浆膜下肌瘤及绝经后妇女的肌瘤，X线摄片可发现钙化阴影。

【重点提示】◆　…

　子宫肌瘤的分类，多发性子宫肌瘤的概念。

（三）分类

1. 按肌瘤所在部位　按肌瘤所在部位，分为子宫体肌瘤（90%）及子宫颈肌瘤（10%）。

2. 按肌瘤与子宫肌壁的关系　按肌瘤与子宫肌壁的关系，分为以下3种类型（图5-1）。

（1）肌壁间肌瘤：瘤体位于子宫肌层内，周围被正常的子宫肌层包围，两者界限清楚，为最常见的类型，占60%～70%。

（2）浆膜下肌瘤：肌瘤突向子宫表面向腹腔方向生长，表面由浆膜层覆盖，约占子宫肌瘤的20%。如肌瘤基底部形成蒂与子宫相连，称为带蒂浆膜下肌瘤，易发生蒂部扭转，可并发急腹症。如肌瘤向阔韧带内生长，称为阔韧带肌瘤。

（3）黏膜下肌瘤：肌瘤向子宫腔突出，表面由子宫黏膜覆盖，可改变宫腔的形状，但子宫外形可无明显变化，占子宫肌瘤的10%～15%。黏膜下肌瘤易形成蒂与子宫相连，称带蒂的黏膜下肌瘤。当蒂细长时，肌瘤可脱出于子宫颈口或延伸阴道内达外阴口。

子宫肌瘤可单发，也可多发，几种类型的肌瘤可发生在同一子宫，称为多发性子宫肌瘤。

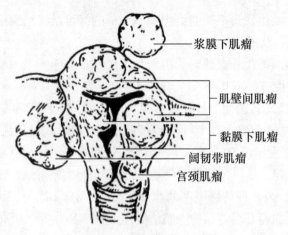

图 5-1　子宫肌瘤的类型

二、护理

（一）护理评估

1.健康史　了解患者既往月经史、生育史，是否有因子宫肌瘤所致的不孕或自然流产史；是否长期使用性激素；发病后月经变化；曾接受过的治疗情况；并注意评估因子宫肌瘤压迫症状所致的主诉，排除因妊娠、内分泌失调及癌症所致的子宫出血。

2.身体评估

【重点提示】◆ …

子宫肌瘤常见症状。

（1）症状：大多数患者无明显的症状，仅在妇科检查时发现。患者的症状与肌瘤发生的部位、大小、数目、有无并发症有关，其中与肌瘤的生长部位关系更加密切。①月经改变：浆膜下肌瘤、肌壁间小肌瘤的患者常无明显月经改变；大的肌壁间肌瘤可导致月经周期缩短，经期延长，经量增多，不规则阴道流血等。黏膜下肌瘤常表现为月经量过多，并随肌瘤逐渐增大出现经期延长；如果发生坏死、溃疡、感染则有持续性或不规则阴道流血或阴道排液；患者如果长期月经量过多可引起贫血。②下腹部包块：肌瘤较小时摸不到肿块，肌瘤逐渐增大使子宫超过 3 个月，妊娠时可从腹部摸到肿块。巨大的浆膜下肌瘤脱出阴道外时，患者会因外阴脱出肿物就医。③白带增多：肌壁间肌瘤因宫腔面积增大、内膜腺体分泌增多及盆腔充血引起白带增多；黏膜下肌瘤脱出阴道时，可因感染、坏死产生大量阴道排液或有腐肉样组织排出。④压迫症状：肿瘤增大可压迫邻近器官，出现相应器官受压的症状，如压迫膀胱时可出现尿频或尿潴留；如压迫直肠可出现里急后重、便秘；肌瘤向两侧发展，可压迫输尿管，形成肾盂积水。⑤腹痛、腰酸、下腹坠胀：患者常表现为腰酸、下腹坠胀，且月经期加重。当浆膜下肌瘤发生蒂扭转时出现急性腹痛；肌瘤发生红色变性时出现剧烈腹痛。黏膜下肌瘤由宫腔向外排出时也可出现腹痛。⑥不孕或流产：子宫肌瘤可能影响精子进入宫腔或使子宫腔变形等妨碍受精、孕卵着床，导致不孕或流产。

（2）体征：与肌瘤的大小、位置、数目及有无变性有关。较大的肌瘤在下腹部扪及实质性、不规则的包块。妇科检查子宫呈不规则或均匀增大，质硬，表面可有数个结节状的突起。黏膜下肌瘤突出于宫颈口或阴道内，呈鲜红色，表面光滑；如伴有感染，表面可见溃疡，排液有臭味。

3. 心理－社会状况　患者得知患有子宫肌瘤时，由于缺乏对疾病的认知而出现焦虑与不安，随后因选择治疗方案而显得无助，或因接受手术治疗而恐惧、不安，迫切需要咨询和指导。

4. 辅助检查　可选择 B 型超声检查、宫腔镜检查、腹腔镜检查及子宫输卵管造影等协助诊断。B 型超声检查显示子宫体积增大，形态不规则肌瘤常为低回声、等回声或中强回声。目前腹部 B 型超声能分辨 0.5 cm 子宫前壁肌瘤，并可对肌瘤进行准确定位。

5. 治疗要点　根据患者的年龄、症状、肌瘤的大小和数目、生长部位、对生育的要求等情况综合分析后选择适当的治疗方案。

（1）随访观察：适用于肌瘤小、症状不明显，尤其是围绝经期患者，每 3 ~ 6 个月随访 1 次，如果肌瘤明显增大或出现症状可考虑进一步治疗。

（2）药物治疗：适用于肌瘤小于 2 个月妊娠子宫大小，症状不明显或症状较轻者，尤其近绝经年龄或全身情况不宜手术者。①雄激素：对抗雌激素促使子宫内膜萎缩及使子宫平滑肌收缩以减少出血，常用丙酸睾酮；②抗雌激素制剂：常用他莫昔芬（三苯氧胺）；③促黄体生成激素释放激素类似物：抑制垂体 FSH、LH 的分泌，降低雌激素水平以达到治疗目的。

（3）手术治疗：手术治疗是目前治疗子宫肌瘤的主要方法。适应证包括：①月经过多继发贫血，药物治疗无效；②严重腹痛、性交痛或慢性腹痛、蒂肌瘤扭转引起的急性腹痛；③有膀胱、直肠压迫症状或肌瘤生长较快；④不孕或反复流产，已排除其他原因；⑤肌瘤生长较快，怀疑有恶变者。

子宫肌瘤的手术方式包括：①肌瘤切除术：年轻、有生育要求的患者可考虑经腹或腹腔镜下切除肌瘤，保留子宫；②子宫切除术：肌瘤大、数目多、临床症状明显或保守治疗效果不明显，又无生育要求的患者可考虑全子宫切除术。

（4）其他治疗：近年还有子宫动脉栓塞术、宫腔镜子宫内膜切除术。

子宫肌瘤治疗
方法对比

（二）护理诊断 / 护理问题

1. 营养失调　低于机体需要量，与月经过多，长期失血有关。

2. 焦虑　与担心病情恶变及手术后遗症有关。

3. 有感染的危险　与月经增多，机体抵抗力下降有关。

（三）护理目标

（1）患者经治疗后月经量恢复正常，贫血改善。

（2）患者焦虑减轻或消失。

（3）住院治疗期间，患者体温正常，无感染发生。

（四）护理措施

1.一般护理　注意休息，加强营养，贫血者应予以高蛋白、含铁丰富的食物，减少活动量。

2.病情观察

（1）患者出血多时，除遵医嘱做常规检查和凝血机制检查外，需密切观察患者的生命体征变化以及阴道流血情况，保留会阴垫，估计出血量。或遵医嘱给予静脉输液，从静脉途径给药。补充铁剂、维生素等，以纠正贫血现象。

（2）观察体温变化，出现异常及时报告医生，遵医嘱给予抗生素治疗。

（3）对浆膜下肌瘤患者，应注意观察患者有无腹痛，并注意疼痛的具体部位、程度以及疼痛的性质。出现剧烈腹痛，应考虑肌瘤蒂扭转并立即通知医生。做好急症手术准备。

（4）对黏膜下肌瘤脱出者，注意观察阴道分泌物情况，有溃疡者应注意阴道流血量、性质和颜色。每日用消毒液进行外阴冲洗，保持外阴清洁、干燥，并做好外阴皮肤准备，为经阴道行肌瘤摘除做准备。

（5）妊娠合并子宫肌瘤，可进行密切观察，不必急于手术。如发生肌瘤红色变性，可引起剧烈腹痛且有低热，一般也采用姑息治疗方法而不必急于手术。姑息治疗无效时可考虑手术摘除病变肌瘤。

3.治疗护理

（1）用药护理：按医嘱给予止血药和子宫收缩剂止血，对贫血严重者遵医嘱输血、补液，维持正常血压并纠正贫血状态。对应用激素治疗的患者，讲明药物作用原理、剂量、用药方法、可能出现的不良反应及应对措施，告知患者服药过程中不能擅自停药或用药过多，以免出现撤药性出血或男性化。

（2）术后护理：行黏膜下肌瘤摘除术后的患者常在蒂部留置止血钳24～48小时，取出止血钳后注意观察阴道流血情况，勤换卫生垫及内裤。对子宫全切或肌瘤切除术的患者，术后除按妇科腹部手术患者的术后护理以外，也应特别注意观察阴道有无流血。

4.心理护理　建立良好的护患关系，给患者及其家属讲解疾病的有关知识，使患者和亲属确信子宫肌瘤为良性肿瘤。对症状重、需手术者，让患者及其亲属了解手术的必要性，纠正错误认识，共同配合治疗与护理，增强康复的信心。

（五）护理评价

（1）患者治疗后月经量恢复正常，贫血改善，抵抗力增强。

（2）患者能说出减轻焦虑的措施，并能积极应用。

（3）患者住院治疗期间无感染发生。

三、健康教育

手术患者出院1个月后到门诊复查，以了解患者术后康复的情况，并给予术后性生活、自我保健等健康指导；应用促黄体生成激素释放激素类似物时应避免长期用药，以免引起雌激素缺乏导致骨质疏松；对保守治疗中的随访者强调定期复查的意义，切不可自觉无症状、无不适感就忽视定期检查；对药物治疗者应强调严格用药的意义，讲解药物的作用、服药的方法、服药过程中可能出现的不良反应以及不能擅自停药或用药过多等注意事项。

第四节　子宫颈癌患者的护理

子宫颈癌（cervical cancer），习称宫颈癌，是最常见的妇科恶性肿瘤，高发年龄为50～55岁。自20世纪50年代以来，由于子宫颈细胞学筛查的普遍应用，子宫颈癌和癌前病变得以早期发现和治疗，子宫颈癌的发病率和病死率已有明显下降。

一、病因、发病机制、病理、转移途径及临床分期

（一）病因

子宫颈癌的确切病因尚未清楚。流行病学资料显示，子宫颈癌与以下因素有关。

1. 不良性行为及婚育史　早婚、早育、多产、慢性宫颈炎，与高危男子（患阴茎癌、前列腺癌或前妻曾患宫颈癌者）有性接触的妇女易患此病。

2. 病毒感染　人乳头状瘤病毒（HPV）、单纯疱疹病毒Ⅱ型及人巨细胞病毒感染等。

3. 吸烟　吸烟可抑制机体的免疫功能，增加感染效应。另外，宫颈癌的发生还与经济状况低下、种族和地理环境等因素有关。

【重点提示】◆　…

子宫颈癌好发部位。

（二）发病机制

宫颈上皮包括宫颈阴道部鳞状上皮和宫颈管柱状上皮两部分，其交接部位在子宫颈外口，称为原始鳞－柱交接部或鳞－柱交界。大量雌激素可使鳞－柱交接部外移，这种随着体内雌激素水平变化而移行的鳞－柱交接部称生理性鳞－柱交接部。原始鳞－柱交接部和生理性鳞－柱交接部之间的区域称为移行带区。

宫颈的移行带区是宫颈癌的好发部位。目前认为宫颈癌的发生、发展是由量变到质

变，由渐变到突变的过程。在移行带形成过程中，宫颈上皮化生过度活跃，加上外来物质刺激，使未成熟的化生鳞状上皮或增生的鳞状上皮细胞出现间变或不典型的表现，即发生不同程度的细胞分化不良、排列紊乱、细胞核异常、有丝分裂增加，形成宫颈上皮内瘤变（cervical intraepithelial neoplasia，CIN）。CIN 是一组与宫颈浸润癌密切相关的癌前病变，包括宫颈不典型增生及宫颈原位癌。

（三）病理

1. 鳞状细胞浸润癌　鳞状细胞浸润癌占子宫颈癌的 75%～80%。

（1）巨检：微小浸润癌肉眼观察无明显异常，或类似子宫颈柱状上皮异位。随病变发展，可形成 4 种类型（图 5-2）。①外生型：最常见，癌灶向外生长呈乳头状或菜花样，组织脆，触之易出血，常累及阴道；②内生型：癌灶向子宫颈深部组织浸润，子宫颈表面光滑或仅有柱状上皮异位，子宫颈肥大变硬，呈桶状，常累及宫旁组织；③溃疡型：上述两型癌组织继续发展合并感染坏死，脱落后形成溃疡或空洞，似火山口状。④颈管型：癌灶发生于子宫颈管内，常侵入子宫颈管及子宫峡部供血层并转移至盆腔淋巴结。

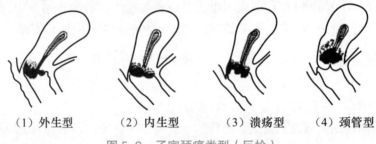

（1）外生型　　（2）内生型　　（3）溃疡型　　（4）颈管型

图 5-2　子宫颈癌类型（巨检）

（2）显微镜检：①微小浸润癌：指在原位癌基础上镜检发现小滴状、锯齿状癌细胞团突破基底膜，浸润间质。诊断标准见临床分期。②浸润癌：指癌灶浸润间质范围超出微小浸润癌，多呈网状或团块状浸润间质。根据癌细胞分化程度可分为：Ⅰ级为高分化鳞癌（角化性大细胞型），大细胞，有明显角化珠形成，可见细胞间桥，细胞异型性较轻，无核分裂或核分裂象 <2/ 高倍视野。Ⅱ级为中分化鳞癌（非角化性大细胞型），大细胞，少或无角化珠，细胞间桥不明显，细胞异型性明显，核分裂象 2～4/ 高倍视野。Ⅲ级为低分化鳞癌，即小细胞型，多为未分化小细胞，无角化珠及细胞间桥，细胞异型性明显，核分裂象 >4/ 高倍视野。

2. 腺癌　近年来，子宫颈腺癌的发生率有上升趋势，占子宫颈癌的 20%～25%。

（1）巨检：来自子宫颈管内，浸润管壁；或自子宫颈管内向子宫颈外口突出生长；常可侵犯宫旁组织；病灶向子宫颈管内生长时，子宫颈外观可正常，但因子宫颈管膨大，形如桶状。

（2）显微镜检：主要组织学类型有 2 种。①黏液腺癌：最常见，来源于子宫颈管柱状黏液细胞，镜下见腺体结构，腺上皮细胞增生呈多层，异型性明显，见核分裂象，癌细胞呈乳突状突入腺腔。可分为高、中、低分化腺癌。②恶性腺瘤：又称微偏腺癌（MDC），属高分化子宫颈管黏膜腺癌。癌性腺体多，大小不一，形态多变，呈点状突起伸入子宫颈间质深层，腺上皮细胞无异型性，常有淋巴结转移。

3.腺鳞癌 腺鳞癌占子宫颈癌的 3%～5%，由储备细胞同时向腺细胞和鳞状细胞分化发展而形成。癌组织中含有腺癌和鳞癌两种成分。

【重点提示】◆ ⋯

子宫颈癌的主要转移途径。

（四）转移途径

子宫颈癌的转移途径主要为直接蔓延及淋巴转移，血行转移极少见。

1.直接蔓延 最常见，癌组织局部浸润，并向邻近器官及组织扩散。外生型常向阴道壁蔓延，宫颈管内病灶扩张宫颈管并向上累及宫腔。癌灶向两侧蔓延至主韧带、阴道旁组织，甚至延伸到骨盆壁，晚期可引起输尿管阻塞。癌灶向前后蔓延侵犯膀胱或直肠，甚至造成生殖道瘘。

2.淋巴转移 当宫颈癌局部浸润后侵入淋巴管，形成瘤栓，随淋巴液引流到达局部淋巴结，在淋巴管内扩散。

3.血行转移 很少见，可转移至肺、肾或脊柱等。

（五）临床分期

子宫颈癌采用国际妇产科联盟（FIGO，2009 年）的临床分期标准（表 5-1）。临床分期在治疗前进行，治疗后不再更改（图 5-3）。

表 5-1　子宫颈癌临床分期（FIGO，2009 年）

分期	肿瘤范围
Ⅰ期	肿瘤局限在子宫颈（扩展至宫体将被忽略）
ⅠA期	镜下浸润癌（所有肉眼可见的病灶，包括表浅浸润，均为ⅠB期） 间质浸润 <5 mm，宽度≤ 7 mm
ⅠB期	临床癌灶局限于子宫颈，或镜下癌灶 >ⅠA期
Ⅱ期	肿瘤超越子宫，但未达骨盆壁或未达阴道下段的 1/3
ⅡA期	肿瘤侵犯阴道上段的 2/3，无明显宫旁浸润
ⅡB期	有明显宫旁浸润，但未达到盆壁
Ⅲ期	肿瘤已扩展到骨盆壁，在进行直肠指诊时，在肿瘤和盆壁之间无间隙。肿瘤累及阴道下段的 1/3，由肿瘤引起的肾盂积水或肾无功能的所有病例，除非已知道由其他原因引起
ⅢA期	肿瘤累及阴道下段的 1/3，没有扩展到骨盆壁
ⅢB期	肿瘤扩展到骨盆壁，或引起肾盂积水或肾无功能
Ⅳ期	肿瘤超出了真骨盆范围，或侵犯膀胱和（或）直肠黏膜
ⅣA期	肿瘤侵犯临近的盆腔器官
ⅣB期	远处转移

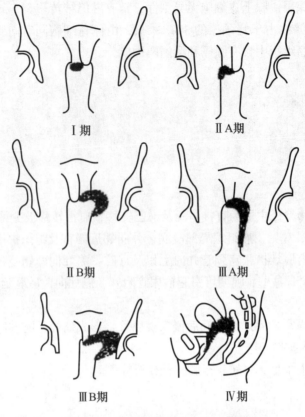

图 5-3　子宫颈癌临床分期示意图

二、护理

（一）护理评估

1.健康史　询问患者阴道流血的时间、量、性状，与性生活、月经周期的关系，既往妇科病史、婚育史等。

【重点提示】◆ …

　　子宫颈癌常见的症状。

2.身体评估

（1）症状：一般早期无明显症状，易被忽略或误诊。随着期别的增加，症状逐渐加重，主要表现为如下症状。①阴道流血：早期表现为性交后或妇科检查后接触性出血，以后可出现月经间期或绝经后不规则出血。出血多少与癌灶大小及受累间质内血管情况有关。晚期病灶大可出现大出血，危及生命。一般外生型出血早，量多；内生型出血晚。②阴道排液：常出现在阴道流血后，开始量不多，白色或血性，无臭味。随着癌组织的破溃，阴道分泌物呈稀薄水样或米泔样，有腥臭。晚期癌组织坏死继发感染，则呈大量脓性或米汤样恶臭白带。③晚期症状：癌灶累及不同部位出现不同继发症状，如尿频、尿急、便秘、腰骶痛及下肢肿痛等；累及或压迫输尿管可引起输尿管梗阻、肾盂积水及尿毒症等；晚期患者可出现贫血、恶病质等。

（2）体征：早期微小浸润癌可无明显表现，子宫颈光滑或呈糜烂样改变。随着疾病的进展，妇科检查可见外生型、内生型或溃疡型等宫颈局部病变。癌组织侵及阴道壁可见阴道壁赘生物，向宫旁组织侵犯时，妇科检查可扪及两侧盆腔组织增厚，呈结节状，癌组织浸润达盆壁，可形成冰冻盆腔。

3.心理-社会状况　患者在检查的过程中，总是不断猜测是否是恶性肿瘤。由于长期以来癌症被视为绝症，一旦确诊，患者就会经历疑虑、恐惧、悲观、认可和失望或乐观五个心理变化时期。术前恶臭的阴道排液使患者难忍，癌肿穿破邻近器官形成瘘管等给患者带来巨大的心理应激。子宫颈癌手术范围大、留置尿管时间长、恢复慢，使患者较长时间不能正常地生活、工作，不能履行原有的各种角色职能，患者可出现自我形象紊乱、角色功能缺陷等。

【重点提示】◆ …

确诊子宫颈癌最可靠的方法。

4.辅助检查

（1）子宫颈刮片细胞学检查：是筛查常用方法，也是目前发现宫颈癌前期病变和早期宫颈癌的主要方法。应在宫颈移行带区取材、染色和镜检。目前国内采用巴氏5级分类与TBS（the Bethesda system）分类。巴氏5级：Ⅰ级正常，Ⅱ级炎症，Ⅲ级可疑癌，Ⅳ级高度可疑癌，Ⅴ级癌细胞阳性。巴氏5级分类简单，但各级之间区别无严格的客观要求，也不能很好地反映癌前病变。目前多采用TBS分类系统。

（2）碘试验：正常宫颈阴道部鳞状上皮含有丰富的糖原，碘溶液染色后呈棕色。宫颈柱状上皮、瘢痕、宫颈糜烂部位及异常鳞状上皮区因细胞内缺乏糖原，所以不着色。在碘试验不着色区取材活检可以提高诊断准确率。

（3）阴道镜检查：宫颈刮片细胞学检查Ⅲ级以上者，应行阴道镜检查观察宫颈表面病变情况，并选择可疑癌变区活检，提高诊断率。

（4）宫颈和宫颈管活体组织检查：是确诊宫颈癌前期病变和宫颈癌的最可靠方法。在鳞-柱交接部的3、6、9、12点4处取材，或碘实验不着色区、阴道镜检查可疑癌变区取材；若宫颈有明显病变可在病变区取材。

5.治疗要点　治疗方案应根据临床分期、患者年龄和全身情况，医院设备及医护技术水平等综合分析后确定。常用治疗方法有手术、放疗及化疗等综合应用方案。

（1）手术治疗：适用于ⅠA～ⅡA的患者，无严重内外科并发症，无手术禁忌证者。

根据病情选择不同术式。多主张采用子宫根治术和盆腔淋巴结清扫术。由于宫颈癌转移至卵巢的机会较少，因此，卵巢无病变的年轻患者可将其保留。

（2）放射治疗：适用于ⅡB晚期、Ⅲ期、Ⅳ期患者或无法手术者。放射治疗包括腔内照射和体外照射。早期以腔内照射为主、体外照射为辅；晚期以体外照射为主，辅以腔内照射。

（3）手术加放疗联合：癌灶较大者在术前先放疗，待癌灶缩小后再手术治疗；术后证实有淋巴结或宫旁组织转移者，可将放疗作为术后的补充治疗。

（4）化疗：用于晚期或有复发转移的患者，也可用于手术或放疗的辅助治疗，目前多主张联合化疗方案。

（二）护理诊断/护理问题

1. 恐惧　与宫颈癌的确诊及可能预后不良有关。

2. 疼痛　与癌肿浸润或手术创伤有关。

3. 有感染的危险　与生殖道流血、机体免疫功能下降有关。

（三）护理目标

（1）患者接受诊断结果，配合检查及治疗。

（2）患者经治疗后疼痛减轻。

（3）患者未发生感染或感染得到有效控制。

（四）护理措施

1. 一般护理　注意饮食与营养，宫颈癌术前流血较多、手术创伤大，有的患者有贫血，应鼓励进食富含高热量、高维生素、营养丰富的食物，根据患者的身体状况、饮食习惯，协助患者及其亲属计划合理食谱，贫血严重者适当输血。协助患者维持个人卫生，保持会阴清洁，勤换内衣、内裤。指导卧床患者进行床上肢体活动，预防并发症。

2. 病情观察　注意观察阴道出血量及阴道排液情况，注意腰骶部疼痛的性质及范围，还应注意双侧腹股沟有无扪及质软的包块（淋巴囊肿）。手术后患者应观察伤口渗血及渗液情况，盆腔引流管是否通畅，引流液的量、颜色、性质等。

3. 治疗护理

（1）阴道流血：便后及时冲洗并更换会阴垫，每天冲洗会阴2次。有活动性出血者需消毒纱布填满止血；出现阴道大出血时，配合医生做好急救处理。

（2）恶病质：消瘦者加强营养，高热时物理降温，防止并发症。

（3）手术患者：①术前需每日阴道冲洗2次，冲洗时动作应轻柔，以免损伤宫颈癌组织引起阴道大出血。肠道按清洁灌肠准备。术前教会患者进行肛门、阴道肌肉的缩紧与舒张练习。②术后为协助膀胱功能康复，一般留置尿管7～14天，甚至21天。术后第2天开始作盆底肌肉的练习。在拔导尿管的前3天开始夹闭尿管，连续3天，每2～3小时开放尿管1次，锻炼膀胱功能，促进排尿功能的恢复。拔管后，嘱患者1～2小时排尿1次，并注意残余尿量，如残余尿量连续3次在100 mL以下，证明膀胱功能恢复，否则应及时给患者再留置导尿管，保留 3～5 天后，再行拔管。③保持负压吸引管的通畅：宫颈癌根治术的患者，由于创面大，渗出较多，以及清扫了盆腔淋巴结，使淋巴回流受阻，术后常在盆腔放置引流管，一般 48～72 小时拔出。

（4）化疗的护理：按化疗常规护理方法进行护理。

4. 心理护理　在了解患者心理特点的基础上，告知患者有关宫颈癌的治疗过程、疗效、不适反应等相关知识，指导患者积极应对并寻求亲属的理解和支持。鼓励患者表达自己的不适和焦虑，以缓解其精神压力。

（五）护理评价

（1）患者术后接受诊断结果，情绪平稳正常。

（2）患者经治疗后疼痛缓解或消失。

（3）患者经治疗后体温正常，无感染发生，身体抵抗力增强。

HPV 疫苗及接种时间

三、健康教育

（一）随访

子宫颈癌患者治疗后出院时，应向其说明随访的重要性，并核对通信地址。随访时间一般为出院后第 1 年：出院后满 1 个月进行第 1 次随访，以后每隔 2～3 个月复查 1 次；出院后第 2 年：每 3～6 个月复查 1 次；出院后第 3～5 年：每半年复查 1 次；第 6 年开始每年复查 1 次。随访内容除临床检查外，应定期进行胸透和血常规检查。

（二）普及防癌知识

提倡晚婚、少育，开展性卫生教育，是减少子宫颈癌发病率的有效措施。已婚妇女，特别是围绝经期妇女有月经异常或性交后出血者，应警惕生殖道癌的可能，及时就医；及时诊断和治疗 CIN，以阻碍子宫颈癌的发生；发挥妇女防癌保健网的作用，定期开展子宫颈癌的普查普治，每 1～2 年 1 次，做到早发现、早诊断和早治疗。凡 30 岁以上妇女来妇科门诊就诊者，应常规做宫颈刮片细胞学检查，有异常者应进一步处理。

▍第五节　子宫内膜癌患者的护理

子宫内膜癌（carcinoma of endometrium）发生于子宫体的内膜层，以腺癌为主，又称子宫体癌（carcinoma of corpus uteri）。该病是女性生殖道常见三大恶性肿瘤之一，占女性生殖道恶性肿瘤的 20%～30%，平均发病年龄为 60 岁，其中有 75% 为发生于 50 岁以上的妇女。腺癌是一种生长缓慢，发生转移较晚的恶性肿瘤。但是，一旦蔓延至子宫颈，侵犯子宫肌层或子宫外，其预后极差。近年来，子宫内膜癌的发病率在世界范围内呈上升趋势。

一、病因、病理、转移途径和临床分期

【重点提示】◆ …

子宫内膜癌的高危因素。

（一）病因

子宫内膜癌的确切病因仍不清楚。长期以来已公认可能与子宫内膜增生过长有关，尤其是在缺乏孕激素对抗而长期接受雌激素刺激的情况下，可能导致子宫内膜癌的发生。实验研究及临床观察结果提示，未婚、少育、未育或家族中有癌症史的妇女，肥胖、高血压、绝经延迟、糖尿病及其他心血管疾病患者发生子宫内膜癌的机会增多。

（二）病理

1.巨检 病变多发生在子宫底部的内膜，以双侧子宫角附近为多见，其次为子宫后壁。就病变的形态和范围而言有以下两种。

（1）弥漫型：起病时子宫内膜大部或全部为癌组织侵犯，病灶呈不规则菜花样突出于宫腔。癌组织呈灰白色或淡黄色，表面有出血、坏死，有时形成溃疡。病变虽广泛累及内膜，但较少浸润肌层。晚期可侵犯肌壁全层，并扩展至宫颈管导致宫腔积脓。

（2）局限型：癌灶局限于宫腔的一小部分，多见于子宫底或局部，呈息肉或小菜花状。极早期病变很小，诊断性刮宫可能将癌灶刮净。局限型癌灶易侵犯肌层，晚期可扩散至整个宫腔。

2.显微镜检 分为内膜样腺癌（占80%～90%）、腺癌伴鳞状上皮分化、浆液性腺癌（占1%～9%）、黏液性腺癌（占5%）和透明细胞癌（不足5%）五大类型。

【重点提示】◆ …

子宫内膜癌的主要转移途径。

（三）转移途径

子宫内膜癌的早期病变局限于子宫内膜，肿瘤生长缓慢，有时1～2年内病变还局限于子宫腔内。子宫内膜癌的主要扩散途径有3种。

1.直接蔓延 癌灶初期沿子宫内膜蔓延生长，向上经宫角至输卵管，向下至宫颈管，并继续蔓延至阴道；也可经肌层浸润至子宫浆膜面而延至输卵管、卵巢，并可广泛种植在盆腔腹膜、直肠子宫陷凹及大网膜。

2.淋巴转移 淋巴转移为内膜癌的主要转移途径。当癌肿浸润至深肌层，或扩散至宫颈管，或癌组织分化不良时，易发生淋巴转移。其转移途径与癌灶生长部位有关。宫底部癌灶沿阔韧带上部淋巴管网，经骨盆漏斗韧带至卵巢，向上至腹主动脉旁淋巴结。宫角部癌灶沿圆韧带至腹股沟淋巴结。子宫下段及宫颈管癌灶与宫颈癌淋巴转移途径相同，可至宫旁、髂内、髂外、髂总淋巴结。子宫后壁癌灶可沿宫骶韧带扩散到直肠淋巴结。内膜癌也可向子宫前方扩散至膀胱，通过逆行引流至阴道前壁。

3. 血行转移　少见。子宫内膜癌晚期经血行转移至肺、肝、骨等处。

（四）临床分期

子宫内膜癌的分期采用国际妇产科联盟（FIGO，2009 年）修订的手术病理分期，见表 5-2。不进行手术者，可采用临床分期（FIGO，1971 年）。

表 5-2　子宫内膜癌手术病理分期（FIGO，2009 年）

分　期	肿瘤范围
Ⅰ 期	肿瘤局限于子宫体
Ⅰ A 期	肿瘤浸润深度 <1/2 肌层
Ⅰ B 期	肿瘤浸润深度 ≥ 1/2 肌层
Ⅱ 期	肿瘤侵犯宫颈间质，但无宫体外蔓延
Ⅲ 期	肿瘤局部和（或）区域扩散
Ⅲ A 期	肿瘤累及浆膜层和（或）附件
Ⅲ B 期	阴道和（或）宫旁受累
Ⅲ C 期	盆腔淋巴结和（或）腹主动脉旁淋巴结转移
Ⅳ 期	肿瘤侵及膀胱和（或）直肠黏膜，和（或）远处转移
Ⅳ A 期	肿瘤侵及膀胱和（或）直肠黏膜
Ⅳ B 期	远处转移，包括腹腔内和（或）腹股沟淋巴结转移

二、护理

（一）护理评估

1. 健康史　评估患者的年龄、月经史（若为绝经后妇女需要了解患者绝经的年龄）、孕产史，有无家族肿瘤史，是否长期服用雌激素或他莫昔芬，是否合并高血压、糖尿病或肥胖等。

【重点提示】◆　…

子宫内膜癌的常见症状。

2. 身体评估

（1）症状：极早期无明显症状，一旦出现症状则多有以下表现。①阴道流血：子宫内膜癌的典型症状为绝经后阴道流血，量一般不多，大量出血者少见，或为持续性或间歇性流血；尚未绝经者则表现为经量增多、经期延长或经间期出血。围绝经期妇女月经紊乱或绝经后再出现不规则阴道流血，均应先除外内膜癌后，再按良性疾病处理。②阴道排液：少数患者诉排液增多，早期多为浆液性或浆液血性排液，晚期合并感染则有脓血性排液，并有恶臭。③疼痛：通常不引起疼痛。晚期癌瘤浸润周围组织或压迫神经引起下腹及腰骶部疼痛，并向下肢及足部放射。癌灶侵犯宫颈，堵塞宫颈管导致宫腔积脓时，出现下腹胀痛及痉挛样疼痛。④晚期症状：晚期患者常伴全身症状，如贫血、消瘦、恶病质、发热及全身衰竭等。

（2）体征：早期时妇科检查无明显异常。当病情逐渐发展，子宫增大、稍软；晚期时偶见癌组织自宫口脱出，质脆，触之易出血。若合并宫腔积脓，子宫明显增大，极软。癌灶向周围浸润，子宫固定或在宫旁或盆腔内扪及不规则结节状肿物。

3. 心理 – 社会状况　子宫内膜癌多发生于老年妇女，这一年龄阶段的妇女本身在精神上就有较强的失落感，加上患病后病痛的折磨，经济的负担，有些老年人会有严重的焦虑。

【重点提示】　…

确诊子宫内膜癌最可靠的方法。

4. 辅助检查

（1）分段刮宫：分段刮宫是确诊内膜癌最常用、最可靠的方法。先用小刮匙环刮宫颈管，再进宫腔搔刮内膜，取得的刮出物分瓶标记送病理检查。分段刮宫操作要小心，以免穿孔，尤其当刮出大量豆腐渣样组织疑为内膜癌时，只要刮出物已足够送病理检查，即应停止操作。

（2）B超检查：极早期时见子宫正常大，仅见宫腔线紊乱、中断。典型内膜癌声像图为子宫增大或绝经后子宫相对增大，宫腔内见实质不均回声区，形态不规则，宫腔线消失，有时见肌层内不规则回声紊乱区，边界不清，可做出肌层浸润程度的诊断。

（3）细胞学检查：仅从阴道后穹隆或宫颈管吸取分泌物作涂片寻找癌细胞，阳性率不高。用特制的宫腔吸管或宫腔刷放入宫腔，吸取分泌物找癌细胞，阳性率达90%。此法作为筛查方法，最后确诊仍须根据病理检查结果。

（4）宫腔镜检查：可直视宫腔子宫内膜病灶的生长情况。若有癌灶生长，能直接观察病灶大小、生长部位、形态，并可取活组织送病理检查。

（5）其他：有条件者可选用血清CA125检测、CT、MRI和淋巴造影检查。

5. 治疗要点　应根据子宫大小、肌层是否被癌浸润、癌细胞分化程度及患者全身情况等确定。单一治疗或综合应用。

（1）手术治疗：为首选的治疗方案，特别是早期病例。手术目的：一是进行手术病理分期，确定病变范围及组织学类型；二是切除病变子宫及其可能存在的转移病灶。

一般行子宫全切及双附件切除术，和（或）双侧盆腔淋巴结清扫、腹主动脉旁淋巴结清扫术。如癌灶扩散到肌层、子宫颈管，则按子宫颈癌的手术范围。

（2）放射治疗：目前认为，子宫内膜癌是放射敏感性肿瘤，对体质差、期别晚、复发不能手术者，可采用单纯放疗、放疗联合手术及化疗或放疗联合孕激素及化疗。术前及术后加用放疗可提高疗效。

（3）药物治疗：晚期或癌症复发、不能手术或要求保留生育功能者，可选用大剂量孕激素治疗，或用抗雌激素制剂，如他莫昔芬与孕激素配合使用。化疗主要用于晚期或复发患者，常用顺铂、阿霉素、紫杉醇等，可单独或联合应用，也可与孕激素合并应用。

（二）护理诊断 / 护理问题

1. 恐惧、焦虑　与子宫内膜癌的确诊及可能预后不良有关。
2. 疼痛　与癌肿浸润或手术创伤有关。
3. 有感染的危险　与生殖道流血、机体抵抗力下降有关。
4. 营养失调：低于机体需要量　与反复阴道出血、癌症消耗及治疗引起食欲下降、摄入减少有关。

（三）护理目标

（1）患者焦虑减轻或消失，患者接受诊断结果，配合检查及治疗。
（2）患者经治疗后疼痛减轻或消失。
（3）住院治疗期间，患者体温正常，无感染发生。
（4）患者经治疗后营养状况改善。

（四）护理措施

1. 一般护理　合理饮食，加强营养。鼓励患者进食高蛋白、富含维生素等营养素全面、丰富的食物，增强机体抗病能力。注意会阴部卫生，大量阴道排液者每日冲洗外阴 2 次。

2. 病情观察　注意观察阴道出血及排液量，出现恶病质应观察记录液体出入量。

3. 治疗护理

（1）对症护理：需手术治疗者，严格执行腹部及阴道手术护理措施；术后 6～7 天阴道残端缝合线吸收或感染可致残端出血，需严密观察并记录出血情况，此期间患者应减少活动。晚期病例及考虑放疗、化疗者，按有关的内容护理。接受盆腔内放疗者，事先灌肠并留置导尿管，以保持直肠、膀胱空虚状态，避免放射性损伤。腔内置入放射源期间，保证患者绝对卧床，但应学会床上肢体运动方法，以免出现长期卧床的并发症。取出放射源后，鼓励患者渐进性下床活动及生活自理项目，具体措施根据放疗护理内容而定。

（2）用药护理：对采取孕激素治疗的患者，应强调严格用药的重要性，教会患者口服药物的方法，告诉患者治疗过程中可能出现的反应及预后，如孕激素治疗可能导致水钠潴留、药物性肝炎，但停药后会逐步缓解消失；采取抗雌激素药物治疗时，可能有潮热、畏寒等类似围绝经期综合征的表现，有的患者可出现阴道流血、恶心、呕吐等，如反应严重者应报告医生，及时对症处理。

4. 心理护理　提供有关疾病的知识，缓解患者的焦虑。评估患者对疾病及有关诊治过程的认知程度，鼓励患者及其家属讨论有关疾病及对治疗的疑虑，耐心解答。向护理对象介绍住院环境、诊断检查、治疗过程、可能出现的不适以求得主动配合。为患者提供安静、舒适的睡眠环境，减少夜间不必要的治疗；教会患者应用放松等技巧促进睡眠，必要时按医嘱使用镇静药，保证睡眠。努力使患者确信子宫内膜癌的病程发展缓慢，是女性生殖器官恶性肿瘤中预后较好的一种，缓解其焦虑程度，增强治病信心。

（五）护理评价

（1）患者能说出减轻焦虑的措施，并能积极应用。

（2）患者经治疗后疼痛减轻或消失。

（3）患者住院治疗期间体温正常，无感染发生。

（4）患者经治疗后营养状况改善。

三、健康教育

（1）对经手术、放疗或化疗的患者，应及时到医院复查，随访时间一般是术后 2 年内，每 3～6 个月 1 次；术后 3～5 年，每 6 个月至 1 年 1 次。随访检查内容包括：①盆腔检查（三合诊）；②阴道细胞学涂片检查；③胸片（6 个月至 1 年）；④期别晚者，可进行血清 CA125 检查，根据不同情况，可选用 CT、MRI 等。

（2）积极宣传和普及防癌知识，对生育期、绝经期女性，应做好防癌普查，一般 1～2 年 1 次。对合并有内科疾病者，如肥胖、糖尿病、高血压等，应增加检查次数。对雌激素替代治疗的高危女性，应在医师的指导下用药，并加强监护。对围绝经期月经紊乱及绝经后阴道流血的患者应进行有关检查，如分段诊刮或宫腔镜下活检，并将组织送病理检查，明确诊断后，及早接受正规治疗。

■ 第六节　输卵管肿瘤患者的护理

输卵管肿瘤（tumor of the fallopian tube）临床少见，有良性肿瘤和恶性肿瘤两类。输卵管良性肿瘤种类繁多，以腺瘤样瘤居多，其他包括乳头状瘤、血管瘤、平滑肌瘤、脂肪瘤、畸胎瘤等。肿瘤体积小且无症状，术前难以确诊，大多数是在盆、腹腔手术时发现。肿瘤切除或患侧输卵管切除术是主要的治疗手段，预后良好。恶性肿瘤有原发和继发两种。绝大多数为继发性癌，占输卵管恶性肿瘤的 80%～90%。原发性输卵管癌（primary carcinoma of the fallopian tube）是少见的女性生殖道恶性肿瘤，占所有妇科恶性肿瘤的 0.1%～1.8%。以 40～65 岁居多，平均年龄 52 岁，超过 60% 的原发性输卵管癌发生于绝经后妇女。本节仅介绍原发性输卵管癌。

一、病因、病理、转移途径和临床分期

（一）病因

病因不明。70% 的患者有慢性输卵管炎，50% 有不孕史。单侧输卵管癌患者，其对侧输卵管经病理检查多有炎性改变，推断慢性炎性刺激可能是发病诱因。

【重点提示】◆ …

　　输卵管肿瘤的好发部位。

（二）病理

单侧居多，好发于输卵管壶腹部，病灶始于黏膜层。早期呈结节状增大，病程逐渐进展，输卵管增粗形似腊肠。切面见输卵管腔扩大且壁薄，有乳头状或菜花状赘生物。伞端有时封闭，内有血性液体，外观类似输卵管积水。镜下为腺癌，根据癌细胞分化程度及组织结构分为 3 级，分级越高，恶性程度越高，预后越差。

（三）转移途径

1. 局部及腹腔内扩散　脱落的癌细胞经开放的输卵管伞端转移至腹腔，种植在腹膜、大网膜、肠表面，也可直接侵入输卵管壁肌层，然后蔓延至邻近器官。

2. 淋巴转移　子宫、卵巢与输卵管间有丰富的淋巴管沟通，常可转移至腹主动脉旁淋巴结和（或）盆腔淋巴结。

3. 血行转移　少见或仅发生于晚期，经血循环可转移至肺、肝、脑及阴道等器官。

（四）临床分期

采用 FIGO（2006 年）制定的手术病理分期，如表 5-3 所示。

表 5-3　输卵管癌手术病理分期（FIGO，2006 年）

分期	肿瘤范围
0 期	原位癌（局限于输卵管黏膜）
Ⅰ 期	癌局限于输卵管
Ⅱ 期	一侧或双侧输卵管癌伴盆腔内扩散
Ⅲ 期	一侧或双侧输卵管癌伴盆腔外转移和（或）区域淋巴结转移；肝表面转移为Ⅲ期；癌局限于真盆腔内，但组织学证实癌扩展至小肠或大网膜
Ⅳ 期	肿瘤侵犯一侧或双侧输卵管，伴有远处转移。有胸腔积液且胸腔细胞学阳性为Ⅳ期；肝实质转移为Ⅳ期

二、护理

（一）护理评估

1. 健康史 评估患者的发病年龄、孕育史，有无输卵管慢性炎症病史。

【重点提示】◆ …

输卵管肿瘤的典型"三联征"。

2. 身体评估 输卵管癌患者常有原发或继发不孕史。早期无症状，体征多不典型，易被忽视或延误诊断。典型临床表现为阴道排液、腹痛及盆腔肿块，称为输卵管癌"三联症"，但具有典型"三联症"的患者不到15%。

（1）症状：①异常阴道流血：最常见的主诉，超过50%的患者具有此症状，可伴有阴道水样分泌物和下腹部不适、腹胀与腹部压迫感。②阴道排液：10%的患者有阵发性阴道排液，为浆液性黄水，量可多可少，常呈间歇性，有时为血性，通常无臭味。③腹痛：多发生于患侧，为钝痛，以后逐渐加剧呈痉挛性绞痛。疼痛与肿瘤体积、分泌物积聚使输卵管承受压力加大有关，当阴道排出水样或血性液体后，疼痛常随之缓解。④腹腔积液：呈淡黄色，有时呈血性。

（2）体征：盆腔肿块是输卵管癌的重要体征。妇科检查可扪及肿块位于子宫一侧或后方，活动受限或固定不动。肿块因液体自阴道排出能缩小，液体积聚后可再增大。

3. 心理-社会状况 输卵管肿瘤患者大多心理反应大，患者产生严重的焦虑及恐惧，甚至对生活失去信心。

4. 辅助检查

（1）阴道细胞学检查：如涂片中含不典型腺上皮纤毛细胞，提示有输卵管癌的可能。

（2）诊断性刮宫：进行全面的分段诊刮，可除外宫腔、宫颈管的癌瘤以及引起阴道排液的其他良性病变，如黏膜下肌瘤等。

（3）B超、CT检查：可明确肿块的部位、大小、性质、形状以及有无腹水。

（4）腹腔镜检查：可见输卵管增粗，输卵管积水，外观呈茄子状，有时可见到赘生物。

5. 治疗要点 手术治疗为主，辅以化疗、放疗的综合治疗。

（1）手术治疗：是最主要的治疗手段，行全子宫、双侧附件及大网膜切除术，如癌肿已扩散到盆腔或腹腔，仍应争取大块切除肿瘤。一般不主张行盆腔淋巴结清除术。

（2）化疗和放疗：主要适用于术后辅助治疗。其化疗方案与卵巢上皮癌相同。一般术后联合化疗优于放疗。

（二）护理诊断 / 护理问题

1. 恐惧　与癌症的确诊及可能预后不良有关。

2. 疼痛　与癌肿或手术创伤有关。

3. 有感染的危险　与生殖道流血、机体抵抗力下降有关。

4. 营养失调：低于机体需要量　与反复阴道出血、癌症消耗，治疗引起食欲下降、摄入减少有关。

（三）护理目标

（1）患者接受诊断结果，配合检查及治疗。

（2）患者经治疗后疼痛减轻或消失。

（3）患者未发生感染或感染得到有效控制。

（4）患者经治疗后营养状况改善。

（四）护理措施

1. 一般护理　保证患者休息，鼓励进食高热量、高蛋白、富含维生素的饮食，必要时遵医嘱静脉补充营养。阴道流液较多时，应取半卧位。保持局部清洁干燥。对长期卧床患者做好生活护理，协助患者勤翻身。

2. 病情观察　观察生命体征，有无感染；观察阴道流液的性状、量；观察有无疼痛及其程度；观察有无转移症状。

3. 对症护理　疼痛程度较重者可遵医嘱用镇痛剂；阴道出血者注意清洁，预防感染。

4. 治疗护理　①手术治疗的护理：参见第十三章“妇科手术患者的护理”第二节。②化疗的护理：按化疗常规护理方法进行护理。

5. 心理护理　告知患者输卵管癌的性质、治疗效果，介绍成功病例，让患者正确认识疾病，以缓解其恐惧情绪，树立战胜疾病的信心。

（五）护理评价

（1）患者术后接受诊断结果，情绪平稳。

（2）患者经治疗后疼痛缓解或消失。

（3）患者经治疗后体温正常，无感染发生，身体抵抗力增强。

（4）患者合理饮食，营养状况较好。

三、健康教育

（1）普及防癌知识，如有阴道流液等症状及时就诊。

（2）治疗后定期复查，长期随访。

第七节　卵巢肿瘤患者的护理

卵巢肿瘤(ovarian tumor)是常见的妇科肿瘤,可发生于任何年龄。其组织学类型繁多,但在不同年龄组分布有所变化。卵巢恶性肿瘤是女性生殖器常见的三大恶性肿瘤之一,由于卵巢位于盆腔深部,早期病变不易发现,晚期病例也缺乏有效的治疗手段,因此,卵巢恶性肿瘤致死率居妇科恶性肿瘤首位,已成为严重威胁妇女生命和健康的主要肿瘤。

一、病因、病理和并发症

(一)病因

病因尚不明确,以下为发病的高危因素。

1. 遗传和家族因素　20%～25%的卵巢恶性肿瘤患者有家族史,主要是上皮性癌。

2. 环境因素　工业发达国家卵巢癌发病率高,可能与饮食中胆固醇含量高有关。另外,电离辐射、石棉、滑石粉、吸烟及维生素 A、维生素 C、维生素 E 的缺乏也可能与发病有关。

3. 内分泌因素　未产、未孕妇女卵巢肿瘤发病率高,妊娠期停止排卵可能减少卵巢上皮损伤。乳腺癌、子宫内膜癌合并卵巢肿瘤的机会较一般妇女高,说明三者都与雌激素有关。

> 【重点提示】◆ ⋯
>
> 　　卵巢最常见的良性、恶性肿瘤及其特点。

(二)病理

1. 卵巢上皮性肿瘤(ovarian epithelial tumor)　卵巢上皮性肿瘤为最常见的卵巢肿瘤,发病年龄多为 30～60 岁,有良性、交界性和恶性之分。交界性肿瘤,是指上皮细胞增生活跃及核不典型,核分裂象增加,表现为上皮细胞层次增加,但无间质浸润,是一种低度潜在的恶性肿瘤,生长缓慢,转移率低,复发迟。

(1)浆液性囊腺瘤:常见,约占卵巢良性肿瘤的 25%。多为单侧,球形,大小不等,表面光滑,囊性,壁薄,囊内充满淡黄色清澈液体。有单纯型及乳头型两种,前者多为单房,囊壁光滑;后者常为多房,内壁见乳头,偶见向囊外生长。镜下见囊壁为纤维结缔组织,内衬单层立方形或柱状上皮,间质内见砂粒体,是钙盐沉淀所致。乳头分支较粗。

(2)浆液性囊腺癌:为最常见的卵巢恶性肿瘤,占 40%～50%。多为双侧,体积较大,半实质性。结节状或分叶状,表面光滑,灰白色,或有乳头状增生,切面为多房,腔内充满乳头,质脆,出血、坏死,囊液混浊。镜下见囊壁上皮明显增生,复层排列,一般在 5 层以上。癌细胞为立方形或柱状,细胞异型明显,并向间质浸润。5 年存活率仅为 20% ～ 30%。

（3）黏液性囊腺瘤：常见，占卵巢良性肿瘤的 20%。多为单侧，圆形或卵圆形，表面光滑，灰白色，体积较大或巨大。切面常为多房，囊腔内充满胶冻样黏液，含粘蛋白和糖蛋白。囊内很少有乳头生长。镜下见囊壁为纤维结缔组织，内衬单层高柱状上皮，产生黏液；有时可见杯状细胞及嗜银细胞。恶变率为 5% ～ 10%。黏液性囊腺瘤偶尔可自行穿破，黏液性上皮种植在腹膜上继续生长并分泌黏液，在腹膜表面形成许多胶冻样黏液团块，外观极像卵巢癌转移，称为腹膜黏液瘤，占黏液性囊腺瘤的 2% ～ 5%。瘤细胞呈良性，分泌旺盛，很少见细胞异型和核分裂象，多限于腹膜表面生长，一般不浸润脏器实质。

（4）黏液性囊腺癌：占卵巢恶性肿瘤的 10%。单侧多见，瘤体较大，囊壁可见乳头或实质区，切面半囊半实，囊液混浊或血性。镜下见腺体密集，间质较少，腺上皮超过 3 层，细胞明显异型，并有间质浸润。预后较浆液性囊腺癌好，5 年存活率为 40% ～ 50%。

（5）子宫内膜样肿瘤：良性瘤较少见。多为单房，表面光滑，囊壁衬以单层柱状上皮，酷似正常子宫内膜腺上皮。囊内被覆扁平上皮，间质内可有含铁血黄素的吞噬细胞。交界性瘤很少见。恶性为卵巢内膜样癌，占原发性卵巢恶性肿瘤的 10% ～ 24%。肿瘤单侧多，中等大，囊性或实性，有乳头生长，囊液多为血性。镜下特点与子宫内膜癌极相似，多为腺癌或腺棘皮癌，常并发子宫内膜癌，不易鉴别何者为原发或继发。5 年存活率为 40% ～ 50%。

2. 卵巢生殖细胞肿瘤（ovarian germ cell tumor）　卵巢生殖细胞肿瘤是来源于原始生殖细胞的一组卵巢肿瘤，其发病率仅次于上皮性肿瘤，好发于儿童及青少年，青春期前发病率占 60% ～ 90%，绝经期后仅占 4%。有畸胎瘤、无性细胞瘤和内胚窦瘤等。

（1）畸胎瘤：由多胚层组织构成的肿瘤，偶见含一个胚层成分。肿瘤组织多数成熟，少数未成熟。质地多数为囊性，少数为实性。肿瘤的良、恶性及恶性程度取决于组织分化程度，而不取决于肿瘤质地。①成熟畸胎瘤：属良性肿瘤，又称皮样囊肿，是最常见的卵巢肿瘤，占卵巢肿瘤的 10% ～ 20%，占生殖细胞肿瘤的 85% ～ 97%，占畸胎瘤的 95% 以上。可发生于任何年龄，以 20 ～ 40 岁居多。多为单侧，双侧者仅占 10% ～ 17%，中等大小，呈圆形或卵圆形，表面光滑，壁薄质韧。切面多为单房，腔内充满油脂和毛发，有时见牙齿或骨质。囊壁常见小丘样隆起向腔内突出称"头节"。肿瘤可含外、中、内胚层组织，偶见向单一胚层分化，称有高度特异性畸胎瘤，如卵巢甲状腺肿，分泌甲状腺激素，甚至引起甲亢。成熟囊性畸胎瘤恶变率为 2% ～ 4%，多发生于绝经期后妇女，任何一种组织成分均可恶变而形成各种恶性肿瘤。"头节"的上皮易恶变，形成鳞状细胞癌，其扩散方式主要为直接浸润和腹膜种植，预后较差，5 年存活率为 15% ～ 31%。②未成熟畸胎瘤：属恶性肿瘤，含 2 ～ 3 胚层。肿瘤由分化程度不同的未成熟胚胎组织构成，主要为原始神经组织。好发于青少年。肿瘤多为实性，其中可有囊性区域。肿瘤的恶性程度根据未成熟组织所占比例、分化程度及神经上皮含量而定。复发及转移率均高，但复发后再次手术，可见肿瘤组织有自未成熟向成熟转化的特点，即恶性程度的逆转现象。

（2）无性细胞瘤：为中等恶性的实性肿瘤，约占卵巢恶性肿瘤的5%。好发于青春期及生育期妇女，幼女及老年妇女少见。单侧居多，右侧多于左侧，少数为双侧。肿瘤为圆形或椭圆形，中等大，实性，触之如橡皮样。表面光滑或呈分叶状，切面淡棕色。镜下见圆形或多角形大细胞，细胞核大，胞质丰富，瘤细胞呈片状或条索状排列，由少量纤维组织相隔。间质中常有淋巴细胞浸润。对放疗特别敏感。纯无性细胞瘤的5年存活率可达90%。

（3）内胚窦瘤：因其组织结构与大鼠胎盘的内胚窦十分相似而得名。其形态与人胚卵黄囊相似，又名卵黄囊瘤。较罕见，恶性程度高，多见于儿童及年轻妇女。多为单侧，肿瘤较大，圆形或卵圆形。切面部分囊性，组织质脆，有出血坏死区，也可见囊性或海绵样区，呈灰红或灰黄色，易破裂。镜下见疏松网状和内皮窦样结构。瘤细胞扁平、立方、柱状或多角形，产生甲胎蛋白（AFP），所以患者血清AFP浓度很高，其浓度与肿瘤消长相关，是诊断及治疗监测时的重要标志物。生长迅速，易早期转移，预后差。既往平均生存期仅1年，现经手术及联合化疗后，生存期明显延长。

3.卵巢性索间质肿瘤（ovarian sex cord stromal tumor）　卵巢性索间质肿瘤来源于原始性腺中的性索及间质组织，占卵巢恶性肿瘤的5%～8%。一旦原始性索及间质组织发生肿瘤，仍保留其原来的分化特性。各种细胞均可构成一种肿瘤。

（1）颗粒细胞—间质细胞瘤：由性索的颗粒细胞及间质的衍生成分如成纤维细胞及卵泡膜细胞组成。①颗粒细胞瘤：为低度恶性肿瘤，占卵巢肿瘤的3%～6%，占性索间质肿瘤的80%左右，可发生于任何年龄，高峰为45～55岁。肿瘤能分泌雌激素，所以有女性化作用。青春期前患者可出现假性性早熟，生育年龄患者出现月经紊乱，绝经期后患者则有不规则阴道流血常合并子宫内膜增生症，甚至发生腺癌。多为单侧，双侧极少。大小不一，圆形或椭圆形，呈分叶状，表面光滑，实性或部分囊性，切面组织脆而软，伴出血坏死灶。镜下见颗粒细胞环绕成小圆形囊腔，菊花样排列，即Call-Exner小体。囊内有嗜伊红液体。瘤细胞呈小多边形，偶呈圆形或圆柱形，胞质嗜淡伊红或中性，细胞膜界限不清，核圆，核膜清楚，预后良好。5年存活率达80%以上，但有远期复发倾向。②卵泡膜细胞瘤：为有内分泌功能的卵巢实性肿瘤，因能分泌雌激素，所以有女性化作用。常与颗粒细胞瘤合并存在（以颗粒细胞瘤成分为主者称颗粒—卵泡膜细胞瘤，以卵泡膜细胞瘤成分为主者称卵泡膜—颗粒细胞瘤），但也有纯卵泡膜细胞瘤。为良性肿瘤，多为单侧，大小不一。圆形或卵圆形，也有分叶状。表面被覆有光泽、薄的纤维包膜。切面实性，灰白色。镜下见瘤细胞短梭形，胞质富含脂质，细胞交错排列呈漩涡状。瘤细胞团为结缔组织分隔。常合并子宫内膜增生症，甚至子宫内膜癌。恶性卵泡膜细胞瘤较少见，可直接浸润邻近组织，并发生远处转移。其预后较一般卵巢癌为佳。③纤维瘤：为较常见的卵巢良性肿瘤，占卵巢肿瘤的2%～5%，多见于中年妇女，单侧居多，中等大小，表面光滑或结节状，切面灰白色，实性、坚硬。镜下见由胶原纤维的梭形瘤细胞组成，排列呈编织状。偶见患者伴有腹水或胸腔积液，称为梅格斯综合征，腹水经淋巴或横膈至胸腔，右侧横膈淋巴丰富，所以多见右侧胸腔积液。手术切除肿瘤后，胸腔积液、腹水自行消失。

（2）支持细胞—间质细胞瘤：又称睾丸母细胞瘤，罕见，多发生在40岁以下妇女。单侧居多，通常较小，可局限在卵巢门区或皮质区，实性，表面光滑而湿润，有时呈分叶状，切面灰白色伴囊性变，囊内壁光滑，含血性浆液或黏性液体。镜下见由不同分化程度的支持细胞及间质细胞组成。多为良性，具有男性化作用；少数无内分泌功能呈现女性化，雌激素可由瘤细胞直接分泌或由雄激素转化而来。10%～30%呈恶性，5年存活率为70%～90%。

4. 卵巢转移性肿瘤　体内任何部位原发性癌均可能转移到卵巢。常见原发性癌的部位有乳腺、肠、胃、生殖道、泌尿道及其他脏器等，占卵巢肿瘤的5%～10%。库肯勃瘤（Krukenberg tumor）是一种特殊的转移性腺癌，原发部位为胃肠道，肿瘤为双侧性，中等大，多保持卵巢原状或呈肾形。一般无粘连，切面实性，胶质样，多伴腹水。镜下见典型的印戒细胞，能产生黏液，周围是结缔组织或黏液瘤性间质。预后极差。

（三）恶性肿瘤的转移途径

卵巢恶性肿瘤的转移特点是：外观局限，却在腹膜、大网膜、腹膜后淋巴结、横膈等部位已有亚临床转移。

转移途径主要是通过直接蔓延及腹腔种植，瘤细胞可直接侵犯包膜，累及邻近器官，并广泛种植于腹膜及大网膜表面。

淋巴道也是重要的转移途径，有3种方式：①沿卵巢血管走行，从卵巢淋巴管向上达腹主动脉旁淋巴结；②从卵巢门淋巴管达髂内、髂外淋巴结，经髂总淋巴结至腹主动脉旁淋巴结；③沿圆韧带入髂外及腹股沟淋巴结。横膈为转移的好发部位，尤其右膈下淋巴丛密集，所以最易受侵犯。

血行转移少见，终末期时可转移到肝及肺。

【重点提示】◆ ⋯

卵巢最常见的四大并发症。

（四）并发症

1. 蒂扭转　蒂扭转为常见的妇科急腹症，约10%的卵巢肿瘤可发生蒂扭转。好发于瘤蒂较长、中等大、活动度良好、重心偏于一侧的肿瘤，如成熟畸胎瘤。常在体位突然改变，或妊娠期、产褥期子宫大小、位置改变时发生蒂扭转（图5-4）。卵巢肿瘤扭转的蒂由骨盆漏斗韧带、卵巢固有韧带和输卵管组成。发生急性扭转后，因静脉回流受阻，瘤内充血或血管破裂致瘤内出血，导致瘤体迅速增大。若动脉血流受阻，肿瘤可发生坏死、破裂和继发感染。蒂扭转的典型症状是体位改变后突然发生一侧下腹剧痛，常伴恶心、呕吐甚至休克。双合诊检查可扪及压痛的肿块，以蒂部最明显。有时不全扭转可自然复位，腹痛随之缓解。治疗原则是一经确诊，尽快行手术治疗。

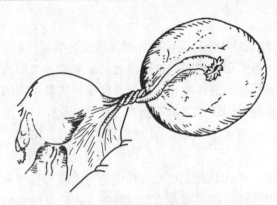

图 5-4　卵巢肿瘤蒂扭转

　　2.破裂　约3%卵巢肿瘤会发生破裂。有自发性破裂和外伤性破裂。自发性破裂常因肿瘤发生恶性变，肿瘤快速、浸润性生长穿破囊壁所致。外伤性破裂则在腹部受重击、分娩、性交、妇科检查及穿刺后引起。症状轻重取决于破裂口大小、流入腹腔囊液的量和性质。小囊肿或单纯浆液性囊腺瘤破裂时，患者仅有轻度腹痛；大囊肿或畸胎瘤破裂后，患者常有剧烈腹痛伴恶心呕吐。破裂也可导致腹腔内出血、腹膜炎及休克。体征有腹部压痛、腹肌紧张，可有腹腔积液征，盆腔原存在的肿块消失或缩小。诊断肿瘤破裂后应立即手术，术中尽量吸净囊液，并涂片行细胞学检查；彻底清洗盆、腹腔。切除的标本送病理学检查。

　　3.感染　较少见。多继发于蒂扭转或破裂，也可来自邻近器官感染灶（如阑尾脓肿）的扩散。患者可有发热、腹痛、腹部压痛及反跳痛、腹肌紧张、腹部肿块及白细胞升高等。治疗原则是抗感染治疗后，手术切除肿瘤，感染严重者，应尽快手术去除感染灶。

　　4.恶变　肿瘤迅速生长尤其双侧性，应考虑有恶变可能，并应尽早手术。

二、护理

（一）护理评估

　　1.健康史　评估患者的发病年龄。另外，还需询问患者的孕育史、遗传、家族史，以及患者的发病时间、发展速度和身心状况等。

　　2.身体评估

　　（1）卵巢良性肿瘤：肿瘤较小时多无症状，常在妇科检查时偶然发现。肿瘤增大时，感腹胀或腹部可扪及肿块。肿瘤增大占据盆、腹腔时，可出现尿频、便秘、气急、心悸等压迫症状。检查见腹部膨隆，包块活动度差，叩诊实音，无移动性浊音。双合诊和三合诊检查可在子宫一侧或双侧触及圆形或类圆形肿块，多为囊性，表面光滑，活动，与子宫无粘连。

　　（2）卵巢恶性肿瘤：早期常无症状。晚期主要为腹胀、腹部肿块、腹腔积液及其他消化道症状；部分患者可有消瘦、贫血等恶病质表现。肿瘤向周围组织浸润或压迫，可引起腹痛、腰痛或下肢疼痛。三合诊检查可在直肠子宫陷凹处触及质硬结节或肿块，肿块多为双侧，实性或囊实性，表面凹凸不平，活动差，与子宫分界不清，常伴有腹腔积液。有时可在腹股沟、腋下或锁骨上触及肿大的淋巴结。

3. 心理 – 社会状况　卵巢是女性重要的性腺。当检查发现肿块时，患者往往不希望手术切除，故常因此延误治疗的最佳时机；当确诊为恶性时，患者及其家属往往出现悲观、绝望的心态。因此，医护人员应适时评估患者及其家属对疾病的心理反应，帮助选择治疗方案，以利于疾病的控制和康复。

【重点提示】◆ ⋯

卵巢肿瘤的不同肿瘤标志物。

4. 辅助检查

（1）B超检查：能检测盆腔肿块部位、大小、形态及性质，对肿块来源做出定位，是否来自卵巢，又可提示肿瘤性质，囊性或实性，良性或恶性，并能鉴别卵巢肿瘤、腹水和结核性包裹性积液。B超检查的临床诊断符合率 >90%，但直径 <1cm 的实性肿瘤不易测出。通过彩色多普勒超声扫描，能测定卵巢及其新生组织的血流变化，有助于诊断。

（2）肿瘤标志物：① CA125：80% 卵巢上皮性癌患者 CA125 水平高于正常值；90% 以上患者 CA125 水平的消长与病情缓解或恶化一致，尤其对浆液性腺癌更具特异性。② AFP：对卵巢内胚窦瘤有特异性价值。未成熟型畸胎瘤、混合性无性细胞瘤中含卵黄囊成分者有协助诊断意义。③ HCG：对原发性卵巢绒癌有特异性。④性激素：颗粒细胞瘤、卵泡膜细胞瘤产生较高水平的雌激素，浆液性、黏液性或纤维上皮瘤有时也分泌一定量的雌激素。

（3）腹腔镜检查：可直接看到肿块的大体情况，并对整个盆、腹腔进行观察，又可窥视横膈部位，在可疑部位进行多点活检，抽吸腹腔液行细胞学检查，用以确诊及术后监护。但巨大肿块或粘连性肿块禁忌行腹腔镜检查。腹腔镜检查无法观察腹膜后淋巴结。

（4）放射学诊断：CT检查可清晰显示肿块，良性肿瘤多呈均匀性吸收，囊壁薄，光滑。恶性肿瘤轮廓不规则，向周围浸润或伴腹水，尤其对盆腔肿块合并肠梗阻的诊断特别有价值。CT还能清楚显示肝、肺结节及腹膜后淋巴结转移。

（5）细胞学检查：阴道脱落细胞涂片找癌细胞以诊断卵巢恶性肿瘤，阳性率不高，诊断价值不大。腹水或腹腔冲洗液找癌细胞，对Ⅰ期患者进一步确定临床分期及选择治疗方法有意义，并可用以随访观察疗效。

5. 治疗要点　卵巢肿瘤一经发现，应行手术。手术目的：①明确诊断；②切除肿瘤；③恶性肿瘤进行手术病理分期；④解除并发症。术中应剖检肿瘤，必要时做冷冻切片组织学检查以明确诊断。卵巢良性肿瘤可在腹腔镜下手术，而恶性肿瘤一般采用经腹手术。卵巢恶性肿瘤患者术后应根据其组织学类型、细胞分化程度、手术病理分期和残余灶大小决定是否接受辅助性治疗，化疗是主要的辅助治疗。

（二）护理诊断／护理问题

1. 恐惧　与肿瘤为恶性及可能预后不好有关。

2. 有感染的危险　与肿瘤并发症、机体抵抗力下降有关。

3. 营养失调：低于机体需要量　与恶性肿瘤消耗，治疗引起食欲下降、摄入减少有关。

4. 潜在并发症　与癌肿破裂、浸润、转移等有关。

（三）护理目标

1. 患者接受诊断结果，情绪稳定，主动配合检查及治疗。

2. 患者未发生感染或感染得到控制。

3. 患者营养状况得到改善。

4. 患者未发生并发症或发生后能够及时控制病情，改善不适。

【重点提示】◆　…

　　放腹水的护理要点。

（四）护理措施

1. 一般护理　保证休息，鼓励患者加强营养，进食高热量、高蛋白、富含维生素的饮食，必要时遵医嘱静脉补充营养，提高机体对手术及化疗的耐受力。活动时要注意避免体位突然改变，以防并发症的发生。对长期卧床患者做好生活护理，协助患者勤翻身。

2. 病情观察　观察有无并发症及感染；观察有无腹部疼痛及其程度；观察有无转移症状。

3. 对症护理　协助医生完成各种诊断性检查。如需放腹水者，须备好腹腔穿刺用物，协助医生完成操作过程。放腹水过程中，严密观察、记录患者的生命体征变化、腹水性质及出现的不良反应；一次放腹水 3 000 mL 左右，不宜过多，以免腹压骤降，发生虚脱，放腹水速度宜缓慢，放后用腹带包扎腹部。

4. 治疗护理

（1）协助患者接受各种检查和治疗，向患者及其亲属介绍将要经历的手术经过、可能施行的各种检查，以取得主动配合。

（2）使患者理解手术是卵巢肿瘤最主要的治疗方法，解除患者对手术的各种顾虑。按腹部手术护理内容认真做好术前准备和术后护理。巨大肿瘤患者，需准备沙袋加压腹部，以防腹压骤然下降出现休克。

（3）需化疗、放疗者，为其提供相应的护理。

5. 心理护理　向患者讲解卵巢肿瘤的相关知识，对疑似恶性肿瘤者，护士应解释良性、恶性肿瘤的区别，让患者正确认识疾病，以缓解其恐惧，增强信心。鼓励患者选择积极有效的方式应对疾病。

（五）护理评价

（1）患者术后接受诊断结果，情绪平稳正常。

（2）患者经治疗后体温正常，无感染发生，身体抵抗力增强。

（3）患者合理饮食，营养状况较好。

（4）患者未发生并发症或发生后能够及时控制病情，改善不适。

三、健康教育

（一）应长期随访和监测

对未做手术的卵巢肿瘤患者应每 3～6 个月检查 1 次。对良性肿瘤术后患者一般术后 1 个月常规复查；恶性肿瘤常以手术加化疗或放疗，晚期病例需用药 10～12 个疗程，护士应鼓励患者克服困难，完成治疗计划。卵巢癌易于复发，需长期进行随访和监测。随访时间：术后 1 年内，每月 1 次；术后第 2 年，每 3 个月 1 次；术后第 3 年，每 6 个月 1 次；3 年以上者，每年 1 次。监测内容：临床症状、体征、全身及盆腔检查。B 超检查，必要时做 CT 或 MRI 检查。肿瘤标志物测定，如 CA125、AFP、HCG 等。对可产生性激素的肿瘤，检测雌激素、孕激素及雄激素。

（二）提供预防保健知识

加强高蛋白、富含维生素 A 的饮食，避免高胆固醇饮食，高危妇女宜预防性口服避孕药。30 岁以上妇女，每 1～2 年进行 1 次妇科检查，高危人群无论年龄大小，最好每半年接受 1 次检查，以排除卵巢肿瘤。卵巢实性肿瘤或肿瘤直径 >5 cm 者，应及时手术切除。

思考与训练

一、简答题

1. 子宫肌瘤根据肌瘤与子宫壁的关系可以分为哪几种类型。

2. 简述宫颈癌晚期的症状有哪些。

3. 简述卵巢肿瘤常见的并发症有哪些。

4. 卵巢良性肿瘤与恶性肿瘤的鉴别。

二、选择题

1. 女性生殖器良性肿瘤以（ ）最常见。

　　A. 平滑肌瘤　　　　　　　　B. 子宫肌瘤

　　C. 畸胎瘤　　　　　　　　　D. 卵巢上皮性肿瘤

　　E. 乳头状瘤

2. 妇女生殖器最常见的恶性肿瘤是（　　　）。

    A. 宫颈癌　　　　　　　　　　　B. 卵巢癌

    C. 子宫内膜癌　　　　　　　　　D. 外阴癌

    E. 乳腺癌

3. 宫颈癌的好发部位是（　　　）。

    A. 鳞状上皮化生区　　　　　　　B. 柱状上皮

    C. 鳞 - 柱状上皮交界处　　　　　D. 非典型增生区

    E. 鳞状上皮

4. 子宫内膜癌最典型的症状是（　　　）。

    A. 阴道排液　　　　　　　　　　B. 疼痛

    C. 下肢浮肿　　　　　　　　　　D. 绝经后不规则阴道流血

    E. 发热、全身衰竭

5. 女性生殖器恶性肿瘤中病死率最高的是（　　　）。

    A. 子宫颈癌　　　　　　　　　　B. 子宫内膜癌

    C. 卵巢癌　　　　　　　　　　　D. 输卵管癌

    E. 外阴癌

6. 属于卵巢良性肿瘤的是（　　　）。

    A. 内胚窦癌　　　　　　　　　　B. 颗粒细胞瘤

    C. 黏液性囊腺癌　　　　　　　　D. 卵泡膜细胞瘤

    E. 未成熟畸胎瘤

7. 卵巢囊肿蒂扭转最主要的症状是（　　　）。

    A. 急腹痛　　　　　　　　　　　B. 发热

    C. 呕吐　　　　　　　　　　　　D. 头晕

    E. 腹泻

8. 冯某，40 岁，患"子宫肌瘤"入院，准备在硬膜外麻醉下行"子宫全切除术"。在术前 1 天的准备中，不妥的是（　　　）。

    A. 皮肤准备

    B. 晚饭减量，进软食，午夜后禁食

    C. 灌洗阴道并在子宫颈、穹隆部涂 1% 甲紫溶液

    D. 晚上可服镇静安眠药

    E. 睡前给予肥皂水灌肠

9. 欣女士，28 岁，已婚，未育，患单个较大宫体肌壁间肌瘤，经量大于 200 mL，最恰当的处理是（　　　）。

    A. 随访　　　　　　　　　　　　B. 雄激素小剂量治疗

    C. 肌瘤切除术　　　　　　　　　D. 子宫大部切除术

    E. 子宫全切除术

10. 许某，50岁，绝经2年，因担心患宫颈癌，前来咨询。护士应告知其宫颈癌的早期症状是（   ）。

    A. 绝经后阴道出血　　　　　　　B. 接触性出血

    C. 大量血性腥臭白带　　　　　　D. 腹痛

    E. 下肢水肿

11. 秦某，60岁，绝经5年，因阴道流血5天就诊，为排除子宫内膜癌，应做的检查是（   ）。

    A. B超　　　　　　　　　　　　B. 细胞学检查

    C. 宫腔镜检查　　　　　　　　　D. 分段诊刮

    E. CT

第六章
月经失调患者的护理

学习目标

1. 掌握功能失调性子宫出血、经前期综合征的护理评估及主要护理措施。
2. 熟悉闭经的护理评估。
3. 了解痛经的护理评估及护理措施。
4. 能应用所学知识对月经失调患者实施护理和健康指导。

预习案例

董某，47岁，阴道不规则流血20天来院就诊。追问病史，既往体健，14岁初潮，5～6天/30～32天，G_3P_2。近半年月经紊乱，本次停经3个月有余，月经自然来潮10天不能自止。经盆腔B超检查，未发现器质性病变，遂给中药治疗。服药后阴道流血减少，但始终未停，现停药2天，阴道流血增多来诊。患者精神差，情绪焦虑，贫血，自述近来食欲、睡眠差。

思考

1. 该患者的护理问题有哪些？
2. 应采取哪些护理措施？

月经失调是妇科的常见病，主要表现为月经周期、经期、经量异常，也可以伴发其他异常症状。病因为器质性病变或下丘脑 – 垂体 – 卵巢轴调节机制失常。临床上常见的疾病主要包括功能失调性子宫出血、闭经、痛经、经前期综合征、围绝经期综合征等。

第一节　功能失调性子宫出血患者的护理

功能失调性子宫出血（dysfunctional uterine bleeding，DUB）简称功血，是由于调节生殖的神经内分泌机制失常引起的异常子宫出血，而全身及内外生殖器官无明显器质性病变存在。常表现为月经周期长短不一、经期延长、经量过多或不规则阴道出血。功血分为无排卵性和排卵性两大类，可发生于月经初潮至绝经之间的任何年龄。

一、病因及病理生理

【重点提示】◆ …

　　功能失调性子宫出血的概念及分类。

（一）无排卵性功血

无排卵性功血最常见，约占功血的 85%，多发生于青春期和绝经过渡期女性，也可见于育龄期妇女。在青春期，下丘脑 – 垂体 – 卵巢轴的反馈调节功能尚未成熟，大脑中枢对雌激素的正反馈作用存在缺陷，FSH 呈持续低水平，无促排卵性 LH 陡直高峰形成而不能排卵；在绝经过渡期，因卵巢功能不断衰退，卵巢对垂体促性腺激素的反应性降低，卵泡发育受阻而不能排卵；育龄期妇女可因内外环境暂时改变，如应激、流产、产后康复阶段、手术或疾病等引起短暂无排卵，也可因肥胖、多囊卵巢综合征、高泌乳素血症等因素存在，引起持续无排卵。各种原因引起的无排卵均可导致子宫内膜受单一雌激素刺激而无黄体酮对抗，呈现增生期或增生过长等改变，少数可呈萎缩性改变；随体内雌激素水平的波动而交替出现脱落、出血、修复、增生现象。

（二）排卵性月经失调

排卵性月经失调较无排卵性功血少见，多发生于育龄期妇女。患者有周期性排卵，因此，临床上仍有可辨认的月经周期。常见有黄体功能不足和子宫内膜不规则脱落两种类型。

1.黄体功能不足　黄体功能不足是指月经周期虽然有卵泡发育及排卵，但黄体期孕激素分泌不足或黄体过早衰退，导致子宫内膜分泌反应不良。一般表现为月经周期缩短。此外，生理性因素，如初潮、分娩后及绝经过渡期，也可因下丘脑 – 垂体 – 卵巢轴功能紊乱，导致黄体功能不全。

2. 子宫内膜不规则脱落　在月经周期中，患者虽然有排卵，黄体发育良好，但萎缩过程延长，导致子宫内膜不规则脱落，又称黄体萎缩不全。退化不及时的黄体持续、少量分泌孕激素，使子宫内膜持续受孕激素的影响，以致内膜不能如期完整脱落，于月经期第 5 ～ 6 天仍见分泌期子宫内膜。

二、护理

（一）护理评估

1. 健康史

（1）评估患者的年龄、发病时间、持续时间、出血量、诊治经过及所用药物名称、剂量、效果等。询问月经史、婚育史、避孕措施、既往有无慢性病，如肝病、血液病、高血压、代谢性疾病等。

（2）了解患者有无诱发月经紊乱的因素存在，如发病前有无精神紧张、过度劳累、环境改变等因素存在。

（3）评估异常子宫出血的类型：①月经过多：周期规则，但经量过多（>80 mL）或经期延长（>7 日）；②月经频发：周期规则，但短于 21 日；③不规则出血：月经周期不规则，在两次月经周期之间任何时候发生子宫出血；④月经频多：周期不规则，血量过多。询问有无贫血和感染的征象。

【重点提示】◆…

不同类型的功能失调性子宫出血的临床特点。

2. 身体评估　不同类型的功血，患者的表现也有所不同。

（1）无排卵型功血：最常见的症状为子宫不规则出血，特点是月经周期紊乱，经期长短不一，出血量时多时少。有时先有数周或数月停经，然后发生大量阴道不规则流血，血量往往较多，持续 2 ～ 4 周或更长时间，不易自止。也可表现为类似正常月经的周期性出血。出血期无下腹疼痛或其他不适，出血多或时间长者常伴贫血。妇科检查子宫大小在正常范围，出血时子宫较软。

（2）排卵型功血：①黄体功能不足：临床特点为月经周期缩短，月经频发，有时月经周期虽然在正常范围内，但因卵泡期延长，黄体过早衰退致黄体期缩短。育龄妇女常有不孕或妊娠早期流产史。妇科检查生殖器官无器质性病变。②子宫内膜不规则脱落：临床特点为月经周期正常，但经期延长，可长达 10 日以上，且出血量多，后几日常表现为少量淋漓不尽出血，多发生在产后或流产后。

3. 心理 - 社会状况　年轻患者常因害羞或其他顾虑而不及时就诊，随着病程延长并发感染或止血效果不佳，大量出血而使患者感到紧张、恐惧，绝经过渡期患者因担心疾病的严重程度或怀疑有肿瘤而焦虑、恐惧。

4. 辅助检查

（1）盆腔 B 型超声检查：可了解子宫内膜的厚度及回声，以明确有无宫腔占位性病变及其他生殖道器质性疾病。

（2）诊断性刮宫：简称诊刮，其目的是止血和明确子宫内膜病理诊断。对年龄>35 岁、药物治疗无效或存在子宫内膜癌高危因素的异常子宫出血患者，应行诊刮明确病变。不同类型的功血选取刮宫的时间也不同：如明确有无排卵或了解黄体功能，应于月经来潮前或月经来潮 6 小时内诊刮；如明确是否为子宫内膜不规则脱落，应在月经期第 5～6 天诊刮；不规则出血或大出血者可随时进行刮宫。

（3）基础体温测定（BBT）：不仅有助于判断有无排卵，还可提示黄体功能不足和子宫内膜不规则脱落。①无排卵型功血：基础体温呈单相型（图 6-1）；②排卵型功血：基础体温呈双相型（图 6-2）。黄体功能不足，排卵后体温上升缓慢，上升幅度偏低，升高时间仅维持 9～11 日即下降，高相期 <11 日。子宫内膜不规则脱落，基础体温呈双相型（图 6-3），但下降缓慢。

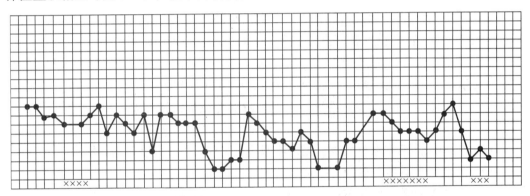

图 6-1　基础体温单相型（无排卵型功血）

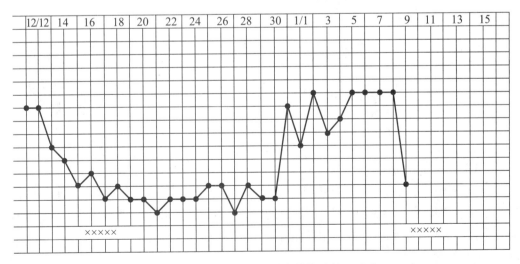

图 6-2　基础体温双相型（黄体功能不全）

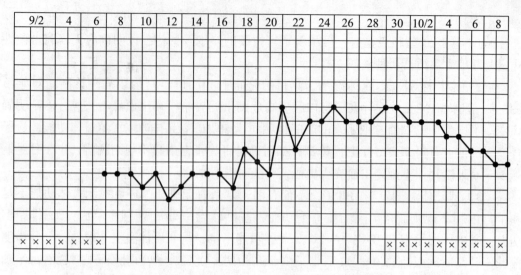

图 6-3　基础体温双相型（子宫内膜不规则脱落）

（4）宫腔镜检查：通过宫腔镜直视子宫内膜的形态，选择病变区进行活检，可提高对宫腔病变如子宫内膜息肉、子宫黏膜下肌瘤、子宫内膜癌的诊断率。

（5）激素测定：酌情检查 FSH、LH、E_2 及 P。通过测定血清黄体酮和尿孕二醇来判断有无排卵。疑高催乳激素血症者检查泌乳激素（PRL）。

（6）宫颈黏液结晶检查：经前取宫颈黏液涂片镜检，为羊齿植物叶状结晶而无椭圆体提示无排卵。

（7）阴道脱落细胞涂片检查：无排卵型功血表现为中、高度雌激素影响。

（8）全血细胞计数：确定有无贫血及血小板减少。

（9）尿妊娠试验或血 HCG 检测：有性生活者，应排除妊娠及妊娠相关疾病。

（10）凝血功能检查：凝血酶原时间、部分促凝血酶原激酶时间、血小板计数、出凝血时间等。

【重点提示】◆ …

无排卵性功血的治疗原则。

人工周期
（雌孕激素序贯疗法）

5. 治疗要点

（1）无排卵性功血

治疗原则：功血的一线治疗是药物治疗。青春期及生育年龄无排卵性功血的治疗原则为止血、调整周期、促排卵；绝经过渡期功血治疗原则为止血、调整周期、减少经量，防止子宫内膜病变。临床一般采用性激素止血和调整月经周期。

1）药物治疗

①止血：对于少量出血患者，使用最低有效剂量激素；对大出血患者，要求 8 小时明显见效，24～48 小时内血止。96 小时以上仍不止血者，应考虑诊断有误。性激

素药物有雌激素、孕激素、雄激素等，可单一用药也可联合用药，性激素联合用药的止血效果优于单一用药。

②调整月经周期：青春期及育龄期患者，止血后需要调整月经周期，可定期给予生理剂量的性激素，以恢复正常月经周期的内分泌调节，促进排卵功能的建立。常用的方法有雌、孕激素序贯疗法（人工周期）和雌、孕激素合并疗法及后半周期疗法。

雌、孕激素序贯疗法：模拟自然月经周期中卵巢的内分泌变化，序贯应用雌、孕激素，使子宫内膜发生相应变化，引起周期性剥脱。适用于青春期及生育年龄功血内源性雌激素水平较低者。从出血第 5 日起，每晚服用妊马雌酮 1.25 mg 或戊酸雌二醇 2 mg，连服 21 日，服雌激素 11 日起加用醋酸甲羟黄体酮，每日 10 mg，连用 10 日。连续 3 个周期为一疗程。

雌、孕激素合并疗法：适用于生育期功血内源性雌激素水平较高者和绝经过渡期患者。口服避孕药 I 号，全量或半量，自出血第 5 日起，每晚 1 片，连服 21 日，停药后出现撤药性出血，出血较少，连续 3 个周期为一个疗程。

后半周期疗法：适用于绝经过渡期功血。于月经周期后半期（出血的第 16 ～ 25 日）服用醋酸甲羟黄体酮 10 mg，每日 1 次，连服 10 日为一个周期，3 个周期为一个疗程。

③促排卵：青春期功血患者经上述药物调整几个疗程后，通过雌、孕激素对中枢的反馈调节作用，部分患者可恢复自发排卵。青春期一般不提倡使用促排卵药物，有生育要求的无排卵不孕患者，可针对病因采取促排卵方法治疗，常用的药物有氯米芬、人绒毛膜促性腺激素等。

2）手术治疗：①诊断性刮宫：能迅速有效止血，刮出物送病理检查明确诊断，临床最常用。适用于急性大出血或存在子宫内膜癌高危因素的功血患者。②子宫内膜切除术：利用宫腔镜下金属套环、激光、滚动球电凝或热疗等方法，使子宫内膜组织凝固或坏死。适用于药物治疗无效、不愿或不适合子宫切除术的患者。③子宫切除术：经药物治疗效果不佳，并了解所有治疗功血的可行方法后，可在患者和其家属知情同意的情况下选择子宫切除。

（2）排卵性月经失调

1）黄体功能不足：治疗原则为促进卵泡发育，刺激黄体功能及黄体功能代替。常用药物有氯米芬、绒毛膜促性腺激素、黄体酮等。

2）子宫内膜不规则脱落：治疗原则为调节下丘脑 – 垂体 – 卵巢轴的反馈功能，使黄体及时萎缩，内膜及时萎缩并完整脱落。常用药物有甲羟黄体酮、黄体酮、绒毛膜促性腺激素等。

（二）护理诊断 / 护理问题

1. 组织灌注不足 与短期内大量的子宫出血有关。

2. 有感染的危险 与子宫不规则出血、出血量多导致严重贫血，机体免疫功能下降有关。

3. 营养低于机体需要量 与长期出血导致贫血有关。

4. 活动无耐力　与子宫异常出血导致继发性贫血有关。

5. 知识缺乏　缺乏正确使用性激素的相关知识。

（三）护理目标

（1）患者的血容量维持正常，不发生大出血。

（2）患者体温正常，没有发生感染。

（3）患者能获得机体所需营养，贫血改善。

（4）患者能够完成日常活动。

（5）患者获得相关知识，能正确使用性激素。

【重点提示】◆ …

功血患者的用药护理。

（四）护理措施

1. 一般护理　补充营养，改善全身状况，向患者推荐高蛋白、含铁丰富的食物，如蛋黄、猪肝等。出血量多者，嘱其卧床休息，避免过度疲劳和剧烈活动。做好会阴护理，保持局部清洁卫生。

2. 病情观察　观察并记录患者的生命体征、出入量，嘱患者保留出血期间使用的会阴垫，便于准确评估出血量。严密观察与感染有关的征象，如体温、脉搏、子宫体压痛等，观察患者的精神和营养状况，有无肥胖、贫血貌。

3. 对症护理　出血较多者，督促其卧床休息，避免过度疲劳和剧烈运动。贫血严重者，遵医嘱做好配血、输血、止血措施，执行治疗方案维持患者正常血容量。

4. 治疗护理

（1）用药护理：嘱患者按时按量服用性激素，以保持药物在血液中的有效浓度，血止后开始减量，每3天减量1次，每次减量不能超过原剂量的1/3，直至维持量。一般在停药后3～7天发生撤药性出血。

（2）手术治疗患者的护理：刮宫术最常用，既能明确诊断，又能迅速止血。未婚者不宜选用。对于刮宫或子宫内膜切除术患者，护士应迅速做好手术准备并积极配合手术，术中密切观察患者生命体征及腹痛的情况，刮出物常规送病检，明确诊断。子宫全切患者按腹部手术的术前准备和术后常规进行护理。

5. 心理护理　鼓励患者表达内心感受，耐心倾听患者的述说，了解患者的疑虑。向患者解释病情及提供相关信息，帮助患者解答疑问，解除其思想顾虑，摆脱焦虑与不安。

（五）护理评价

（1）患者正确认识疾病，能积极配合治疗，按规定正确服药。

（2）患者没有发生感染，表现为体温正常，白细胞正常。

（3）患者营养得到纠正，对日常活动的耐受能力提高。

三、健康教育

1. 正确认识功血的药物治疗　性激素药物是治疗月经失调的有效药物，服药期间出现轻度副作用应坚持服用；血止后不可随意停药或漏服，否则会出现子宫再次出血；若按医嘱正确服药仍出现不规则出血，应及时就诊。

2. 注意阴道出血的自我护理，避免生殖道感染　阴道出血期间禁止性生活、游泳、盆浴。应选用经消毒合格的卫生护垫，保持局部卫生；加强营养、增强体质，建议平时多吃含铁丰富的食物，经期可额外补充铁剂、维生素 C 和蛋白质。

第二节　闭经患者的护理

闭经（amenorrhea）是妇科的常见症状，表现为无月经或月经停止。根据既往有无月经来潮，将闭经分为原发性和继发性两类。原发性闭经（primary amenorrhea）指年龄超过 15 岁，第二性征已发育，月经还未来潮；或年龄超过 13 岁，第二性征尚未发育且无月经来潮者。继发性闭经（secondary amenorrhea）是指曾有规律月经，以后因某种病理原因致月经停止连续 6 个月以上者，或按自身原来月经周期计算，停经 3 个周期以上者。根据闭经发生原因，可分为生理性和病理性两大类，青春期前、妊娠期、哺乳期及绝经后的月经不来潮均属生理现象，本节不予讨论。

一、病因及分类

正常月经的建立和维持有赖于下丘脑－垂体－卵巢轴的神经内分泌调节，以及靶器官子宫内膜对性激素的周期性反应和下生殖道的通畅，其中任何一个环节发生障碍均可导致闭经。

【重点提示】

闭经的概念及分类。

原发性闭经较少见，多为遗传学原因或先天性发育缺陷所致。继发性闭经发生率明显高于原发性闭经，病因复杂，根据控制正常月经周期的 4 个主要环节，按病变部位分为以下几种：

1. 下丘脑性闭经　下丘脑性闭经最常见，以功能性原因为主。中枢神经系统及下丘脑功能失调或病变可影响 GnRH（即促性腺激素释放激素）的分泌，导致闭经，病因最为复杂。

（1）精神性闭经：精神性闭经是最常见的原因之一。如精神创伤、环境改变、情

感变化、盼子心切或畏惧妊娠等，可引起过度紧张、恐惧、忧虑、寒冷等应激状态，均可引起中枢神经系统及下丘脑之间的功能失调，导致闭经。

（2）运动性闭经：长期剧烈运动或芭蕾舞、现代舞等训练易致闭经，与患者的心理背景、应激反应程度及体脂下降有关。体内一定比例（17% ～ 22%）的脂肪组织对月经初潮和月经的维持具有重要的意义。若肌肉 / 脂肪比率增加或总体脂肪减少，均可使月经异常。另外，运动加剧后可抑制 GnRH 的释放而引起闭经。

（3）体重下降和神经性厌食：体重与月经关系密切，无论是单纯性营养不良或疾病引起的体重下降还是神经性厌食，体重下降为正常体重的 85% 以下均可诱发闭经。神经性厌食多发生于少女，常因内在情感的剧烈矛盾或为保持体形而强迫节食引起下丘脑功能失调，分泌 GnRH、促性腺激素、雌激素水平下降导致闭经。

（4）药物性闭经：长期服用甾体类避孕药及某些药物，如吩噻嗪衍生物（奋乃静、氯丙嗪）、利血平等，可引发继发性闭经。其机制是药物抑制下丘脑分泌 GnRH 或通过抑制下丘脑多巴胺，使垂体分泌催乳素增加而导致闭经。药物性闭经通常是可逆的，一般停药 3 ～ 6 个月后月经自然恢复。

（5）颅咽管瘤：颅咽管瘤较罕见。瘤体增大压迫下丘脑和垂体柄时，可引起闭经、生殖器萎缩、肥胖、颅内高压、视力障碍等症状，也称肥胖生殖无能营养不良症。

2. 垂体性闭经　腺垂体的器质性病变或功能失调可影响促性腺激素的分泌，继而影响卵巢功能引起闭经。主要表现为继发性闭经。常见的有垂体梗死如希恩综合征、垂体肿瘤、原发性垂体促性腺功能低下。

3. 卵巢性闭经　卵巢性闭经的原因在卵巢。卵巢的性激素水平低落，子宫内膜不发生周期性变化而导致闭经。如先天性无卵巢及卵巢发育不全、卵巢功能早衰、多囊卵巢综合征、卵巢功能性肿瘤、卵巢已切除或卵巢组织被破坏等。这类闭经促性腺激素升高，属高促性腺激素性闭经。

4. 子宫性闭经　子宫性闭经的原因在子宫。月经调节功能正常，但因子宫内膜受到破坏或对卵巢激素不能产生正常的反应，此种闭经往往表现第二性征发育正常。临床见于子宫内膜损伤、Asherman 综合征、子宫内膜炎症、子宫内膜结核、子宫切除后或子宫腔内放射治疗后以及先天性子宫发育不良或先天性无子宫。

5. 其他内分泌功能异常性闭经　如肾上腺、甲状腺、胰腺等功能异常都可引起闭经。常见的疾病，如甲状腺功能减退或亢进、肾上腺皮质功能亢进、肾上腺皮质肿瘤、糖尿病等均可影响下丘脑功能导致闭经。

二、护理

（一）健康评估

1. 健康史　详细询问月经史（如初潮年龄、月经周期、经期、经量、有无痛经等）、闭经的时间及伴随症状（如多毛、泌乳、肥胖、头疼、腹痛等）、发病前有无引起闭经的诱因（如精神因素、环境改变、体重增减、剧烈运动、各种疾病及用药情况等）。已婚妇女需详细询问其生育史（流产、刮宫史）及产后并发症史。原发性闭经应询问第二性征发育情况，了解生长发育史，有无先天性缺陷或其他疾病，家族史有无类似疾病者。

2. 身体状况

（1）症状：年满 15 岁无月经来潮，或以往月经规律后又停止月经达 6 个月以上。

（2）体征：注意患者的全身发育情况、有无畸形、智力、身高、体重，精神状态、四肢与躯体的比例；注意患者第二性征发育情况，如音调、毛发分布、乳房发育，是否有乳汁分泌等。妇科检查：注意内、外生殖器的发育，有无先天性缺陷、畸形和肿瘤等。

3. 心理 - 社会状况　患者常因担心闭经对自己的健康、性生活及生育能力的影响，或反复治疗效果不佳而加重心理压力，表现为情绪低落、沮丧，对治疗和护理失去信心。

4. 辅助检查　育龄妇女首先排除妊娠。通过病史、体格检查对闭经的原因和病变环节有初步的了解，再有选择地做辅助检查以明确诊断。

（1）子宫功能检查：主要了解子宫的发育情况，子宫内膜的状态及功能。

1）诊断性刮宫：适于已婚妇女，可了解宫腔深度，宫颈管和宫腔有无粘连，宫腔是否通畅。刮取子宫内膜做病理学检查，了解子宫内膜对卵巢激素的反应，刮出物同时做结核菌培养，还可排除子宫内膜结核。

2）子宫镜检查：在子宫镜直视下观察子宫腔及内膜有无宫腔粘连、可疑结核病变，常规取材送病理学检查。

3）子宫输卵管碘油造影：了解宫腔形态、大小及输卵管情况，用以诊断生殖系统发育不良、畸形、结核及宫腔粘连等病变。

4）药物撤退性试验：常用孕激素试验和雌、孕激素序贯试验。①孕激素试验：用来检测内源性雌激素水平。应用孕激素 5 日，停药后 3～7 日，子宫有撤退性出血，为阳性反应，可排除子宫性闭经，说明子宫内膜已受一定水平的雌激素影响；若子宫无撤退性出血，则为阴性反应，说明患者体内雌激素水平低下，对孕激素无反应，应进一步做雌、孕激素序贯试验。②雌、孕激素序贯试验：适用于孕激素试验阴性反应的闭经患者。先口服雌激素 20 日，最后 5 日加用孕激素，停药后 3～7 日出现撤退性出血为阳性，说明子宫内膜功能正常，对甾体激素有反应，闭经是由于体内雌激素水平低下，其原因可能为卵巢、垂体或下丘脑，进一步寻找原因。如撤退性无出血为阴性，应重复试验一次，若 2 次试验均为阴性，提示子宫内膜有缺陷或破坏，可确定为子宫性闭经。

（2）卵巢功能检查：通过基础体温测定、阴道脱落细胞检查、宫颈黏液结晶检查、血甾体激素测定等，可帮助了解病因在卵巢、垂体或下丘脑。

（3）垂体功能检查：若雌激素试验为阳性，提示患者体内雌激素水平低落，但雌激素缺乏，可能是由于卵巢功能低下或者由于体内促性腺激素缺乏致卵巢分泌甾体激素减少引起。为确定原发病是在卵巢、垂体还是在下丘脑，需进一步做以下检查。

1）垂体促性腺激素测定：若 FSH>40 U/L，提示卵巢功能障碍；如 FSH、LH 值均 <5 U/L，提示下丘脑 - 垂体轴功能障碍，病变可能在垂体或下丘脑，需进一步做垂体兴奋试验；若 LH/FSH ≥ 2，则高度怀疑多囊卵巢综合征。

2）垂体兴奋试验：又称 GnRH 刺激试验。LHRH 100 mg 静脉注射（30 秒内完成），注射前及注射后 15、30、60、120 分钟分别采血测定 LH 水平，若注射后 15～60 分钟较注射前升高 2～4 倍以上，说明垂体功能正常，对 LHRH 反应良好，病变在下丘脑；若多次重复试验，LH 值仍无升高或升高不明显，提示病变在垂体。

5. 治疗原则　改善全身的健康状况。进行心理和病因治疗，因某种疾病或因素引起的下丘脑 – 垂体 – 卵巢功能紊乱，可用性激素替代治疗。

（1）病因治疗：闭经因器质性病变引起，应针对病因治疗。如 Asherman 综合征可行宫腔镜直视下宫颈 – 宫腔粘连分离后放置避孕环。先天性畸形，如处女膜闭锁、阴道横隔或阴道闭锁，均可行手术切开或成形术，使经血流畅。子宫内膜结核导致闭经，应积极抗结核治疗。卵巢或垂体肿瘤者应按制订的相应方案治疗。

（2）全身治疗：闭经的发生与全身健康状况和神经内分泌的调控有关，因此，全身治疗在闭经治疗中占重要地位。全身治疗包括积极治疗全身性疾病，提高机体体质，供给足够营养，保持标准体重。

（3）心理治疗：继发于精神心理和应激反应的闭经要给予及时的精神支持和医学咨询，以促进患者建立正确的健康观念和生活方式。对神经性厌食患者，应给予足够的关怀和心理疏导，鼓励循序渐进地进食。

（4）内分泌治疗：明确病变环节及病因后，应用相应激素补充机体激素不足或拮抗其过多，以达到治疗目的。

（二）护理诊断 / 护理问题

1. 营养不良　与神经性厌食有关。

2. 功能障碍性悲哀　与长期闭经及治疗不明显有关。

（三）护理目标

（1）患者加强营养，体重增加。

（2）患者能够接受闭经的事实，客观评价自己，并能积极配合治疗。

（四）护理措施

1. 一般护理　鼓励患者适当锻炼身体，增强体质，合理饮食，保持标准体重。避免过度劳累和剧烈运动。

2. 病情观察　观察患者的病情变化，协助医生对患者进行全面的体格检查。

3. 治疗护理　指导患者正确用药，说明性激素的作用、副作用、剂量、用药方法及时间等问题，不能随意减量、增量、漏服和停药，并注意观察性激素治疗后的不良反应。

4. 心理护理　建立良好的护患关系，鼓励患者表达自己内心的感受，向患者提供诊疗信息，解除患者的心理压力，使其端正心态，保持心情舒畅，正确对待月经。同时，需告知患者引起闭经的原因较多，确诊前需要逐步检查，历时较长，因此，要耐心地按时、按规定配合医生做好相关检查。

三、健康教育

（1）树立正确的健康观念，养成良好的生活方式　提倡健康自然美，避免过度节食，合理营养；适当参加运动，避免过于剧烈。

（2）正确认识疾病，保持心情舒畅。

（3）对有明显性格缺陷的女性，应指导帮助她们提高对外界的适应能力，保持情绪的稳定性。

第三节　痛经患者的护理

痛经是妇科最常见的症状之一，凡在月经前后或月经期出现下腹疼痛，坠胀伴腰酸或其他不适，严重影响工作、学习及生活的，称为痛经。痛经分为原发性和继发性两类。原发性痛经是指生殖器官无器质性病变的痛经，占痛经 90% 以上，常见于青春期少女；继发性痛经是指因盆腔器质性病变而导致的痛经，如子宫内膜异位症、子宫腺肌病、盆腔炎等，常见于生育期妇女。本节仅讨论原发性痛经。

一、病因

痛经可能与下列因素有关。

1. 内分泌因素　原发性痛经的发生主要与月经时子宫内膜前列腺素（prostaglandin，PG）含量增高有关。研究表明，痛经患者子宫内膜和月经血中 PGF2a 和 PGE_2 含量较正常妇女明显升高。PGF2a 升高是造成痛经的主要原因，PGF2a 可以引起子宫痉挛性收缩、子宫血流减少、子宫缺血及缺氧而导致痛经。痛经常发生在有排卵的月经周期，无排卵性子宫内膜因无黄体酮刺激，所含 PG 浓度甚低，一般不发生痛经。

2. 子宫因素　任何导致经血外流不畅的因素均可造成痛经，如子宫颈管狭窄、子宫极度屈曲、月经期子宫内膜整体脱落等。

3. 精神神经因素　精神紧张、焦虑、恐惧、寒冷刺激、过度敏感、月经期剧烈运动及生化代谢产物均可通过中枢神经系统刺激盆腔疼痛纤维引起痛经。

4. 遗传因素　有家族痛经史。

二、护理

（一）护理评估

1. 健康史　了解患者的年龄、月经史和婚育史，询问有无痛经的相关因素。疼痛与月经的关系，疼痛发生的时间、部位、性质、程度及伴随症状，疼痛时用药情况及治疗效果。

2. 身体评估

（1）症状：原发性痛经在青春期多见，常在初潮后 1～2 年内发病，主要表现为下腹部疼痛。①疼痛常于月经来潮后开始，最早出现在经前 12 小时，以行经第 1 天疼痛最剧烈，持续 2～3 天后缓解，疼痛常呈痉挛性。通常位于下腹部耻骨上，可放射至腰骶部和大腿内侧。②可伴有恶心、呕吐、腹泻、头痛、烦躁等，甚至出现四肢厥冷、面色苍白、出冷汗等虚脱症状。2～3天后随着月经血排出通畅，疼痛即可缓解。

（2）体征：妇科检查无明显的实质性病变，偶尔触及子宫过度前倾或过度后倾后屈位。

3. 心理 - 社会状况　由于每个月经周期都会出现以疼痛为代表的一系列症状，患者多表现为焦虑和恐惧，甚至神经质倾向，进而影响身体健康、工作学习和生活质量。

4. 辅助检查　为了排除器质性病变如子宫内膜异位症、子宫腺肌病、子宫肌瘤、盆腔粘连、盆腔感染等疾病引起的痛经，可做 B 型超声检查和腹腔镜检查。

【重点提示】◆ …

痛经的治疗原则。

5. 治疗原则　避免精神过度紧张和过于疲劳，必要时应用镇痛、镇静、解痉药。避孕妇女的痛经可采用口服避孕药治疗。未婚少女可用雌、孕激素序贯疗法，还可配合中医中药治疗。

（1）一般治疗：应重视心理治疗，说明月经期间的轻度不适是正常的生理反应，消除其紧张和顾虑，可缓解疼痛。足够的休息和睡眠、规律而适度的锻炼对缓解疼痛有一定帮助。疼痛不能忍受时可辅以药物治疗。

（2）药物治疗：

1）前列腺素合成酶抑制药：通过抑制前列腺素合成酶，减少前列腺素的产生，防止出现过强或痉挛性子宫收缩，从而减轻或消除痛经。此类药物治疗 80% 有效。①苯基丙酸类：如布洛芬 400 mg，每日 3～4 次，或酮洛芬 20～50 mg，每日 3～4 次。②灭酸类：如氟芬那酸 200 mg，每日 3 次，或甲芬那酸 250 mg，每日 3 次，均于月经来潮即开始服用，连续 2～3 日。

2）口服避孕药疗法：口服避孕药可抑制下丘脑 - 垂体 - 卵巢轴活性，抑制排卵，抑制子宫内膜生长，减少月经量，减少分泌期前列腺素的合成，有效缓解痛经，从而起到避孕及治疗痛经的双重效果。该方法主要适用于要求避孕的痛经妇女，疗效可达 90% 以上。常用药物有避孕药Ⅰ号（复方炔诺酮片）或Ⅱ号（复方甲地酮体片），于月经周期第 5 日始，每晚口服 1～1.5 片，连服 22 日。

3）钙离子通道阻滞药：硝苯地平可明显抑制缩宫素引起的子宫收缩。剂量 5～10 mg，每日 3 次，口服 3～7 日。其毒性小，副作用少，安全有效。

（二）护理诊断 / 护理问题

1. 疼痛　与月经期子宫痉挛性收缩，子宫肌组织缺血缺氧，刺激疼痛神经元有关。

2. 恐惧　与长时期痛经造成的精神紧张有关。

3. 睡眠形态紊乱　与痛经症状有关。

（三）护理目标

（1）患者痛经症状缓解。

（2）患者月经来潮前及经期无恐惧感。

（3）患者在月经期得到足够的休息和睡眠。

（四）护理措施

1.一般护理　经期保证充足睡眠，避免剧烈运动及过度劳累，注意保暖，注意摄取足够营养，勿食生冷和辛辣食物。

2.病情观察　观察患者腹痛的程度，腹痛出现及持续的时间，有无恶心、呕吐等伴发症状。

3.对症护理　疼痛明显时，嘱患者卧床休息，腹部局部热敷或按摩，以促进血液循环，喝热饮可减轻疼痛。

4.治疗护理　遵医嘱给予药物治疗，指导患者按医嘱口服前列腺素合成酶抑制剂。若为未婚少女，采用雌、孕激素序贯疗法，应指导其正确的用药方法，避免漏服，告知服药期间可能出现的不良反应，如恶心、食欲不佳等。若是因每一次经期习惯服用止痛剂，则应防止药物成瘾。中医用当归、芍药、川芎、茯苓、白术、泽泻组成的当归芍药散治疗原发性痛经效果明显。

5.心理护理　给患者耐心解释有关痛经的知识，消除患者的恐惧心理，使其能够正确认识到，月经期小腹轻度不适及腰酸属于生理现象，不必过于紧张。婚后生育，随着子宫内环境的改变，痛经的发生率会下降。

三、健康教育

1.正确认识月经，保持心情舒畅　规律的月经是女性生殖功能正常的外在标志，月经期应避免精神刺激和情绪波动，加强心理沟通，以减轻精神压力，保持心情舒畅。

2.注意经期卫生，避免生殖道感染的发生　经期保持外阴清洁，每天清洗外阴，勤换卫生垫及内裤。经期可以淋浴，不宜盆浴，更不可游泳，禁止性生活、阴道冲洗或上药。

3.经期注意保暖，适当休息　经期避免淋雨、冷水浴以免着凉。经期保证充足的睡眠，最好每日午睡 1～2 小时。不宜参加剧烈的运动和重体力劳动，合理饮食。

4.加强营养　经期应多饮水，多吃新鲜蔬菜，保持大小便通畅。

第四节　经前期综合征患者的护理

经前期综合征（premenstrual syndrome，PMS）是指在黄体期出现的周期性以情感、行为和躯体障碍为特征的综合征，月经来潮后，症状自然消失。美国精神病协会对 PMS 的严重类型称为经前焦虑症。经前期综合征最多见于 30～40 岁育龄妇女。

一、病因

经前期综合征的病因尚无定论，可能与以下因素有关。

1. 精神社会因素 研究发现，PMS 患者在臆想、抑郁、神经衰弱及精神内向方面的评分高于无 PMS 的对照组。PMS 患者对安慰剂治疗的反应率高达 30%～50%，提示社会环境与患者精神心理因素间的相互作用，参与经前期综合征的发生。

2. 卵巢激素失调 以前认为雌、孕激素比例失调是经前期综合征的发病原因，患者孕激素不足或组织对孕激素敏感性失常，雌激素水平相对过高，引起水钠潴留，体重增加。近年研究发现，经前期综合征患者体内并不存在孕激素绝对或相对不足，补充孕激素不能有效缓解症状。目前认为经前期综合征可能与黄体后期雌、孕激素撤退有关。临床给患者补充雌、孕激素合剂减少性激素周期性生理变动，能有效缓解症状。

3. 神经递质异常 经前期综合征患者在黄体后期循环中类阿片肽浓度异常降低，表现为内源性类阿片肽撤退症状，影响其精神、神经及行为方面的变化。

二、护理

（一）护理评估

1. 健康史 评估患者生理、心理方面的疾病史，既往妇科、产科病史；排除精神病及心、肝、肾等疾病引起的水肿。

【重点提示】◆ …

　　经前期综合征的概念及临床特点。

2. 身体评估 PMS 多见于 25～45 岁妇女，症状常在月经前 1～2 周开始，逐渐加重，至月经前 2～3 天最为严重，月经来潮后迅速减轻直至消失。主要临床表现包括 3 个方面。

（1）躯体症状：①水钠潴留症状：手足、颜面水肿，体重增加；腹部胀满，腰围增粗。②疼痛：乳房胀痛，以乳房外侧缘及乳头部为重；头痛多位于颞部或枕部；可伴有恶心、呕吐或腹泻；腰骶部痛；盆腔痛或全身各处疼痛。有时出现低血糖等症状。

（2）精神症状：可分为两种类型。①焦虑型：如精神紧张、易怒、情绪波动、琐事就可引起感情冲动且不能自制，争吵哭闹；②抑郁型：无精打采、表情淡漠，忧愁不乐、健忘、失眠，判断力减弱，有时精神错乱，偏执妄想。

（3）行为改变：注意力不集中，工作效率低，神经质、易激动等。

以上症状周期性反复出现为 PMS 的临床表现特点。

3. 辅助检查 PMS 没有特殊的实验室检查，必要时配合相关检查以排除心、肝、肾等疾病引起的水肿。

4. 治疗原则 治疗原则为对症治疗。可选用抗忧郁症药、抗焦虑药、促性腺激素释放激素激动剂、醛固酮受体拮抗剂，口服避孕药等缓解症状。

（1）抗忧郁症药：适用于有明显忧郁症状者。氟西汀可选择性地抑制中枢神经系统对 5-羟色胺的再摄取。黄体期用药，20 mg，每日 1 次口服。该药可明显缓解精神症状及行为改变，但对躯体症状疗效差。

（2）抗焦虑药：适合于有明显焦虑症状者。阿普唑仑 0.25 mg，每日 2～3 次口服，逐渐增量，最大剂量为每日 4 mg，用至月经来潮的第 2～3 日。

（3）维生素 B_6：可调节自主神经系统与性腺轴的关系，还可以抑制催乳激素（PRL）的合成。10～20 mg，每日 3 次口服，可改善症状。

（4）口服避孕药：通过抑制排卵缓解症状，并可减轻水、钠潴留症状，抑制循环和内源性激素波动。也可用促性腺激素释放激素激动药（GnRH-a）抑制排卵。连用 4～6 个周期。

（5）醛固酮受体拮抗药：可拮抗醛固酮而利尿，减轻水潴留，改善精神症状。螺内酯 20～40 mg，每日 2～3 次。

（二）护理诊断 / 护理问题

1. 焦虑　与周期性经前出现不适症状有关。
2. 体液过多　与雌、孕激素比例失调有关。
3. 疼痛　与精神紧张有关。

（三）护理目标

（1）在月经来潮前 2 周及月经期能够消除患者的焦虑。
（2）患者能够叙述水肿的形成因素和预防水肿的方法。
（3）患者在月经来潮前两周及月经期疼痛减轻。

（四）护理措施

1. 一般护理　合理饮食及营养，戒烟，限制钠盐和咖啡的摄入。鼓励患者进行有氧运动如舞蹈、慢跑，多参与社会交往，多听些抒情的轻音乐，以缓解精神压力。

2. 病情观察　观察患者在月经前 1～2 周有无头痛、乳房胀痛、肢体水肿、体重增加等不适；观察患者月经前 1～2 周有无焦虑、抑郁等情绪改变。

3. 心理护理　帮助患者调整心理状态，给予心理安慰与疏导，让其精神放松，有助于减轻症状。同时对其家庭成员进行有关疾病保健的宣传教育，让家人了解该病周期性发作的规律和预期的发病时间，协助调整经前期的家庭活动，减少环境刺激。

（五）护理评价

（1）患者焦虑感消除，正确面对月经来潮，没有出现明显不适。
（2）患者水肿减轻，没有水肿的体征。
（3）患者自述疼痛减轻。

三、健康教育

1. 高糖低蛋白饮食　目前认为 PMS 的低血糖样症状,如食欲增加、易怒、神经过敏与雌、孕激素的周期性变化对糖代谢的影响有关。有报道称,经前有症状时,摄入富含碳水化合物和低蛋白的饮食,如地瓜、马铃薯等,可以改善 PMS 的精神症状,包括抑郁、紧张、易怒和疲劳等。

2. 限制咖啡因　咖啡因能增加焦虑、紧张、抑郁及易怒症。

3. 多食富含维生素 B_6 的食物　维生素 B_6 是合成多巴胺和 5- 羟色胺的辅酶,后二者是影响行为和精神的神经递质,饮食中每天添加 50 mg 的维生素 B_6 可以减轻症状,为避免对感觉神经的毒性作用,不可长期大量服用。

■ 第五节　绝经综合征患者的护理

绝经(menopause)指月经完全停止一年以上。绝经提示卵巢功能衰退,生殖功能终止,是妇女生命进程中必经的生理过程。我国城市妇女的平均绝经年龄为 49.5 岁,农村妇女为 47.5 岁。绝经可分为自然绝经和人工绝经。自然绝经是随年龄增长卵巢功能丧失引起的月经永久停止,无明显病理或其他生理原因,是生理现象。人工绝经是因手术或化疗、放疗破坏卵巢,是卵巢功能丧失导致绝经。

【重点提示】◆　…

围绝经期综合征的概念。

围绝经期综合征(perimenopausal period syndrome)是指妇女在绝经前后雌激素水平波动或下降,导致以自主神经系统功能紊乱为主,伴有神经生理症状的一组症候群。因卵巢功能衰退,雌、孕激素水平降低,正常的下丘脑 – 垂体 – 卵巢轴的调节失去平衡,出现一系列植自主神经功能失调的症状。多发生在 45 ~ 55 岁之间,一般持续至绝经后 2 ~ 3 年,少数人可持续至绝经后 5 ~ 10 年。

一、病因

1. 内分泌因素　多认为卵巢功能衰退,雌激素减少是其根本原因。由于卵巢功能减退,体内雌、孕激素水平低落,导致下丘脑 – 垂体 – 卵巢轴平衡失调,影响了自主神经中枢及其所支配的脏器功能,从而出现了一系列自主神经功能失调的症状。

2. 神经递质　绝经后血中 β – 内啡肽及其自身抗体的含量明显降低,引起神经内分泌功能调节紊乱。5- 羟色胺(5-HT)水平异常,可以引起情绪变化。

3. 种族、遗传因素　绝经综合征症状的发生及严重程度可能与个体人格特征、神经类型、文化水平、职业等有关。绝经综合征患者多有精神压抑或精神创伤史。

二、护理

（一）护理评估

1. 健康史　对 40 岁以上女性，若出现月经紊乱或不规则阴道出血，应详细了解其月经史、婚育史、妇科手术史，有无肝病、高血压以及其他内分泌疾病等。

【重点提示】◆ …

围绝经期综合征的临床特点。

2. 身体评估　评估患者有无下列表现。

（1）月经紊乱：月经紊乱是绝经过渡期的常见症状，绝经前半数以上妇女会有 2～8 年的无排卵型月经，表现为月经周期紊乱、持续时间长、月经量异常。可能发生以下异常改变：①月经频发，月经周期短于 21 天；②月经稀发，月经周期超过 35 天；③不规则子宫出血，常为无排卵功血；④闭经，多数妇女经历不同类型的月经改变而进入闭经，少数妇女可突然闭经。

（2）雌激素降低的相关症状：①精神神经症状：兴奋型表现为情绪激动，多言多语、失眠和烦躁等；抑郁型表现为情绪低落、忧郁、焦虑、内心不安、多疑及记忆力减退，严重者可发展为抑郁性神经症。②血管舒缩症状：主要表现为潮热、出汗，是雌激素降低的特征性症状。其特点是反复出现短暂的面部和颈部皮肤阵阵发红，伴有轰热，继之出汗，持续时间一般为 1～3 分钟。③心血管症状：绝经后妇女糖脂代谢异常增加，动脉硬化、冠心病的发病危险较绝经前明显增加。④泌尿生殖道萎缩症状：出现阴道干燥、性生活困难及反复发生的阴道炎，常有张力性尿失禁、排尿困难、尿急及反复发生的尿路感染。⑤骨质疏松：绝经后妇女雌激素缺乏使骨质吸收增加，导致骨量快速丢失而出现骨质疏松。此外，还有乳房萎缩、下垂；皮肤皱纹增多、皮肤色素沉着，毛发减少等表现。

骨质疏松

（3）妇科检查：可见生殖器官萎缩性病变，如外阴皮肤干皱、松弛，阴道干涩、萎缩，皱襞减少，如合并感染，阴道分泌物增多并有臭味；宫颈及子宫体萎缩变小，卵巢萎缩触不到。

3. 辅助检查

（1）激素测定：检查血清 FSH 值及 E_2 值了解卵巢功能。绝经过渡期血清 FSH > 10 U/L，提示卵巢储备功能下降。闭经、FSH > 40U/L 且 E_2 < 10 pg/mL，提示卵巢功能衰竭。

（2）氯米芬兴奋试验：月经第 5 日起口服氯米芬，每日 50 mg，共 5 日，停药第 1 日测血清 FSH > 12 U/L，提示卵巢储备功能降低。

（3）血脂检查胆固醇增高。

（4）血常规、血小板、出凝血时间等检查，了解贫血程度及有无出血倾向。

（5）其他检查：B 超检查、心电图、骨密度检查、宫颈刮片、分段诊断性刮宫病理学检查等。

4. 治疗要点

（1）一般治疗：对绝经过渡期妇女进行心理疏导，向其解释绝经过渡期是每个妇女必经的生理过程，要以积极乐观的心态面对。同时鼓励绝经过渡期妇女建立健康的生活方式，包括适当的体育锻炼，健康饮食，增加日晒时间，摄入足量的蛋白质及含钙丰富的食物，预防骨质疏松。必要时选用谷维素，有助于调节自主神经功能，20 mg，口服，每日 3 次。镇静药如艾司唑仑 2.5 mg，晚上睡前服用，有助于睡眠。

（2）激素替代治疗（hormone replacement therapy，HRT）：针对绝经相关的健康问题而采取的一种医疗措施，可有效缓解绝经相关症状，从而改善生活质量。

1）适应证：雌激素缺乏所致各种症状如老年性阴道炎、泌尿道感染、潮红、潮热及精神症状，也可预防存在高危因素的骨质疏松及心血管疾病。

2）禁忌证：绝对禁忌证有已知或可疑妊娠、不明原因子宫出血、已知或可疑乳腺癌、6 个月内有活动性血栓性疾病、胆囊疾病及肝脏疾病等。

3）制剂及剂量：①雌激素：有天然雌激素和合成雌激素，原则上应选择天然制剂。天然雌激素主要包括雌酮、雌二醇和二者各自的结合型以及妊马雌酮。合成雌激素主要包括炔雌醇、炔雌醚以及尼尔雌醇。尼尔雌醇，每 15 日服 1 ～ 2 mg 或每月服 2 ～ 5 mg，服药 3 ～ 6 个月后加用甲羟黄体酮，每日 8 mg，连用 5 ～ 8 日，可有效地控制潮热、多汗、阴道干燥和尿路感染，也可预防心血管疾病和骨质疏松的发生；妊马雌酮，每日口服 0.625 ～ 1.25 mg；微粒化雌二醇每日口服 1 ～ 2 mg；7- 甲异炔诺酮每日或隔日口服 2.5 mg。②孕激素：最常用的甲羟黄体酮，每日口服 2.5 ～ 5 mg。其他药物有炔诺酮，每日口服 5 mg；炔诺黄体酮，每日口服 0.15 mg；微粒化黄体酮，每日口服 100 ～ 300 mg。

4）用药途径：①口服：口服途径疗效肯定，其血药浓度稳定，可改善血脂，目前为首选途径。但对肝脏有一定的损害，还可刺激产生肾素底物和凝血因子。因此，有肝脏疾病或血栓栓塞性疾病者禁用。②胃肠道以外途径：能缓解潮热，防止骨质疏松，能避免肝脏首过效应，对血脂影响较小。阴道给药适用于泌尿生殖道症状严重者；经皮肤给药有皮肤贴膜及涂胶，二者可提供恒定的雌激素水平，方法简便；皮下埋置，作用可维持 3 ～ 6 个月，缺点是需要停药时难以去除。

5）用药时间与剂量：短期用药适用于解除围绝经期症状，待症状消失后即可停药；长期用药用于防止骨质疏松，HRT 至少持续 5 ～ 10 年以上。

6）副作用及危险性：可能发生异常子宫出血，必要时做诊断性刮宫以排除子宫内膜病变；雌激素剂量过大可引起乳房胀痛、白带多、头痛、水肿、色素沉着等，应酌情减量，或改用雌三醇；孕激素不良反应主要是使患者出现抑郁、易怒、乳房性痛和水肿，患者常不易耐受；长期单一使用雌激素，可使子宫内膜异常增生和子宫内膜癌危险性增加，目前对有子宫者强调雌孕激素联合使用，可降低风险。

（二）护理诊断/护理问题

1. 自我形象紊乱　与月经紊乱，出现神经、精神症状有关。
2. 有感染的危险　与绝经期阴道黏膜变薄，局部防御感染能力下降有关。
3. 焦虑　与不适应围绝经期内分泌改变、家庭和社会环境改变等有关。

（三）护理目标

（1）患者能积极参加社会活动，正确评价自己。
（2）患者在围绝经期不发生膀胱炎、阴道炎等感染。
（3）患者能够描述自己的焦虑心态并能有效应对。

（四）护理措施

1. 一般护理　饮食上应多吃些豆制品，适当摄取钙质和维生素 D，可减少因雌激素降低而引起的骨质疏松；参加有规律的运动，如散步、打太极拳、扭秧歌、跳中老年健身操等，可以促进血液循环，维持肌肉良好的张力，延缓老化的速度，还可以刺激骨细胞的活动，延缓骨质疏松的发生。

2. 病情观察　观察患者的一般情况，血压、睡眠及月经情况，有无精神症状，有无心悸、头晕等。

3. 对症护理　出血较多者，督促其卧床休息，避免过度疲劳和剧烈运动；贫血严重者，遵医嘱做好配血、输血、止血措施；严重骨质疏松、反复阴道炎患者遵医嘱使用性激素缓解症状。

4. 治疗护理　帮助患者了解用药目的、药物剂量、适应证、禁忌证、用药时间、可能出现的反应。激素替代治疗必须在专科医生指导下进行，督促长期使用性激素治疗者应定期随访。开始 HRT 后，可于 1～3 个月复诊，以后随诊间隔可为 3～6 个月，1 年后的随诊间隔可为 6～12 个月。若出现异常的阴道流血或其他不良反应应随时复诊，每次复诊需仔细询问病史及其他相关问题。

5. 心理护理　加强与患者的沟通，让患者充分表达内心的"痛苦"，以宣泄不良情绪，缓解症状。向患者及其亲属讲解围绝经期综合征的相关知识，使家人给予理解、同情和及时的安慰，积极创造良好氛围，减轻患者的症状。

三、健康教育

1. 饮食指导　①多进食优质蛋白质，如牛奶，鸡蛋，牛、羊、猪的瘦肉等；②多吃新鲜水果和绿叶菜；③摄取足够的 B 族维生素如粗粮（小米、玉米、麦片等）、菌类、瘦肉、牛奶、绿叶蔬菜和水果等，可以调节神经系统功能、增加食欲、帮助消化；④低盐饮食可以利尿、消肿、降压；⑤禁食刺激性食物，如酒、咖啡、浓茶及各种辛辣调味品；

⑥控制体重；⑦限制高胆固醇的食物。

2. 生活指导　鼓励患者坚持体育锻炼，参加户外活动，合理安排工作和休息，注意劳逸结合，同时积极防治围绝经期妇女常见的全身性疾病。

3. 定期随访　指导督促长期使用性激素治疗的患者定期随访。指导患者熟悉所使用药物的用药目的、药物剂量、适应证、禁忌证、用药时间和可能出现的反应。

■ 思考与训练

一、简答题

1. 简述无排卵型功血的治疗原则。

2. 简述功血患者的用药护理。

二、选择题

1. 功能失调性子宫出血是指（　　　）。

　　A. 青春期的异常子宫出血

　　B. 生育期妇女的异常子宫出血

　　C. 围绝经期妇女的异常子宫出血

　　D. 伴有轻度子宫内膜非特异性炎症的子宫出血

　　E. 由于神经内分泌功能失调引起的异常子宫出血

2. 无排卵型功血最常见的表现是（　　　）。

　　A. 贫血　　　　　　　　　　　B. 见于生育年龄

　　C. 月经周期缩短　　　　　　　D. 不孕

　　E. 子宫不规则出血

3. 子宫内膜脱落不全患者诊刮取内膜活检的时间为（　　　）。

　　A. 月经干净后 3 日　　　　　　B. 月经第 6 日

　　C. 月经第 5 日　　　　　　　　D. 月经来潮 6 小时内

　　E. 两次月经之间

4. 关于围绝经期功血止血方法的首选是（　　　）。

　　A. 刮宫　　　　　　　　　　　B. 雄激素

　　C. 孕激素　　　　　　　　　　D. 雌激素

　　E. 三合激素

5. 下列关于无排卵型功血的说法，错误的是（　　　）。

　　A. 多见于青春期和围绝经期　　B. 基础体温呈单相型

　　C. 月经周期缩短经量多少不定　　D. 经前为增生期子宫内膜

　　E. 常不伴有痛经

6.一患者因精神紧张引起闭经，下列提供的护理措施中不恰当的是（　　　）。

　　A.适当运动，增强体质，缓解精神压力

　　B.做好心理护理，鼓励患者表达自己的情绪

　　C.向患者讲述闭经的原因，澄清错误观念

　　D.向患者解释有关治疗的意义，取得合作

　　E.嘱患者卧床休息，尽量避免到公共场所

7.一女学生，18岁，因经期腹痛剧烈就诊。患者主诉：每次月经来潮时需服镇痛药并卧床休息。平时周期规律，基础体温呈双相型。肛查：子宫前倾前屈，稍小，硬度正常，无压痛，两侧附件正常，分泌物白色。该患者最可能的疾病诊断是（　　　）。

　　A.子宫内膜炎　　　　　　　　B.子宫腺肌病

　　C.输卵管炎　　　　　　　　　D.子宫肌瘤

　　E.痛经

8.李某，50岁。诉近年月经周期不准，行经2～3天干净，量极少，自感阵发性潮热，心悸，出汗，时有眩晕，妇检子宫稍小，余无特殊。护士应向其宣教（　　　）方面的知识。

　　A.无排卵型功血　　　　　　　B.围绝经期综合征

　　C.黄体萎缩延迟　　　　　　　D.黄体发育不全

　　E.神经衰弱

第七章
妊娠滋养细胞疾病患者的护理 ——————————

学习目标

1. 妊娠滋养细胞疾病患者的临床表现、护理评估、护理措施及健康教育。

2. 妊娠滋养细胞疾病患者的病理特点、治疗要点、辅助检查及护理诊断。

3. 了解妊娠滋养细胞疾病的病因及护理目标。

预习案例

王某，26岁，停经91天。因阴道流血来院就诊。妇科检查：子宫前倾，如孕4个月大小，两侧附件可触及鹅蛋大、表面光滑、活动良好、囊性的肿物，B超检查子宫内充满了弥漫分布的光点和小囊样无回声区，见不到妊娠囊和胎心搏动。

思考 ·······································

1. 该患者可能的医疗诊断是什么？

2. 首选的治疗措施是什么？

3. 治疗期间应如何护理该患者？

妊娠滋养细胞疾病是一组来源于胎盘滋养细胞的疾病，根据组织学将其分为葡萄胎、侵蚀性葡萄胎、绒毛膜癌（简称绒癌）及胎盘部位滋养细胞肿瘤。侵蚀性葡萄胎、绒癌和胎盘部位滋养细胞肿瘤又统称为妊娠滋养细胞肿瘤。葡萄胎属于良性病变，可以继续发展成侵蚀性葡萄胎，侵蚀性葡萄胎又可以发展成绒癌。绒癌还可以继发于葡萄胎、足月分娩、流产和异位妊娠之后。

妊娠滋养细胞肿瘤是众多肿瘤中对化疗最敏感的。即使患者已有广泛转移，化疗后大部分患者仍能根治。侵蚀性葡萄胎和绒癌可通过化疗达到痊愈，是恶性肿瘤中少数可通过化疗完全治愈的疾病之一。

滋养细胞

第一节 葡萄胎患者的护理

葡萄胎是一种良性滋养细胞疾病，主要由于妊娠后胎盘绒毛的滋养细胞增生，发生间质水肿、变性，形成大小不一的水泡，水泡间有细蒂相连成串，形如葡萄而得名，也称水泡状胎块。可发生于任何年龄生育期妇女，但以20岁以下及40岁以上者妊娠后发生率较高。

一、病因与诱因

葡萄胎的真正发病原因不明，可能与年龄、病毒感染、种族、细胞遗传异常、营养不良及社会经济状况等有关。有过1次和2次葡萄胎妊娠者，再次发生率分别为1%和15～20%。

二、病理与分类

葡萄胎分为完全性葡萄胎和部分性葡萄胎两种，大多数为完全性葡萄胎，有10%～25%发生恶变。完全性葡萄胎的染色体核型为二倍体，由一个空卵和两个单倍体精子结合；部分性葡萄胎的染色体核型90%以上为三倍体，由一个单倍体卵子和两个单倍体精子结合。

葡萄胎的主要病理变化为：①滋养细胞不同程度增生；②绒毛间质水肿；③绒毛间质内血管消失。由于绒毛失去吸收营养的功能，导致胚胎早期死亡，经自溶吸收而消失形成完全性葡萄胎。少数为胎盘绒毛部分变性，可伴有胚胎及其附属物，称部分性葡萄胎。由于滋养细胞过度增生产生大量的绒毛膜促性腺激素（HCG），刺激卵巢卵泡细胞发生黄素化而形成囊肿，称为卵巢黄素囊肿。

三、护理

（一）护理评估

1.健康史　询问患者的月经史，生育史，本次妊娠早孕反应发生的时间及程度；有无阴道流血等；询问患者及其家族的既往疾病史，包括滋养细胞疾病史。了解患者的年龄、社会经济状况有无与营养相关因素。

【重点提示】 ⋯

　　葡萄胎的临床表现。

　　2. 身体评估　　测生命体征，观察口唇、面色，评估患者有无贫血和血压升高；有无恶心、呕吐及甲亢症状等。腹部检查子宫大小，估计孕月大小；有无压痛。常见的症状和体征如下：

卵巢黄素囊肿

　　（1）症状：

　　①停经后阴道流血：此为最常见的症状。多数于停经2～4个月出现不规则阴道流血，也可反复大量出血，在出血中有时可见有水泡状组织。长期出血，可致贫血和继发感染。

　　②子宫异常增大：因绒毛水肿及宫腔积血，约2/3患者的子宫大于停经月份，质地柔软。因水泡退变，少数患者子宫大小与停经月份相符或小于停经月份。在子宫大小如孕5个月时，仍触不到胎体、听不到胎心。

　　③妊娠剧吐及妊娠期高血压疾病征象：葡萄胎时妊娠呕吐出现较早，常发展为妊娠剧吐。在孕中期即可出现高血压、水肿、蛋白尿等征象，可较早发展为子痫前期。

　　④甲状腺功能亢进现象：约10%患者合并轻度甲状腺功能亢进，葡萄胎治愈后甲亢症状迅速消失。

　　⑤卵巢黄素囊肿：一般无症状，偶可因急性扭转而发生急性腹痛。葡萄胎组织清除后，黄素囊肿可于2～4个月内自行消失。

　　（2）体征：行产科检查，子宫大小与停经月份不符，宫体较软，腹部检查扪不到胎体，测不到胎心。

　　3. 辅助检查

　　（1）绒毛膜促性腺激素（HCG）测定：葡萄胎患者血 β–HCG 在 100 kU/L 以上，通常超过 1 000 kU/L，且持续不降。

　　（2）超声检查：B 型超声是诊断葡萄胎的重要辅助检查方法。完全性葡萄胎的典型影像学表现为子宫明显大于相应的孕周，无妊娠囊或胎心搏动，宫腔内呈"落雪状"影像，若水泡较大而形成大小不等的回声区，则呈"蜂窝状"。

　　（3）其他检查：包括胸部 X 线摄片、血常规、出凝血时间、肝肾功能等。

　　4. 心理 – 社会状况　　重点评估患者的心理状况及对疾病的应对能力，患者及其亲属会担心孕妇的安全，此次妊娠对今后生育的影响，对清宫手术的恐惧。对妊娠滋养细胞疾病知识的缺乏及预后的不确定性会增加患者及其家属的焦虑情绪。

　　5. 治疗要点

　　（1）清宫术：一经确诊，迅速清除宫腔内容物。

（2）子宫切除术：年龄超过 40 岁或无生育要求者可行子宫全切术，保留双侧卵巢。

（3）卵巢黄素化囊肿的处理：一般情况下不需处理，但发生囊肿扭转时应手术治疗。

（4）预防性化疗：对高危患者采用预防性化疗。年龄大于 40 岁；子宫明显大于停经月份；病理报告提示滋养细胞高度增生或伴有不典型增生；出现可疑转移灶；HCG 持续高水平或下降后又升高者；卵巢黄素化囊肿直径大于 6 cm 者；无条件随访者。

（二）护理诊断 / 护理问题

1. 焦虑　与担心清宫手术及预后有关。

2. 自尊紊乱　与分娩的期望得不到满足及对将来妊娠担心有关。

3. 有感染的危险　与阴道出血、机体抵抗力降低及清宫手术有关。

（三）护理目标

（1）患者焦虑情绪减轻，积极配合清宫手术。

（2）患者住院期间不发生感染。

（3）患者及其亲属了解本病的基本知识，能陈述随访的重要性和具体方法。

【重点提示】◆ …

葡萄胎清宫术的护理。

（四）护理措施

1. 预防感染

（1）保持外阴清洁，勤换消毒会阴垫。

（2）严密监测体温、血白细胞计数及分类、阴道排出物性状等，发现感染征象及时报告医生。

（3）遵医嘱使用抗生素。

2. 清宫术患者的护理

（1）术前做好输液、输血准备，并备好清宫术所需器械（准备好大号吸管）、物品及抢救药品，并建立静脉输液通路。

（2）术中遵医嘱静脉点滴缩宫素，以防止大出血休克。清宫术过程中陪伴在患者身旁，注意观察其面色及生命体征变化，了解患者的感受，发现异常及时报告医生并配合处理。及时提供手术所需物品，协助医生顺利完成清宫术。

（3）术后取较小的靠近子宫壁的葡萄状组织送病理检查。

3. 心理护理　鼓励患者表达对疾病目前状况的感受以及对治疗手段的认识，善于倾听、理解、同情患者，取得患者信任。讲解关于葡萄胎的疾病知识，说明尽快清宫的必要性，医护人员会及时认真处理，解除患者对手术的恐惧和担忧。告知清宫术后两年应坚持随访，治愈后可正常生育，使患者消除悲哀心理，增强信心，以积极的心态接受治疗方案。

（五）护理评价

（1）患者的出血被控制，血压平稳，血常规正常。

（2）患者体温正常，无感染发生。

（3）患者能叙述随访的重要性和具体方法，并能配合做好术后随访。

【重点提示】

葡萄胎随访的目的、时间及意义。

四、健康教育

1. 生活方式　指导患者进食高蛋白、富含维生素，易消化食物，适当活动，保证充足睡眠，以增强机体免疫功能。

2. 预防感染　注意保持外阴清洁，清宫术后禁止性生活和盆浴 1 个月，以预防感染。

3. 指导患者定期接受随访　向患者及其亲属讲解随访的重要性、内容、时间及注意事项。

（1）意义：葡萄胎排空后，有较高的恶变率，通过随访可及早发现恶变，及早治疗，提高治愈率。

（2）随访时间：葡萄胎清宫术后每周 1 次，连续 3 次；HCG 阴性后每月 1 次，半年后改为 3 个月 1 次，1 年后改为半年 1 次，共计 2 年。

（3）随访内容：询问是否有异常阴道流血、胸痛、咯血等转移症状；动态监测血、尿 HCG；妇科检查及 B 超观察子宫复旧、黄素囊肿消退情况；必要时行 X 线胸片检查。

（4）告知患者避孕 2 年。因妊娠会造成 HCG 升高而与恶变混淆，应指导用避孕套避孕。

■ 第二节　妊娠滋养细胞肿瘤患者的护理

妊娠滋养细胞肿瘤是滋养细胞的恶性病变，包括侵蚀性葡萄胎、绒毛膜癌和胎盘部位滋养细胞肿瘤。胎盘部位滋养细胞肿瘤是起源于胎盘种植部位的一种特殊类型的滋养细胞肿瘤，临床罕见。侵蚀性葡萄胎是指葡萄胎组织侵入子宫肌层引起组织破坏或转移至子宫以外，常继发于葡萄胎之后，多在葡萄胎排空后半年内发生，具有恶性肿瘤行为，但预后较好。绒毛膜癌是一种高度恶性肿瘤，可继发于葡萄胎，但多发生在葡萄胎后 1 年以上，也可继发于流产、足月产及异位妊娠之后。早期即可通过血行转移至全身，破坏组织或器官，引起出血坏死。

一、病理

侵蚀性葡萄胎大体可见子宫肌壁内有大小不等、深浅不一的水泡状物组织。侵蚀病灶接近子宫浆膜层时，子宫表面可见紫蓝色结节。镜下可见侵入子宫肌层的水泡状组织的形态和葡萄胎相似，绒毛结构和滋养细胞显著增生、大小不一、分化不良。绒毛膜癌多发生在子宫，仅极少数出现转移灶。肿瘤常位于子宫肌层内，可突入宫腔或穿破宫壁而至阔韧带或腹腔。单个或多个，无固定形态，与周围组织分界清，质地软而脆，剖视可见癌组织呈暗红色，常伴出血、坏死及感染。镜下表现为滋养细胞和合体滋养细胞成片高度增生，排列紊乱，不形成绒毛或水泡状结构，广泛侵入子宫肌层及血管，周围大片出血、坏死。肿瘤不含间质和自身血管，瘤细胞靠侵蚀母体血管获取营养。

二、护理

（一）护理评估

1. 健康史　询问患者个人及家族的既往史，包括滋养细胞疾病史、药物使用史及药物过敏史。复习既往葡萄胎病史，详细了解第一次清宫的时间、水泡大小、吸出组织物的量等；清宫次数及清宫后阴道流血的量、质、时间，子宫复旧情况；了解随访期间血尿 HCG、肺部 X 线检查结果等资料。了解生殖道、肺部、脑等转移灶的相应症状，是否做过化疗及化疗的时间、药物、剂量、疗效及用药后机体的反应情况。

【重点提示】◆ ⋯

妊娠滋养细胞肿瘤转移灶的表现。

2. 身体评估

（1）症状：①阴道流血：葡萄胎清宫术后或流产、足月产后出现不规则阴道流血，量多少不定，或正常月经后停经又出现阴道流血。②子宫复旧不良或不均匀增大：葡萄胎清宫术后 4～6 周子宫未恢复正常大小，质软。③卵巢黄素化囊肿持续存在。④腹痛：病灶穿破子宫浆膜层，可出现急性腹痛和腹腔内出血症状。⑤转移灶表现：主要经血行播散，最常见的部位是肺部，其次依次为阴道、盆腔、肝、脑等。各转移部位的共同特点是局部出血。肺转移：常见表现为咳嗽、血痰、反复咯血、胸痛及呼吸困难；阴道转移：局部表现为紫蓝色结节，破溃后可引起大出血；脑转移：为主要致死原因。按病情进展分三期，瘤栓期：表现为一过性脑缺血症状，如短暂失语或失明、突然跌倒等。脑瘤期：表现为头痛、喷射性呕吐、偏瘫、抽搐、昏迷。脑疝期：表现为颅内压明显升高，脑疝形成，压迫呼吸中枢而死亡。

（2）体征：测生命体征，观察口唇、面色、神志等，评估患者有无贫血；查看患者有无腹痛、阴道流血、咳嗽、咯血等。

3. 辅助检查

（1）血、尿 HCG 测定：患者常于葡萄胎排空后 9 周以上，或流产、足月产、异位妊娠后 4 周以上，血、尿 HCG 测定持续高水平或一度下降后又升高。

（2）B 超检查：子宫正常大或不均匀增大，肌层内可见高回声团，边界清楚，无包膜。

（3）胸部 X 线摄片：如有肺转移可见肺纹理增粗，棉球状或团块状阴影。

（4）组织病理学检查：在子宫肌层或转移灶中见到绒毛结构为侵蚀性葡萄胎，见成片滋养细胞而无绒毛结构为绒毛膜癌。

4. 心理－社会状况 评估患者及其亲属对疾病的认知程度、情绪反应及应对能力。由于不规则阴道流血和转移灶症状，患者身心不适，担心今后生育、恶变和化疗影响，以及多次化疗带来经济负担，患者和家属不能接受现实，感到恐惧和悲哀，失去治疗信心。子宫切除者担心女性特征改变或不能生育而绝望。

5. 治疗要点 以化疗为主，手术和放疗为辅。

（二）护理诊断／护理问题

1. 恐惧 与担心疾病预后不良及化疗副作用有关。
2. 有感染的危险 与转移灶破溃出血、手术及化疗致免疫功能低下有关。
3. 潜在并发症 肺转移、阴道转移、脑转移。

（三）护理目标

（1）患者恐惧感减轻或消失。
（2）患者无感染症状，体温正常。
（3）患者不发生并发症或并发症得到及时发现和正确处理。

【重点提示】◆ ⋯

妊娠滋养细胞肿瘤转移灶的护理及化疗患者的护理。

（四）护理措施

1. 防止感染

（1）保持环境清洁、空气清新，病房每天通风、消毒。
（2）加强营养，提高机体免疫功能。
（3）限制探陪人员，嘱患者少去公共场所，以防感染。
（4）监测体温、血常规变化，对全血细胞减少或白细胞减少的患者遵医嘱少量多次输新鲜血或成分输血，并进行保护性隔离。
（5）遵医嘱应用抗生素。

2. 严密观察病情，及时发现转移灶，做好相应护理

（1）阴道转移患者的护理：①尽量卧床休息，限制走动，禁止不必要的阴道检查，

配血备用，备好各种抢救物品；②若发生破溃大出血，立即通知医生并配合抢救，用纱垫或长纱布条填塞阴道压迫止血，并输血输液防止休克，填塞的纱条须于 24 ～ 48 小时内取出。

（2）肺转移患者的护理：①卧床休息，吸氧，起床时应有人陪伴；按医嘱给静脉补液、止血药、脱水药、镇静药等；②若出现大咯血，立即让患者取头低患侧卧位并保持呼吸道通畅，轻拍背部，排出积血；③观察颅内压增高症状，记录出入水量，严格控制补液总量和速度；④预防并发症，跌倒、肺炎、压疮等；⑤做好腰穿、HCG 测定、CT 等检查项目的配合。

（3）脑转移患者的护理：①严密观察病情：观察生命体征、神志变化，有无颅内压增高症状，记录出入量；②积极配合治疗：遵医嘱吸氧，给止血药、脱水药及化疗药物等，严格控制补液总量和速度，以防颅内压增高；③完善检查：留血、尿标本测HCG、配合医生做腰穿、CT 等检查；④预防并发症：采取相应的护理措施预防跌倒、吸入性肺炎、压疮等并发症发生。

3. 化疗患者的护理

（1）准确测体重：一般在每个疗程的用药前和用药中各测 1 次体重，根据体重计算和调整用药量。

（2）正确使用药物：严格执行三查七对，遵医嘱正确溶解和稀释药物，做到现配现用，在常温下一般不超过 1 小时。避光药物（如放线菌素 D、顺铂等）应用避光输液管及避光套，严格按医嘱控制给药速度。

（3）注意保护静脉：从远端开始有计划地穿刺，用药前先注入少量 0.9% 氯化钠注射液，确认穿刺成功后再注入化疗药物。如有药物外渗需立即停药，局部冷敷。化疗结束前用 0.9% 氯化钠注射液冲管，以降低穿刺部位拔针后的残留浓度，减少局部刺激，保护血管。

（4）药物不良反应及护理：①消化道反应：食欲不振、恶心呕吐最常见，合理安排用药时间，减轻呕吐。指导患者进食，按医嘱给予镇静、止吐药物；有口腔溃疡者做好口腔护理，餐后、睡前用软毛刷刷牙或用温盐水漱口，溃疡处涂甲紫或冰硼散。②造血功能抑制：遵医嘱测定白细胞及血小板计数，如白细胞降至 3.0×10^9/L 以下，血小板降至 50×10^9/L 以下，应与医生联系考虑停药，对于白细胞低于正常的患者要采取预防感染的措施，严格无菌操作。

4. 心理护理　倾听患者及其亲属对疾病的心理反应，关心患者并取得他们的信任。介绍各种检查与治疗的目的，讲解化疗药物及护理措施，告知患者滋养细胞肿瘤是目前化疗效果最好的疾病，减轻其心理压力和恐惧感，帮助患者树立战胜疾病的信心，配合治疗。

（五）护理评价

（1）患者恐惧感减轻或消失，能参与适当的活动。

（2）患者饮食合理，体重维持正常。

（3）患者没有因护理不当引起并发症或并发症得到及时发现和正确处理。

三、健康教育

鼓励患者进食高蛋白、富含维生素、易消化的食物，保证所需营养的摄入。出现转移灶症状时，应卧床休息，病情缓解后再适当活动。保持外阴清洁，预防感染。出院后严密随访，前2年的随访同葡萄胎患者，以后需每年1次，持续3～5年，随访内容同葡萄胎。随访期间需严格避孕，应于化疗停止≥12个月方可妊娠。

■ 第三节　化疗患者的护理

一、概述

化学药物治疗（简称化疗）恶性肿瘤已取得了肯定的功效，目前化疗已经成为恶性肿瘤的主要治疗方法之一。滋养细胞疾病是所有肿瘤中对化疗最为敏感的一种，随着化疗的方法学和药物学的快速进展，绒毛膜癌病人的死亡率已大为下降。

化疗药物的主要作用机制为：①影响去氧核糖核酸的合成；②直接干扰核糖核酸的复制；③干扰转录、抑制信使核糖核酸的合成；④防止纺锤丝的形成；⑤阻止蛋白质的合成。

抗肿瘤药物既能抑制肿瘤细胞的生长，又能影响机体正常细胞的代谢，所以均有一定毒性。在治疗时，用量越大，不良反应越明显。化疗的主要不良反应是造血系统功能障碍，其次为消化道反应、脱发等，心血管系统、肝肾等损害也常见。了解化疗药物的作用机制和不良反应，观察用药反应，减轻化疗患者不适是对化疗患者护理的主要内容。

二、护理

（一）护理评估

1.健康史　采集患者既往用药史，尤其是化疗史及药物过敏史。记录既往接受化疗过程中出现的药物不良反应及处理情况。询问有关造血系统、消化系统（尤其是肝脏）及肾脏疾病史，了解疾病的治疗经过。采集患者的肿瘤疾病史、发病时间，治疗方法及效果，目前的病情状况。

2.身体评估　测量体温、脉搏、呼吸、血压，了解患者一般情况（意识状态、发育、营养、面容与表情），皮肤、黏膜、淋巴有无异常，准确测量并记录体重，以便正确计算和调整药量，一般在每个疗程的用药前及用药中各测量一次体重。应在早晨，空腹，排空大小便后进行测量，酌情减去衣服重量。若体重不准确，用药剂量过大，可发生中毒反应，过小则影响疗效。了解患者的日常生活规律如饮食、嗜好、睡眠状态、排泄情况及自理程度，了解原发肿瘤的症状和体征，以便给护理活动提供依据。测血常规、尿常规、肝肾功能、血小板计数等，了解化疗药物对个体的毒性反应，化疗前如有异常则暂缓治疗。测白细胞计数，在用药前检测能给用药提供依据，如果白细胞低于 $3.0 \times 10^9/L$ 则不能用药。在用药过程中测，可监测药物毒性反应，如白细胞低于 $3.0 \times 10^9/L$，要给予停药处置。

3. 辅助检查　化疗前应先检查血、尿常规、肝功能、肾功能，测定血 β–HCG 值，了解骨髓及肝肾功能，用药期间严密观察并监测血常规和肝肾功能，每周测血 β–HCG 一次，并根据情况及时采取其他相应检查。

4. 心理 – 社会状况　了解患者对接受化疗的反应，有无恐惧、自卑，尤其是对于具有化疗经历的患者。患者通常会对疾病的预后及化疗效果产生焦虑、悲观情绪，也可因长期的治疗产生经济负担而显得闷闷不乐或烦躁，表现出对支持和帮助的渴望。

（二）护理诊断 / 护理问题

1. 体液不足　与化疗所致恶心、呕吐、腹泻有关。
2. 营养失调　低于机体需要量，与化疗所致的消化道反应有关。
3. 有感染的危险　与化疗引起的白细胞减少有关。
4. 自我形象紊乱　与化疗所致的脱发有关。

（三）护理目标

（1）患者补充足够的水分。
（2）患者能满足机体的营养需要。
（3）患者没有感染。
（4）患者能维持良好自尊。

【重点提示】 ◆ …

　化疗患者副反应的护理。

（四）护理措施

1. 一般护理　鼓励患者多进食，根据患者的口味提供高蛋白、富含维生素易消化饮食，保证所需营养的摄取及液体的摄入。指导患者饮食前后漱口，经常擦身更衣，保持皮肤的清洁和干燥，指导患者注意休息，保证充足的睡眠以减少消耗。

2. 病情观察　观察体温的变化以判断有无感染；观察牙龈出血、鼻出血、皮下淤血或阴道活动性出血倾向；如有腹痛、腹泻，要严密观察次数及性状，报告医生以警惕伪膜性肠炎，并正确收集大便标本；观察肝脏损害的症状和体征，如上腹疼痛、恶心、腹泻等；观察膀胱炎症状，如尿频、尿急、血尿等；观察皮肤反应，如皮疹；观察神经系统的不良反应，如肢体麻木、肌肉软弱、偏瘫等。如有上述发现，立即报告医生处理。

3. 用药护理

（1）化疗前及半疗程时各测体重 1 次，以便正确计算和调整药物剂量。

（2）药物临用前配制，一般不超过1小时，确保剂量准确，避免阳光照射。

（3）合理使用静脉血管并注意保护，有计划地从远端开始，注药前后均推20～30 mL 0.9%氯化钠注射液冲洗，保证用药过程中静脉畅通。拔针后应轻压穿刺点3～5分钟以免药液外渗。一旦出现药液外渗应立即拔出输液针，局部按药物使用说明采用热敷或冷敷，并注射拮抗药或解毒药。

（4）正确调节输液滴数，保证药物在预定时间内匀速输入，以确保疗效而减少不良反应。

（5）腹腔内化疗应注意变换体位使药液达到身体各个部位。

4. 药物不良反应护理

（1）骨髓抑制：化疗过程中最为重要的毒副反应主要表现为白细胞减少、血小板下降。治疗期间遵医嘱定时为患者进行白细胞计数和血小板检查，当白细胞低于3.0×10^9/L，血小板低于50×10^9/L时，应与医师联系考虑停药，对于白细胞计数低于正常的患者要采取预防感染的措施，严格无菌操作。如白细胞计数低于1.0×10^9/L者要进行保护性隔离、减少探视、禁止带菌者入室、净化空气、应用抗生素、输新鲜血液或白细胞等。

（2）胃肠道反应：胃肠道黏膜上皮细胞增殖旺盛，所以对化疗药极为敏感，常见症状为厌食、恶心、呕吐，一般在用药后3～4小时出现。告知患者化疗前后勿大量进食，灵活掌握进食时间，改善进餐环境，鼓励患者与亲属一起进餐。发生呕吐时给予照料，呕吐后立即漱口，给予舒适体位，注意观察患者呕吐物的颜色、性质和量。呕吐严重者遵医嘱给予止吐剂，适当补液。

（3）口腔溃疡：化疗药物减轻了口腔黏膜的再生能力导致口腔黏膜炎的发生，口腔黏膜出现假膜、溃疡，伴有疼痛、感染、出血等，影响进食。指导患者饭前、饭后及时漱口，睡前及晨起用软毛牙刷刷牙，避免损伤口腔黏膜。有疼痛者用0.5%普鲁卡因溶液或1%丁卡因溶液含漱以减轻疼痛，帮助进食。宜进食温流质或无刺激性软食，注意维生素及蛋白质的摄入。有溃疡者可喷双料喉风散，用甲紫或紫草油涂抹患处。

（4）脱发：化疗后不适使得每个患者都会脱发，脱发程度也不尽相同。用药前告知患者有脱发的不良反应，使其有一定的心理准备去应对自我形象改变的可能，同时告诉患者脱发只是暂时现象，治疗结束后头发可重新长出，指导患者必要时佩戴假发。

（5）肝肾功能损害：遵医嘱化疗前行肝肾功能检查，必须肝肾功能正常才能使用化疗药物。治疗期间鼓励患者多饮水，注意尿量、转氨酶含量等，化疗后复查肝肾功能，如有异常应积极保护肝肾治疗。

5. 心理护理　体贴、同情患者，鼓励患者多与家人交流、沟通。同时向患者及其家属介绍化疗的知识（如化疗方案、化疗前后的注意事项、化疗药物的使用方法等）和毒性反应的预防及护理，消除患者的恐惧心理。

（五）护理评价

（1）患者体重保持在化疗前水平。

（2）患者在化疗期间无感染发生，体温正常。

（3）患者口腔黏膜保持湿润，无虚弱感。

（4）患者能正确接受当前身体外表的改变。

（六）健康教育

（1）告知患者化疗过程及化疗时常见的并发症，如恶心、呕吐、疲劳、容易感冒受凉、脱发等，指导患者如何减轻化疗反应，帮助其树立信心。

（2）告知患者化疗期间少去人群密集的公共场所，外出时最好戴口罩，避免感冒。

（3）鼓励患者进食营养丰富的低脂饮食，少食多餐，粗细搭配，保持大便通畅。

（4）指导患者注意休息，保证充足的睡眠以减少消耗。

（5）出院指导：化疗后患者血象偏低，机体抵抗力较差，应嘱患者注意体温的变化，根据天气变化增减衣服，定期监测有无肝、肾、心脏等器官的进行性损害，如有不适，随时就诊。

思考与训练

一、简答题

1. 简述葡萄胎患者的临床表现及治疗要点。

2. 如何对葡萄胎患者进行随访指导？

3. 列表比较侵蚀性葡萄胎和绒毛膜癌的区别。

4. 简述侵蚀性葡萄胎及绒毛膜癌肺转移患者的护理要点。

5. 简述绒毛膜癌化疗患者的护理要点。

二、选择题

1. 葡萄胎确诊后首选的处理是（　　　　）。

    A. 化疗　　　　　　　　　　　B. 清宫

    C. 止血　　　　　　　　　　　D. 抗生素

    E. 子宫切除

2. 葡萄胎随访最常用的辅助检查是（　　　　）。

    A. CT　　　　　　　　　　　　B. B 超

    C. HCG 测定　　　　　　　　　D. 阴道脱落细胞检查

    E. 诊断性刮宫

3. 葡萄胎患者治愈后的随访时间为（　　　　）。

    A. 3 个月　　　　　　　　　　B. 6 个月

    C. 1 年　　　　　　　　　　　D. 2 年

    E. 5 年

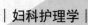

4. 侵蚀性葡萄胎患者的处理原则为（　　）。

    A. 进行放疗　　　　　　　　　B. 同位素治疗

    C. 子宫切除　　　　　　　　　D. 以化疗为主

    E. 子宫及附件切除

5. 侵蚀性葡萄胎与绒毛膜癌的主要鉴别依据是（　　）。

    A. 尿中 HCG 量　　　　　　　B. 有无肺转移

    C. 镜下观察有无绒毛结构　　　D. 症状的严重程度

    E. 子宫的大小

6. 葡萄胎排出后，与定期随访观察的项目不符的是（　　）。

    A. 坚持避孕 1 年

    B. 询问有无咯血及阴道流血

    C. 必要时进行脑部 CT 检查

    D. 测尿中的 HCG 值

    E. 必要时行胸部 X 线检查

7. 随访葡萄胎患者时必须进行的常用检查是（　　）。

    A. 阴道脱落细胞涂片检查

    B. HCG 测定

    C. B 型超声检查有无胎囊

    D. 多普勒超声检查听取胎心

    E. CT 检查脑转移情况

8. 化疗患者，考虑停药的白细胞计数为（　　）。

    A. $1.0 \times 10^9/L$　　　　　　B. $2.0 \times 10^9/L$

    C. $3.0 \times 10^9/L$　　　　　　D. $4.0 \times 10^9/L$

    E. $5.0 \times 10^9/L$

9. 胡某，28 岁，停经两个月，伴阴道流血 2 天。妇科检查：子宫如 4 个月大小，两侧卵巢增大，约 5cm 直径。最可能的诊断是（　　）。

    A. 子宫肌瘤　　　　　　　　　B. 葡萄胎

    C. 先兆流产　　　　　　　　　D. 双胎妊娠

    E. 羊水过多

10. 患者，30 岁，停经两个半月，阴道少量出血一周，伴腹胀。妇科检查：子宫增大如 4 个月妊娠大小，两侧附件未触及异常。为确诊，首选的辅助检查为（　　）。

    A. 诊断性刮宫　　　　　　　　B. 尿妊娠试验

    C. B 型超声检查　　　　　　　D. 盆腔 X 线摄片

    E. 宫腔镜检查

11. 柳某，31 岁，行葡萄胎清宫术，吸出多量水泡样组织。7 天后行第二次清宫术，术后 2 周，尿 HCG（-），该患者出院时护士应告知复查尿 HCG 的时间为（　　）。

    A. 1 周后　　　　　　　　　　B. 1 个月后

C. 3 个月后　　　　　　　　　　D. 半年后

E. 1 年后

12. 李某，葡萄胎刮宫术后 4 个月，近 10 天咯血，血 HCG 明显增高，胸部 X 线片显示片状阴影，最可能的诊断是（　　　）。

　　A. 再次葡萄胎　　　　　　　　B. 绒毛膜癌

　　C. 侵蚀性葡萄胎　　　　　　　D. 宫外孕

　　E. 肺结核

13. 在手术切除的标本病理检查中，发现子宫肌层及输卵管中有滋养细胞并显著增生成团块状；细胞大小、形态均不一致；有出血及坏死；但绒毛结构完整。最可能的诊断为（　　　）。

　　A. 葡萄胎　　　　　　　　　　B. 侵蚀性葡萄胎

　　C. 绒毛膜癌　　　　　　　　　D. 子宫体癌

　　E. 卵巢肿瘤

第八章
女性生殖器官损伤性疾病患者的护理 ————

学习目标

> 1. 掌握外阴、阴道损伤、子宫脱垂、生殖道瘘、压力性尿失禁患者的护理评估及护理措施。
>
> 2. 熟悉外阴、阴道手术患者的术前和术后护理。
>
> 3. 了解外阴、阴道损伤、子宫脱垂、生殖道瘘、压力性尿失禁患者的相关检查和治疗要点。
>
> 4. 学会对外阴、阴道手术患者进行术前、术后护理。

预习案例

> 王某，30岁，骑车与三轮车相撞，自觉外阴疼痛难忍、肿胀而就诊。检查发现外阴呈青紫色，肿胀明显，右侧可见一紫蓝色块状物突起，压痛明显。
>
> 思考 ···
>
> 1. 该患者的护理问题有哪些？
> 2. 应采取哪些护理措施？

因为分娩损伤、创伤、退化等因素，女性生殖器官可以发生损伤，临床上常表现为：外阴、阴道损伤，阴道前、后壁膨出，子宫脱垂，生殖道瘘及压力性尿失禁等，严重影响患者的生活质量。

■ 第一节　外阴、阴道创伤患者的护理

外阴、阴道创伤是指由于外力作用导致的外阴、阴道部的损伤，有时会累及周围组织和脏器。外阴、阴道创伤是妇产科常见的一种急症，其诊断和治疗一般不困难，但如果处理不当或延误治疗也会导致严重后果。

一、病因

1. 分娩损伤　分娩损伤为导致外阴阴道创伤的主要原因。在阴道分娩过程中，保护会阴不当、胎儿过大、急产及各种阴道助产手术时可以导致会阴、阴道、宫颈及其深部组织的裂伤和血肿。

2. 意外创伤　意外创伤多为骑跨式损伤。幼女多因跨越栏杆而受伤，成年女性多因骑车或不慎自高处跌落而受伤。

3. 性交损伤　性交损伤包括处女膜损伤和阴道裂伤两类。初次性交可使处女膜破裂，绝大多数可自行愈合，如裂伤较深，累及周围组织，而出现大量活动性出血，则需要及时就诊。

4. 强奸、性虐待所致损伤　轻者出现外阴及阴道擦伤、红肿、阴道炎、尿路感染等，重者可致处女膜破裂大出血、会阴部严重裂伤、尿道前庭裂伤、膀胱裂伤、肛门括约肌撕裂伤等，引起严重出血而致失血性休克。

5. 异物损伤　异物损伤为将异物放入阴道内所致。另外，手术或治疗时将纱布、棉球等遗留在阴道内时间过长，可造成损伤。

二、护理

（一）护理评估

1. 健康史　询问患者的年龄、月经史、生育史、手术史，是否遭遇外伤、性暴力，有无将腐蚀性药物或异物放入阴道内。注意询问发生创伤的时间，有无进行处理及处理的结果，了解患者的心理状态。

【重点提示】◆ ⋯

外阴、阴道创伤的临床表现。

2.身体评估

（1）疼痛：为主要症状之一，程度不一，从轻微疼痛到难以忍受，甚至出现休克。

（2）出血：少量或大量鲜血自阴道流出，出血多时可以出现休克征象。如为会阴、阴道裂伤，还可以见到伤口，同时要注意有无穿透膀胱、直肠的体征。

（3）局部肿胀：常见的表现为水肿或血肿，可见外阴部紫蓝色块状物突起，压痛明显。

（4）分泌物改变：阴道异物可以出现分泌物增加，甚至出现伴有臭味的阴道分泌物，或伴有疼痛和发热。药物所致的损伤可以出现阴道分泌物增多，呈脓血性，甚至伴有腐烂组织。

3.心理-社会状况 应评估患者及亲属对损伤的反应及有无异常的心理反应。

4.辅助检查 出血多者，红细胞计数及血红蛋白值下降；伤口有感染者，可见白细胞数目增高。

5.处理要点 处理原则为止痛、止血、抗休克和抗感染，修复受损黏膜；有活动性出血者应迅速缝合止血；对大的外阴、阴道血肿，应在抢救休克的同时切开血肿，找到出血点进行血管结扎及血肿清除术，然后加压包扎，术后加用大剂量抗生素；阴道异物应该及时取出并注意抗感染治疗；因为药物而损伤的患者应立即停止用药，或者取出药物，使用抗感染的药物涂于创面，防感染和粘连。

（二）护理诊断/护理问题

1.有组织灌注量改变的危险 与出血多致失血性休克有关。

2.疼痛 与外阴、阴道受伤或者药物损伤有关。

3.焦虑 与担心预后有关。

（三）护理目标

（1）患者出血得到控制，生命体征平稳。

（2）患者疼痛减轻，没有发生休克。

（3）患者焦虑情绪缓解。

【重点提示】◆ ⋯

外阴、阴道创伤的护理措施。

（四）护理措施

1.一般护理 嘱患者注意休息，加强营养。密切观察患者血压、脉搏、呼吸等生命体征及尿量的变化，并准确记录。对于外出血量多或较大血肿伴面色苍白者立即使患者平卧、吸氧，并做血常规检查及交叉配血试验，做好输血、输液的抢救准备。

2. 病情观察　重视患者的主诉，会阴阴道裂伤的，注意观察阴道流血及伤口的变化情况；有阴道异物的，注意阴道分泌物的量、色及性状。

3. 对症护理

（1）保守治疗患者的护理：对血肿小采取保守治疗者：嘱咐患者采取正确的体位，避免血肿受压；保持外阴部的清洁、干燥，每天外阴冲洗 3 次，大便后及时清洁外阴；按医嘱及时给予止血、止痛药；24 小时内冷敷，降低局部血流速度，也可降低局部神经敏感性，减轻患者疼痛及不舒适感；24 小时后可以热敷或行局部理疗，促进水肿或血肿的吸收。

（2）手术治疗患者的护理：

1）做好术前准备：外阴、阴道创伤等大出血的患者，入院后立即建立静脉通道，做好输血输液的准备。如需急诊手术，应遵医嘱按外阴阴道手术的护理常规做好术前准备。

2）术后护理：患者术后疼痛程度较腹部手术患者明显，应积极止痛；外阴、阴道创伤手术后阴道常填塞纱条或外阴加压包扎，阴道纱条按医嘱如数取出或外阴包扎松解后应密切观察阴道及外阴伤口有无出血，患者有无进行性疼痛加剧或阴道、肛门坠胀等再次血肿的症状；保持外阴部清洁、干燥。

4. 心理护理　护士使用亲切温和的语言与患者及其亲属进行交流，了解患者和亲属担心的问题，进行相应的讲解，安慰患者，使患者焦虑情绪减轻，患者能面对现实，积极配合医护人员的治疗。

（五）护理评价

（1）患者没有发生休克。

（2）患者自诉感觉疼痛减轻或消除，舒适感增加。

（3）患者自觉焦虑感减轻，身心舒适。

三、健康教育

（1）宣传性生活知识，避免粗暴的性交，损伤缝合后伤口未完全愈合前禁止性生活。

（2）加强对幼女的监护，避免将异物放入阴道及防止性侵犯。

（3）遵医嘱规范妇科用药，避免药物滥用。

第二节　子宫脱垂患者的护理

女性盆底是由封闭骨盆出口的多层肌肉和筋膜组成的，尿道、阴道和直肠则经此贯穿而出。盆底组织承托并保持子宫、膀胱和直肠等盆腔脏器于正常位置，各种原因导致盆底支持薄弱时可引起女性生殖器官与相邻的脏器发生移位，临床上常表现为子宫脱垂、阴道前后壁膨出等疾病。

子宫脱垂是子宫从正常位置沿阴道下降，宫颈外口达坐骨棘水平以下，甚至子宫全部脱出阴道口以外。子宫脱垂是与产妇保健、产科质量关系密切的"两病"（子宫脱垂和尿瘘）之一，是一种常见的妇科疾病。

【重点提示】◆ …

　　子宫脱垂的概念。

一、病因

1.分娩损伤　分娩损伤是子宫脱垂最主要的原因。分娩时盆底组织过度伸展，尤其是经阴道手术助产或第二产程延长者，盆底肌肉、筋膜及子宫各韧带均过度伸展或损伤，张力降低，使子宫及阴道失去强有力的支托而下垂。如果产后过早负重劳动，此时损伤组织尚未修复，过高腹压能将子宫纵轴与阴道纵轴方向一致的未复旧的子宫推向阴道以致发生子宫脱垂。

正常子宫与子宫
脱垂对比图

2.长期腹压增加　凡能使腹压增加的疾病，如长期慢性咳嗽、习惯性便秘、经常超重负荷，长期从事蹲位或站立位劳动者，盆腹腔巨大肿瘤或大量腹水均可使腹压增加迫使子宫向下移位。

3.盆底组织发育不良或退行性变　体质虚弱，肌张力低，或营养不良、消瘦，内脏下垂易并发子宫脱垂。绝经期或长期哺乳的女性，因卵巢功能不足，雌激素水平低落，子宫萎缩，易发生盆底组织松弛或加重子宫脱垂。偶有未婚或未孕女性，因盆底组织先天发育不良而发生子宫脱垂。

二、临床分度

【重点提示】◆ …

　　子宫脱垂的分度及临床表现。

目前，我国采用的是1981年全国部分省、市、自治区"两病"科研协作组的分度，以患者平卧用力向下屏气时，子宫下降最低点为分度标准，将子宫脱垂分为3度（图8-1）：

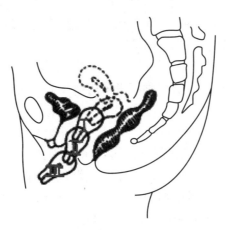

图 8-1　子宫脱垂分度

Ⅰ度　轻型：子宫颈距处女膜缘 < 4 cm，但未达处女膜缘；重型：子宫颈已达处女膜缘，但未超出该缘，于阴道口可见到宫颈。

Ⅱ度　轻型：宫颈已脱出阴道口外，但宫体仍在阴道内；重型：宫颈及部分宫体已脱出阴道口外。

Ⅲ度　宫颈及宫体全部脱出阴道口外。

三、护理

（一）护理评估

1. 健康史　详细了解患者的生育史，是否有多产、密产、难产史，有无产程延长及阴道助产史；有无使腹压长期增加的疾病史，如慢性咳嗽、习惯性便秘、盆腔内巨大肿瘤或大量腹水等。

2. 身体状况

（1）症状：Ⅰ度患者多无自觉症状，Ⅱ度及以上患者出现以下症状。

1）腰骶部酸痛或下坠感：主要由于子宫脱垂牵拉子宫韧带，盆腔充血所引起。常在蹲位、站立过久、重体力劳动后加重，卧床休息以后症状减轻。

2）块状物自阴道脱出：Ⅱ度子宫脱垂患者常于劳动、行走、咳嗽、大便后、久蹲或久站等腹压增加时出现，开始时，平卧休息时能变小或自动回缩。随着病情的发展，脱出块状物经休息后也不回缩，常需用手还纳，当脱出的子宫及阴道黏膜高度水肿时，即使用手协助也难以还纳。子宫长时间脱出，会导致患者行动不便，因为摩擦可出现宫颈溃疡，甚至出血，继发感染时，会有脓血性分泌物渗出。

3）压迫症状：子宫脱垂伴有阴道前壁膨出时，常出现排尿困难、尿潴留或张力性尿失禁，并常继发泌尿系统感染。如合并阴道后壁膨出，患者可有便秘、排便困难。

（2）体征：妇科检查时，患者屏气增加腹压时可见子宫脱出。Ⅱ度、Ⅲ度脱垂者子宫及阴道壁由于经常暴露摩擦而增厚，上皮角化、宫颈肥大，分泌物增加。严重时宫颈及阴道壁发生糜烂溃疡，可见血性或脓性分泌物。

3.心理－社会状况　患者常因子宫脱垂导致行动不便、大小便异常，影响性生活以及对治疗效果不可预知而出现焦虑，情绪低落。

4.处理要点

无症状的患者一般不需治疗，有症状者采用保守治疗或手术治疗，治疗以安全、简单和有效为原则。

（1）非手术治疗

1）一般治疗：加强营养，增强体质，避免重体力劳动，经常保持大便通畅；积极治疗慢性咳嗽、便秘等使腹压增加的疾病；进行盆底肌肉（肛提肌）锻炼，也称Kegel锻炼，增加盆底肌肉群张力；绝经后妇女可适当补充雌激素，增加肌肉筋膜组织张力。

2）子宫托疗法：子宫托是一种支持子宫和阴道壁并使其维持在阴道内而不脱出的工具。尤其适应于以下情况的患者：全身状况不适宜手术、妊娠期和产后。

托型很多，常用的有喇叭形、环形、球形等。

（2）手术治疗：适用于Ⅱ度重型、Ⅲ度子宫脱垂或合并有阴道前后壁脱垂的患者。手术方式的选择应按患者的年龄、子宫脱垂的程度、有无生育要求及全身情况而定，目的是消除症状，修复盆底支持组织。

（二）护理诊断/护理问题

1.疼痛　与子宫脱垂牵拉韧带有关。

2.舒适改变　与子宫脱出影响行动有关。

3.有感染的危险　与子宫脱出与外界摩擦，及排尿困难有关。

4.焦虑　与子宫脱出影响正常生活及担心治疗效果有关。

（三）护理目标

（1）患者能应用缓解疼痛的方法，疼痛缓解或者消失。

（2）经治疗后，脱出子宫能还纳或者子宫切除术后，患者舒适度增加。

（3）经正确的护理，患者不发生感染。

（4）患者能有效应对焦虑产生的原因，焦虑缓解或者消失。

【重点提示】◆　…

子宫脱垂的护理措施。

（四）护理措施

1.一般护理　嘱患者注意休息，加强营养，注意饮食结构，防便秘，防感染。

2.病情观察　重视患者的主诉，疼痛的部位、性质及严重程度，有无块状物自阴道脱出，是否有排尿、排便异常及感染的征象。

3.治疗护理

（1）非手术治疗

1）积极治疗能使腹压增加的慢性疾病；指导患者加强盆底肌肉锻炼，行缩肛运动，每次用力收缩盆底肌肉 3 秒钟以上后放松，交替进行，每次持续 10～15 分钟，每日 2～3 次。保持外阴的清洁干燥，防感染。

2）指导患者正确使用子宫托（以喇叭形为例）。放托：放托前先排空大小便，洗净双手，取蹲位，两腿分开，一手持托柄，弯度向上，将托盘后缘倾斜沿阴道后壁边旋转边向内推，直到托盘对着宫颈，子宫还纳。放妥后，托柄弯度朝前，正对耻骨弓后面。取托：拇指和示指将托柄轻摇动，待负压消除后，向后外牵拉托盘，使托盘从阴道内滑出（图 8-2）。

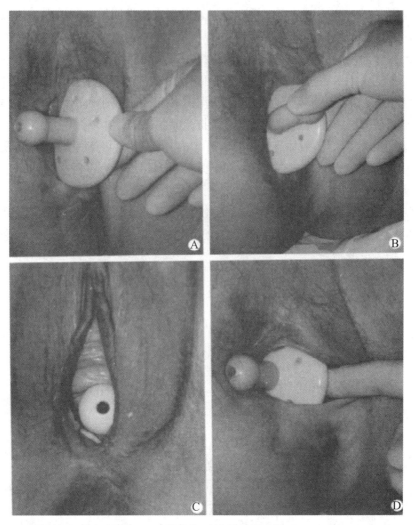

图 8-2　喇叭花形托的放置和取出

图 A、B 和 C 显示放托。图 D 显示取托，示指置于托盘后，去除吸附作用后取出托。

注意事项：①放托前体内应该有一定水平的雌激素，绝经后妇女可在用托前 4～6 周开始应用雌激素霜剂，最好在放托期间持续使用；②子宫托大小的选择以放托后能使脱垂的子宫、阴道壁回纳入阴道，患者无不适，而且子宫托又不脱出为宜；③子宫托应每晚取出、洗净放于清洁杯内备用，次晨放入，避免长时间放置发生子宫托嵌顿甚至引起坏死性生殖道瘘；④放托后应每3～6个月复查1次，因为随放托时间的延长，盆底张力恢复，阴道缩小，应及时更换托的型号，避免放取困难；⑤对有生殖器炎症或阴道、宫颈有溃疡者，必须先治愈再放托，盆底明显萎缩的不宜使用，经期和妊娠期停用。

（2）手术治疗

1）按阴道手术护理内容进行术前准备：术前5天开始进行阴道准备。Ⅰ度子宫脱垂患者用1：5 000的高锰酸钾液坐浴，教会患者坐浴液的配制；Ⅱ度、Ⅲ度子宫脱垂患者尤其有溃疡者，行阴道冲洗后局部涂40%紫草油或含抗生素的软膏，并勤换内裤。注意防感染和烫伤，冲洗后戴无菌手套将脱垂的子宫轻推回纳于阴道内，让患者平卧于床上半小时；用清洁的卫生带或丁字带支托下移的子宫，避免子宫与内裤摩擦，减少异常分泌物；积极治疗局部炎症，按医嘱使用抗生素及局部涂含雌激素的软膏。

2）术后护理：手术后按一般外阴、阴道手术患者进行护理，并应卧床休息7～10天；导尿管留置10～14天；避免增加腹压的动作；术后用缓泻剂预防便秘，每天外阴冲洗，并注意观察阴道分泌物的特点；遵医嘱给予抗生素抗感染。

3）出院指导：术后一般休息3个月，半年内避免重体力劳动，禁止盆浴及性生活。术后2个月到医院复查伤口愈合情况；3个月后再到门诊复查，医生确认完全恢复以后可有性生活。

4. 心理护理　关心体贴患者，对患者的痛苦表示理解和同情。向患者及其亲属讲解子宫脱垂的相关知识、治疗方案及预后，让患者树立起治疗的信心，缓解焦虑的情绪，积极配合医护人员的治疗。

（五）护理评价

（1）患者自诉疼痛缓解或者消失。

（2）患者舒适度增加。

（3）患者没有发生感染。

（4）患者焦虑缓解或者消失。

四、健康教育

（1）搞好计划生育，防止多产、密产。

（2）积极治疗慢性咳嗽、习惯性便秘等能使腹压增加的疾病。

（3）医护人员能正确处理产程，避免产程延长；提高助产技术，保护好会阴，必要时行会阴后-斜切开术；有产科指征者应及时行剖宫产终止妊娠。

（4）注意产褥期恢复：避免过早参加重体力劳动；提倡做产后保健操。

▌第三节　生殖道瘘患者的护理

由于各种原因导致生殖器官与其毗邻器官之间形成的异常通道称为生殖道瘘。临床上以尿瘘最常见，其次为粪瘘。

一、尿瘘

【重点提示】◆　…

　　尿瘘的主要表现及最常见的类型。

尿瘘（urinary fistula）即泌尿生殖瘘，生殖道与泌尿道之间形成的异常通道，患者常无法自主排尿，表现为尿液自阴道外流。根据泌尿生殖瘘的发生部位，分为膀胱阴道瘘、膀胱宫颈瘘、尿道阴道瘘、膀胱尿道阴道瘘、膀胱宫颈阴道瘘及输尿管阴道瘘。临床以膀胱阴道瘘最多见，有时可两种及以上类型尿瘘并存。

（一）病因

尿瘘的原因很多，临床上以产伤和妇科手术损伤为主。

1. 产伤　产伤是尿瘘形成的主要原因，特别是头位难产。难产损伤原因主要是胎儿过大或骨盆狭窄，使胎头下降受阻，阴道前壁、膀胱及尿道长时间挤压在胎头与耻骨联合之间，使局部组织缺血、坏死、脱落形成尿瘘。不同骨盆平面的组织受压、坏死可形成不同类型的尿瘘。

2. 妇科手术损伤　主要见于经腹子宫切除，特别是盆腔粘连较重者；经阴道手术如阴式子宫全切术、阴道成形术等可损伤膀胱、尿道引起尿瘘。

3. 其他　生殖器晚期癌变侵犯膀胱或尿道、过量的腔内放射治疗、阴道内放置腐蚀性药物及子宫托长期不取出，均可引起软组织坏死，造成尿瘘。

（二）护理

1. 护理评估

（1）健康史：详细了解患者的孕产史，有无难产及盆腔手术史；详细了解患者的既往史，有无肿瘤、结核、放疗等相关病史。

【重点提示】◆　…

　　尿瘘的临床表现。

（2）身体状况：

1）症状：①漏尿：漏尿发生的时间因产生瘘孔的原因而不同。由于压迫性坏死、组织脱落而致尿漏者，多在产后或术后 3～7 天出现漏尿。手术器械损伤未经修补者，术后即出现漏尿。漏尿的多少与瘘孔的部位、大小和患者体位有关。如尿道阴道瘘：尿道括约肌未破坏时，可仅在排尿时或膀胱过度充盈时有漏尿。膀胱阴道瘘：一般情况下尿液不断从阴道流出，但如果瘘孔位置高，则站立时无漏尿。如瘘孔小，局部有肉芽组织增生，可仅在膀胱充盈时漏尿。输尿管阴道瘘：如一侧输尿管正常，则除漏尿外，仍有尿液及自主排尿。漏尿出现的时间也因病因不同而有所区别，因组织被压迫坏死，漏尿多发生在产后或术后 3～7 天；术中组织剥离过度造成缺血坏死，漏尿多发生在术后 15 天左右；术中直接损伤，则漏尿在术后即发生。②外阴皮炎：由于尿液长期浸渍刺激，外阴部甚至臀部及大腿内侧常出现皮炎，范围较大，继发感染后，患者感外阴灼痛，行动不便。③尿路感染：伴有膀胱结石者多有尿路感染，出现尿痛、尿急症状。④月经异常：不少患者长期闭经或月经稀发，其原因尚不清楚，可能与精神创伤有关。⑤不孕：因阴道狭窄可致性交困难，并可因闭经和精神抑郁导致不孕。

2）体征：通过妇科检查观察外阴的皮肤情况，有无湿疹、溃疡或者糜烂，行阴道检查明确瘘孔部位、大小及周围瘢痕情况，同时了解阴道有无狭窄，尿道是否通畅和膀胱容积大小等。

（3）心理-社会状况：患者因为漏尿，常表现为自卑，害怕遭人歧视常封闭自己，不愿意与他人接触。亲属的不理解进一步加重患者的心理负担。

（4）辅助检查：

1）亚甲蓝试验：当瘘孔位置不清楚或瘘孔很小或疑为输尿管阴道按时，可用 100～200 mL 亚甲蓝稀释液注入膀胱，扩开阴道进行观察，如蓝色液体经阴道壁小孔溢出为膀胱阴道瘘；自宫颈口流出为膀胱宫颈瘘或膀胱子宫瘘；若阴道内流出清亮尿液则为输尿管阴道瘘。

2）靛胭脂试验：在膀胱镜下看不到输尿管时，可以经静脉推注靛胭脂 5 mL，5～7 分钟后见阴道瘘孔流出蓝色液体即可诊断为输尿管阴道瘘。该试验多用于亚甲蓝试验阴道流出清亮尿液者。

3）膀胱、输尿管镜检查：膀胱镜能了解膀胱内有无炎症、结石、憩室、瘘孔位置和数目等。必要时行双侧输尿管逆行插管及输尿管镜检查，确定输尿管瘘的位置。

4）排泄性尿路造影：在限制饮水 12 小时及充分的肠道准备下，静脉注射 76% 泛影葡胺 20 mL 后，分别于注射后 5、15、30、45 分钟摄片，以了解双侧肾功能及输尿管有无异常，用于诊断输尿管阴道瘘、结核性尿瘘和先天性输尿管异位。

5）肾显像：能了解双侧肾功能和上尿路通畅情况。若初步诊断为输尿管阴道瘘，肾显像显示一侧肾功能减退和上尿路排泄迟缓，即表明输尿管瘘位于该侧。

（5）处理要点：以手术治疗为主。根据瘘孔的类型及部位选择手术方式。结核、肿瘤所致尿瘘者，应该针对病因进行治疗。产后和妇科手术后 7 日内发生因缺血坏死所致的尿瘘，经放置导尿管或（和）输尿管导管后，偶有自行愈合的可能。年老体弱不能耐受手术者，可用尿收集器保守治疗。

1）手术时间的选择：新鲜的创伤型清洁瘘孔，应立即手术修补；坏死型尿瘘或瘘孔伴感染者应等待3～6个月，待炎症消除后再行修补，瘘管修补失败后至少等待3个月后再行手术。月经来潮者应在月经干净3～7日内手术。

2）手术途径的选择：应依据瘘孔类型和部位选择不同途径。绝大多数膀胱阴道瘘和尿道阴道瘘可经阴道手术，输尿管阴道瘘多需经腹手术。

2. 护理诊断 / 护理问题

（1）皮肤完整性受损：与尿液刺激外阴有关。

（2）自我形象紊乱：与漏尿担心遭人歧视有关。

（3）焦虑：与长期漏尿严重影响生活质量有关。

3. 护理目标

（1）患者受损的皮肤得到恢复。

（2）患者逐渐恢复自信。

（3）患者的焦虑情绪能得到缓解。

【重点提示】◆ ⋯

尿瘘的护理措施。

4. 护理措施

（1）一般护理：嘱患者注意营养，注意休息，保持外阴的清洁干燥。

（2）病情观察：观察患者漏尿的具体情况，外阴皮肤是否有炎性变化，是否有尿路感染症状，月经的改变情况。

（3）治疗护理：

1）保证患者液体入量：鼓励患者多饮水，每天饮水不少于3 000 mL，必要时遵医嘱静脉输液，达到稀释尿液、冲洗膀胱的目的，减少漏出的尿液对皮肤的刺激。

2）行保守治疗的患者：留置尿管，注意防感染；取适当体位，一般采取使瘘孔高于尿液面的卧位，使小瘘管自行愈合。

3）手术治疗者：①术前护理：除按外阴、阴道手术患者的护理常规进行术前准备以外，应积极控制外阴炎症，为手术创造有利条件，促进伤口愈合。术前3～5日用1：5 000的高锰酸钾溶液或0.2‰的聚维酮碘溶液坐浴；外阴有湿疹者坐浴后涂擦氧化锌软膏，使局部干燥，待痊愈后再行手术；老年妇女或闭经者遵医嘱口服雌激素1周，促使阴道上皮增生，促进术后伤口愈合；有尿路感染者遵医嘱先控制感染，再行手术；术前1日遵医嘱抗生素预防感染。②术后护理：术后护理是否得当是手术是否成功的关键：术后根据患者瘘孔的位置采取相应的体位，使瘘孔处在高位，减少尿液浸渍，促进伤口愈合。瘘孔在后底部，应采取俯卧位，瘘孔在侧面者采取健侧卧位；术后留置导尿管或耻骨上膀胱造瘘 7～14 天，保持尿管通畅，避免膀胱过度充盈影响伤口愈合，拔管后应协助患者每 1～2 小时排尿一次；术后患者每日补液量不少于 3 000 mL，稀释尿液，增加尿量起到冲洗膀胱的作用，防止发生尿路感染；加强盆底肌的功能锻炼，同时避免腹压增加。

4）心理护理：关心体贴患者，了解患者的心理感受，不会因为患者有异味而歧视患者。向患者及其亲属讲解尿瘘的发病原因和治疗方案，通过一些成功治愈的案例增加患者及其亲属治疗的信心，减轻患者的焦虑情绪。

5. 护理评价

（1）治疗后，患者小便能自控，患者受损的皮肤得到恢复。

（2）患者逐渐恢复自信。

（3）患者的焦虑情绪能得到缓解。

二、粪瘘

粪瘘（fecal fistula）是指肠道与生殖道之间有异常通道，最常见的是直肠阴道瘘。

（一）病因

产伤是造成粪瘘最常见的原因，分娩时，产程延长，胎头长时间滞留在阴道内，导致直肠、阴道壁受压，缺血、坏死形成粪瘘；会阴裂伤或者会阴切开缝合术缝合时，缝线穿透直肠黏膜未能及时发现，也可导致直肠阴道瘘；盆腔手术损伤直接损伤直肠或者修补不当均可导致直肠阴道瘘。感染性结肠炎是引起直肠阴道瘘的另一重要原因，长期放置子宫托不取、生殖器恶性肿瘤晚期浸润或放疗不当也可引起粪瘘。

（二）护理

1. 护理评估

（1）健康史：重点了解患者的孕产史，是否有过难产、阴道助产及会阴修补术等病史。此外，注意了解患者是否使用过子宫托，是否是生殖器恶性肿瘤患者。

（2）身体状况：

1）症状：阴道内排出粪便为主要症状：直肠阴道瘘瘘孔较大者，大量粪便自阴道排出，稀便时持续流出，患者无法自控；瘘孔小且粪便成形时，阴道内可无粪便排出，但可出现阴道内阵发性排气现象，若为稀便，可由阴道流出。

2）体征：行阴道检查时，能直接看见大的瘘孔，小的瘘孔往往在阴道后壁见到颜色鲜红的小肉芽组织，若用探针从此处探测，同时用另一手示指放入直肠内能直接接触到探针即可确诊。小肠或结肠阴道瘘需经钡剂灌肠方能确诊。

（3）心理-社会特点：患者因为大便不能自控，全身散发出粪便的气味，遭周边人的冷落甚至歧视，严重影响生活质量，产生自卑、悲观甚至绝望的想法。

（4）处理要点：均需手术治疗。手术或产伤引起的粪瘘应及时修补；先天性直肠阴道瘘无合并肛门闭锁者在 15 岁左右月经来潮后进行修补，过早手术可引起阴道狭窄；压迫坏死造成的粪瘘应等待 3～6 个月，待炎症完全消退后再行手术。

2. 护理诊断 / 护理问题

（1）自我形象紊乱：与大便不能自控有关。

（2）有感染的危险：与外阴长期受到粪便的污染有关。

（3）焦虑：与粪瘘影响生活质量有关。

3. 护理目标

（1）患者恢复自信。

（2）患者没有发生感染。

（3）患者能坦然面对疾病，积极配合医护人员的诊疗过程。

4. 护理措施

（1）一般护理：嘱患者注意休息，加强营养，增加机体的抵抗力，保持外阴的清洁，预防感染。

（2）治疗护理：

1）遵医嘱做好术前准备：外阴或肛周皮肤有炎症的应先遵医嘱控制炎症；术前3 日少渣饮食，每日用 1 ：5 000 的高锰酸钾液坐浴 1 ～ 2 次；口服肠道抗生素、甲硝唑等抑制肠道细菌；手术前晚上及手术当日早晨行清洁灌肠。

2）术后应保持局部的清洁，每日擦洗会阴 2 次；进少渣饮食 4 日，口服阿片全碱10 mg，每日 3、4 次，连服 3、4 日控制 4、5 日不排便。术后第 5 日口服缓泻剂。

（3）心理护理：关心体贴患者，对患者一视同仁，结合一些成功治疗的案例，让患者树立治愈的信心，积极配合医护人员的各项诊疗工作。

5. 护理评价

（1）患者大便能够自控，舒适感增加。

（2）患者没有发生感染。

（3）患者焦虑感减轻。

（三）健康教育

（1）提高产科质量，预防产科因素所致的生殖道瘘是关键。

（2）使用子宫托须严格遵医嘱日放夜取。

第四节　压力性尿失禁患者的护理

压力性尿失禁（stress urinary incontinence，SUI）是指腹压增加甚至休息时，膀胱颈和尿道不能维持一定的压力，尿液不自主地溢出。好发于年长的妇女。

一、病因

压力性尿失禁分为两型：解剖型及尿道内括约肌障碍型。

1. 解剖型压力性尿失禁　最常见，占 90%，主要由妊娠与阴道分娩损伤和绝经后雌激素减低导致的盆底组织松弛引起。

2. 尿道内括约肌障碍型　比较少见，主要为先天发育异常所致。

3. 可能相关的因素　随着年龄的增长，女性尿失禁患病率逐渐增高，可能与随着年龄的增长而出现的盆底组织松弛、雌激素减少和尿道括约肌退行性变等有关；孕产史、产次、生产方式、胎儿的大小均与尿失禁的发生有显著的相关性；盆腔脏器脱垂者、肥胖女性发生压力性尿失禁的概率都比较高；遗传因素与压力性尿失禁有较明确的相关性；此外，雌激素水平下降、子宫切除术后、吸烟、慢性咳嗽等均与压力性尿失禁的发生有一定的联系。

二、护理

（一）护理评估

1. 健康史　了解患者的年龄、孕产史，特别注意询问是否有难产史如产程延长、阴道助产史等；是否有子宫脱垂及阴道前、后壁膨出的病史；女性生殖系统的相关手术史。

2. 身体状况　腹压增加下不自主溢尿是最典型的症状。

轻度：一般活动及夜间无尿失禁，腹压增加时偶发尿失禁。

中度：腹压增加及起立活动时，有频繁的尿失禁，需要佩戴尿垫生活。

重度：起立活动或卧位体位变化时即有尿失禁，严重影响患者的生活质量。

3. 心理－社会状况　患者因为尿液常不受控制自动溢出，严重影响日常生活和工作，常遭受周边人甚至家人的冷落、歧视，表现出焦虑、自卑，产生社交恐惧。担心治疗效果。

4. 特殊检查

（1）压力试验（stress test）：患者膀胱充盈时，取截石位检查。嘱患者咳嗽的同时，观察尿道口。如果每次咳嗽时尿液不自主溢出，则可提示压力性尿失禁。如果截石位状态下没有尿液溢出，应让患者站立位时重复压力试验。延迟溢尿，或有大量的尿液溢出提示非抑制性的膀胱收缩。

（2）指压试验（bonny test）：检查者把中指和示指放至阴道前壁的尿道两侧，指尖位于膀胱与尿道交接处，将膀胱颈向前上抬高，再行诱发压力试验。若无压力性尿失禁现象，则为阳性。

（3）棉签试验（Q-tip test）：患者仰卧位，将涂有利多卡因凝胶的棉签置入尿道，使棉签头处于尿道膀胱交界处，分别测量患者在静息时及 Valsalva 动作（紧闭声门的屏气）时棉签棒与地面之间形成的角度。在静息及做 Valsalva 动作时该角度差小于 15°为良好结果，说明有良好的解剖学支持；如角度差大于 30°，说明解剖学支持薄弱；15°～30° 时，结果不能确定。

（4）尿动力学检查：包括膀胱内压测定和尿流率测定，用来观察逼尿肌的反射以及患者抑制这种反射的能力，还可以了解膀胱的排尿速度和排空能力。

（5）尿道膀胱镜检查：必要时的辅助诊断，协助诊断膀胱结石、肿瘤、憩室等。

5. 处理要点

（1）非手术治疗：用于轻、中度压力性尿失禁治疗和手术治疗前后的辅助治疗。主要的方法有盆底肌肉锻炼、盆底电刺激、膀胱训练、尿道周围填充物注射、α 肾上腺素能激动剂和雌激素替代药物治疗。有 30% ～ 60% 能改善症状。

（2）手术治疗：主要适应于非手术治疗效果不佳或不能坚持，中重度压力性尿失禁，严重影响生活质量的患者。压力性尿失禁的手术方法很多，常用的有如下几种。

1）耻骨后膀胱尿道悬吊术：适应于解剖型压力性尿失禁。手术后一年治愈率为 85% ～ 90%，随着时间的推移会稍有下降。

2）阴道无张力尿道中段悬吊带术：在许多发达国家已成为一线手术治疗方法。术后一年治愈率达 90% 左右，术后十一年随诊的治愈率约 70%。

3）阴道前壁修补术：该方法以前一直为压力性尿失禁治疗的主要手术方法，但因解剖恢复和临床效果均较差，术后一年治愈率仅为 30%，并随时间推移而下降，目前已少用。

（二）护理诊断 / 护理问题

1. 舒适改变　与尿液不能自控自主溢出有关。

2. 有感染的危险　与尿液不自主溢出浸渍外阴皮肤有关。

3. 自我形象紊乱　与尿液不能自控抵触社交有关。

（三）护理目标

（1）尿液自主溢出症状缓解，舒适度增加。

（2）患者不发生感染。

（3）患者能够坦然面对自己的疾病，能正确地进行自我评价。

（四）护理措施

1. 一般护理　嘱患者注意休息，加强营养，增加机体抵抗力，穿宽松棉质内裤，保持外阴的清洁，必要时使用成人尿不湿，并及时更换，每日温水洗涤会阴，保持局部干燥。

2. 治疗护理

（1）保守治疗护理：①指导患者进行 Kegel 锻炼：反复进行缩进肛门的动作，先进行长而持续的收缩，然后放松，当每次收缩的持续时间能达到 3 秒以上时，再进行快速收缩和长慢收缩交替训练。每次 15 ～ 30 分钟，每日 3 次，3 ～ 4 个月为一个疗程。可提高尿道与膀胱的张力，达到治疗漏尿的目的。②遵医嘱协助医生对患者进行电刺激疗法。③指导患者遵医嘱正确用药，以及用药的注意事项。

（2）手术治疗护理：①遵医嘱按术前护理常规做好术前准备。②嘱患者术后注意保持尿管的通畅，鼓励多饮水，保持大便通畅。③注意防感染。

3. 心理护理　多与患者沟通，用通俗易懂的语言结合治疗成功的案例向患者讲解手术方法及术后注意事项，增强患者治疗的信心。此外，注意保护患者的隐私，打消患者心理上的顾虑，减轻其焦虑情绪。

（五）护理评价

（1）患者尿液自主溢出症状缓解，舒适度增加。

（2）患者不发生感染。

（3）患者能够坦然面对自己的疾病，能正确地进行自我评价。

三、健康教育

（1）压力性尿失禁与分娩及产程有关，所以应正确处理产程，避免产程延长；提倡做产后保健操，加强盆底肌张力的恢复。

（2）嘱患者出院后遵医嘱继续服用抗生素及雌激素药物，告知其服用方法及注意事项。

（3）嘱患者出院 3 个月内，禁止性生活及重体力劳动，并注意休息，避免腹压增加的动作，养成规律排便的习惯。

（4）嘱患者保证营养的摄入，进食高蛋白、高维生素、高纤维素、低脂饮食。

（5）保持外阴清洁、干燥，每日清洗外阴，勤换内裤。

■ 思考与训练

一、简答题

1. 简述子宫脱垂的分度。

2. 简述尿瘘的主要表现及其最常见的类型。

二、选择题

1. 下列导致子宫脱垂的最主要病因是（　　　）。

　　A. 长期腹压增加　　　　　　　　　B. 盆底组织发育不良

　　C. 盆底组织退行性病变　　　　　　D. 长期慢性咳嗽及习惯性便秘

　　E. 分娩损伤和产褥早期体力劳动

2. 下列关于放置子宫托的注意事项，错误的说法是（　　　）。

　　A. 最适合子宫脱垂Ⅰ度、Ⅱ度轻患者

　　B. 有急性生殖器官炎症及阴道溃疡者慎用

　　C. 选用的子宫托的大小要适宜

　　D. 最适合重度子宫脱垂伴盆底肌肉萎缩

　　E. 上托后定期检查

3. 下述预防尿瘘的措施中，错误的一项是（　　　）。

　　A. 提高产科和妇科手术质量

　　B. 防滞产

C. 及时处理第二产程延长

　　D. 子宫托应按规定每周取出不可放置太久

　　E. 产时产后有血尿时，产后应留置导尿管，持续开放 8～12 天

4. 关于尿瘘修补术后护理，下列选项错误的是（　　）。

　　A. 应用抗生素预防感染

　　B. 嘱患者多饮水达到膀胱自洁的目的

　　C. 注意外阴部清洁

　　D. 为防止感染，嘱患者自行排尿，不必留置导尿管

　　E. 防止咳嗽

5. 行阴道前后壁修补术后的患者宜采取的体位为（　　）。

　　A. 半坐卧位　　　　　　　　　　B. 平卧位

　　C. 膝胸卧位　　　　　　　　　　D. 截石位

　　E. 俯卧位

6. 以下有关子宫脱垂的预防，说法错误的是（　　）。

　　A. 提高接产技术　　　　　　　　B. 减少多产、密产

　　C. 产后不过早负重　　　　　　　D. 产后增加腹压活动，促进腹肌的恢复

　　E. 产后加强盆底肌的锻炼

7. 余某，62 岁，G_5P_4，自述阴道脱出物半年，伴有小便困难。妇科检查：外阴已产型，子宫萎缩，宫颈外口及部分子宫脱出阴道口外，阴道前壁膨出，轻度阴道后壁膨出，诊断为（　　）。

　　A. 宫颈延长伴阴道前后壁膨出

　　B. 子宫脱垂Ⅰ度伴阴道前、后壁膨出

　　C. 子宫脱垂Ⅱ度轻型伴阴道前、后壁膨出

　　D. 子宫脱垂Ⅱ度重型伴阴道前、后壁膨出

　　E. 子宫脱垂Ⅲ度伴阴道前、后壁膨出

8. 刘某，因外阴创伤 2 小时急诊入院，下列护理措施不妥的是（　　）。

　　A. 失血多时，应迅速建立静脉通道，做好输血输液的抢救准备

　　B. 疼痛剧烈者，在病因明确的情况下，给予镇静止痛药

　　C. 外阴血肿，应立即热敷

　　D. 创面大者，应及时清创，并注意抗感染治疗

　　E. 注意对患者的心理疏导

第九章
女性生殖器官发育异常患者的护理 —————

预习案例

何某，14 岁。既往体健，半年前开始出现间断性下腹部疼痛，未见月经来潮。自述无规律，当时未在意，也未治疗。两个月前自觉腹痛加重，于当地医院就诊，发现"盆腔包块"，两周前再次出现剧烈腹痛，并伴腹胀，开始出现排尿困难，偶尔伴有肛门坠胀、尿不尽感。查体：心肺无异常，腹软，无压痛及反跳痛。妇科检查：外阴发育正常，处女膜向外膨隆，表面呈现蓝紫色，未见阴道开口。

思考

1. 该患者最可能的诊断是什么？为确诊还需要做什么检查？

2. 为该患者制定切实可行的护理措施方案。

女性生殖器官发育异常有许多种类型。按解剖部位分述，有处女膜闭锁、阴道发育异常（先天性无阴道、阴道横隔或纵隔）、先天性宫颈闭锁、子宫发育异常（子宫未发育或发育不全、子宫发育畸形）、卵巢发育异常及输卵管发育异常，还有两性畸形（分真性与假性）。

■ 第一节　女性性腺与生殖器官的发育

配子在受精时染色体决定性别，胚胎期 8 周左右女性生殖系统开始分化。女性生殖系统包括生殖腺、生殖管道和外生殖器，其发生过程如下。

（一）生殖腺的发生

生殖腺由原始的生殖细胞、体腔上皮和上皮下间质组成。在胚胎第 3 ～ 4 周时，在卵黄囊内胚层内，出现许多个较周围体细胞大的生殖细胞，称为原始生殖细胞（primordial germ cell）。在胚胎第 4 ～ 5 周时，体腔背面肠系膜基底部两侧各出现 2 个由体腔上皮增生所形成的隆起，称为泌尿生殖嵴（urogenital ridge），外侧隆起为中肾管，内侧隆起为生殖嵴。约在胚胎第 4 ～ 6 周末，原始生殖细胞沿肠系膜迁移到生殖嵴，并被性索包围，形成原始生殖腺。原始生殖腺具有向睾丸或卵巢分化的双向潜能，其进一步分化取决于有无睾丸决定因子（testis determining factor，TDF）的存在。目前研究认为 Y 染色体短臂上的睾丸决定基因为决定因素，此基因的产物是一种细胞膜表面蛋白，称为 H-Y 抗原。如无睾丸决定基因的存在，在胚胎第 8 周时，原始生殖腺即分化为卵巢。所以卵巢及其生殖细胞发育和形成不是由于两条 X 染色体存在，而是缺乏 Y 染色体短臂性决定区基因所致。从性染色体为 XY 的女性患者中发现有 Y 染色体短臂性决定区的突变或者缺失，和从性染色体为 XX 的男性患者中发现有 Y 染色体短臂性决定区基因的存在，均证实 Y 染色体短臂性决定区在生殖腺分化中起关键作用，它可能是决定性腺发育的调节基因之一。

（二）生殖管道的发生

1. 原始生殖管道　泌尿生殖嵴外侧的中肾有两对纵行管道，一对为中肾管，为男性生殖管道始基；另一对为副中肾管，为女性生殖管道始基。

2. 女性生殖管道的分化　当胚胎为女性，生殖腺发育为卵巢后，中肾管退化，两侧副中肾管的头段形成两侧输卵管，两侧中段和尾段开始并合，构成子宫及阴道上段。初并合时保持有中隔，使之分为两个腔，约在胎儿 12 周末时中隔消失，成为单一内腔。副中肾管最尾端与泌尿生殖窦（urogenital sinus）相连，并同时分裂增殖，形成一实质圆柱体，称为阴道板。随后阴道板由上向下贯通，在胎儿第 20 周时形成阴道腔。阴道末端

先天性女性生殖道畸形

与尿生殖窦之间有一层薄膜，为处女膜。

3. 男性生殖管道的分化　在 Y 染色体上的睾丸决定基因作用下，生殖腺发育为睾丸。在 HCG 刺激下，其中间质细胞产生睾酮，促使同侧胚胎中肾管发育为副睾、输精管和精囊；而睾丸中的支持细胞则分泌副中肾管抑制因子，抑制同侧副中肾管的发育，从而使生殖管道向男性分化。

（三）外生殖器的发生

1. 未分化外生殖器　胚胎初期的泄殖腔分化为后方的直肠与前方的尿生殖窦。尿生殖窦两侧隆起为尿生殖褶（urogenital fold）。褶的前方左右相会合呈结节形隆起，称生殖结节，以后长大称初阴；褶外侧隆起为左右阴唇阴囊隆起。生殖腺为睾丸时，在雄激素的作用下，初阴伸长形成阴茎，两侧的尿生殖褶沿阴茎的腹侧面，从后向前合并成管，形成尿道海绵体部，左右阴唇阴囊隆起，移向尾侧，并相互靠拢，在中线处连接呈阴囊。

2. 女性外生殖器分化　生殖腺为卵巢时，约在胎儿第 12 周末生殖结节发育成阴蒂；两侧的尿生殖褶不合并，形成小阴唇；左右阴唇阴囊隆起发育成大阴唇。尿道生殖沟扩展，并与尿生殖窦下段共同形成阴道前庭。

3. 外生殖器分化的影响因素　外生殖器的分化虽受性染色体支配，但若在其分化以前，切除胚胎生殖腺，则胚胎不受睾丸或卵巢所产生的激素影响，其外生殖器必然向女性分化；反之，若给予雄激素，则向男性分化，说明外生殖器向女性分化是胚胎发育的自然规律，它不需雌激素的作用，而向男性方向分化则必须有雄激素即睾酮的作用。而睾酮必须通过外阴局部靶器官组织中的 5α–还原酶的作用，衍化为二氢睾酮，再与外阴细胞中相应的二氢睾酮受体相结合后，才能使外阴向男性分化。因此，如果外阴局部组织中缺乏 5α–还原酶或无二氢睾酮受体存在，即使性腺为睾丸，外生殖器仍将向女性转化，则表现为两性畸形。

■ 第二节　女性生殖器官发育异常

女性生殖器官在胚胎期发育形成过程中，若受到某些内源性（如生殖细胞染色体不分离、嵌合体、核型异常等）或外源性因素（性激素药物的应用等）干扰，可导致发育停滞或发育异常，且常合并泌尿系统畸形。常见的生殖器官发育异常有：①正常管道形成受阻所致异常：包括处女膜闭锁、阴道横隔、阴道纵隔、阴道闭锁和宫颈闭锁等；②副中肾管衍化物发育不全所致异常：包括无子宫、无阴道、子宫发育不良、单角子宫、始基子宫、输卵管发育异常；③副中肾管衍化物融合障碍所致异常：包括双子宫、双角子宫、鞍状子宫和纵隔子宫等。

女性生殖器官发育异常有时在出生时发现外生殖器异常而得到诊断，大多数很少在青春期前发现，患者多在青春期因原发性闭经、周期性下腹痛或婚后因性生活困难、流产或早产就医时而被确诊。

一、病因及发病机制

【重点提示】◆ ···

女性生殖器官发育畸形的分类及主要特点。

（一）处女膜闭锁

处女膜闭锁（imperforate hymen）又称无孔处女膜，临床上较常见，是泌尿生殖窦上皮未能向前庭部贯穿所致，少数也可为后天疾病如炎症粘连所致（图9-1）。在青春期初潮前无任何症状。由于处女膜闭锁，少女至青春期初潮时，阴道分泌物或经血无法排出，最初经血积在阴道内，反复多次月经来潮后，逐渐发展至子宫积血、输卵管积血，甚至腹腔内积血（图9-2）。输卵管伞端多因积血而粘连闭锁，所以经血较少进入腹腔。处女膜闭锁在女婴新生儿期多无临床表现。偶有幼女因大量黏液积聚在阴道内，导致处女膜向外凸出而被发现。

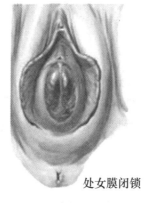

处女膜闭锁

处女膜形态

图 9-1　处女膜闭锁示意图

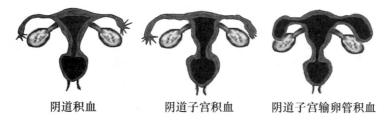

阴道积血　　　　　　阴道子宫积血　　　　阴道子宫输卵管积血

图 9-2　处女膜闭锁导致积血

（二）阴道发育异常

1. 先天性无阴道（congenital absence of vagina）：为双侧副中肾管发育不全或尾端发育不良所致，因此，先天性无阴道几乎都合并无子宫或仅有始基子宫，仅有极个别患者有发育正常的子宫，双侧卵巢一般正常。青春期后第二性征发育正常。患者于青春期后一直无月经来潮，或因婚后性交困难而就诊。直肠—腹部诊及盆腔 B 型超声检查不能发现子宫。

2. 阴道闭锁（atreus of vagina）：因泌尿生殖窦未参与形成阴道下段所致。闭锁位于阴道下段，长 2～3 cm，其上多为正常阴道。检查时无阴道开口，但闭锁处黏膜表面色泽正常，不向外膨隆，肛查扪及向直肠凸出的阴道积血包块，其位置较处女膜闭锁高。

3. 阴道横隔（transverse vaginal septum）：为两侧副中肾管会合后的尾端与尿生殖窦相接处未贯通或部分贯通所致。横隔可位于阴道内任何部位，但以上、中段交界处多见，厚为约 1 cm 的黏膜样组织。完全性横隔少见，多数是隔中央或侧方有一小孔，经血自小孔排出。横隔位于上段者不影响性生活，常是行妇科检查时被偶然发现。位置较低者少见，多因性生活不满意、经血潴留或不孕等原因就诊而被发现，部分患者是偶然体检、人工流产术中或分娩过程中因胎头下降受阻时检查而被发现。

4. 阴道纵隔（longitudinal vaginal septum）：为双侧副中肾管会合后，其中隔未消失或未完全消失所致。阴道纵隔有两类。完全纵隔形成双阴道，常合并双宫颈、双子宫。有的时候纵隔偏向一侧形成阴道斜隔，导致该侧阴道完全闭锁，可以出现因经血潴留所形成的阴道侧方包块。绝大多数阴道纵隔无症状，有些是婚后性交困难或潴留在斜隔盲端的积血继发感染后才被诊断，另有一些可能晚至分娩时产程进展缓慢才确诊。

（三）先天性宫颈闭锁

先天性宫颈闭锁（congenital atresia of cervix）临床上罕见。若患者子宫内膜有功能时，青春期后可因宫腔积血而出现周期性腹痛，经血还可经输卵管逆流入腹腔，引起盆腔子宫内膜异位症和子宫腺肌病。治疗时可手术穿通宫颈，使子宫与阴道相通，若宫颈没有发育，行子宫切除术。

（四）子宫发育异常

子宫发育异常临床上多见，常见类型如图 9-3 所示。

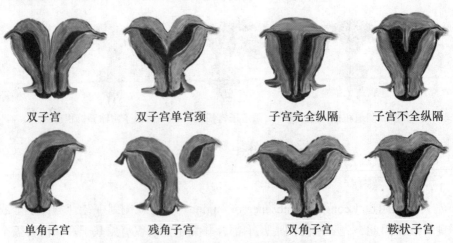

双子宫　　　双子宫单宫颈　　　子宫完全纵隔　　　子宫不全纵隔

单角子宫　　　残角子宫　　　双角子宫　　　鞍状子宫

图 9-3　子宫发育异常

1. 子宫未发育或发育不全

（1）先天性无子宫（congenital absence of uterus）：是两侧副中肾管中段及尾段未发育和会合所致，常合并无阴道，但卵巢发育正常，第二性征不受影响。直肠—腹部诊不能扪及子宫。临床表现为原发性闭经。

（2）始基子宫（primordial uterus）：又称痕迹子宫，是由两侧副中肾管会合后不久即停止发育所致，常合并无阴道。子宫极小，仅长 1～3 cm，无宫腔。临床表现为原发性闭经。

（3）子宫发育不良（hypothalami of uterus）：又称幼稚子宫（infantile uterus），是因副中肾管会合后短时期内即停止发育所致。子宫较正常小，有时极度前屈或后屈。宫颈呈圆锥形，相对较长，宫体与宫颈之比为 1：1 或者 2：3。患者月经量较少，婚后不能生育。直肠—腹部诊可以扪及小而活动的子宫。治疗上目前仍主张雌 – 孕激素序贯疗法，目的在于促进子宫内膜及肌层的发育，也可配以中医治疗。需定期测子宫径线。

2. 子宫发育畸形

（1）双子宫（uterus delphinus）：由两侧副中肾管完全未融合所致，各自发育形成两个子宫和两个宫颈，阴道也完全分开，左右侧子宫各有单一的输卵管和卵巢。患者无自觉症状，其月经、性生活及生育能力均正常。通常在人工流产、产前检查甚至分娩时偶然发现。

（2）双角子宫（uterus cornish）和鞍状子宫（saddle form uterus）：因两侧副中肾管中段的上部融合不全而成，分为完全双角子宫（从宫颈内口处分开）和不全双角子宫（从宫颈内口以上处分开）；轻度者仅宫底部稍下陷而呈鞍状，称为鞍状子宫。

（3）纵隔子宫（september uterus）：两侧副中肾管会合后，纵隔未被吸收，可在宫腔内形成纵隔。从宫底至宫颈内口将宫腔完全隔为两部分者为完全中隔；仅部分隔开者为不全中隔。中隔子宫外形正常，可以经子宫输卵管造影或者宫腔镜检查确诊。

（4）单角子宫（uterus cornish）：仅一侧副中肾管发育而成为单角子宫。另一侧副中肾管完全未发育或未形成管道。未发育侧的卵巢、输卵管、肾也往往同时缺如。妊娠可以发生在单角子宫，但是反复流产、早产多见。

（5）残角子宫（rudimentary horn of uterus）：是因一侧副中肾管发育正常，另一侧发育不全形成残角子宫，可伴有该侧泌尿道发育畸形。检查时易将残角子宫误诊为卵巢肿瘤。多数残角子宫与对侧正常宫腔不相通，仅有纤维带相连；偶尔可见两者间有狭窄管道相通，若残角子宫的内膜发育尚好，则可出现周期性出血，当出血不能排出或排出不畅时可引起宫腔内积血而表现为痛经。检查时易将残角子宫误诊为卵巢肿瘤。若胚胎着床于残角子宫内，由于残角子宫发育不良，常于妊娠 16～20 周时破裂引起大量腹腔内出血致休克，必须及时切除破裂的残角子宫，否则可导致患者因大量失血而死亡。

（五）输卵管发育异常

（1）单侧缺失：为该侧副中肾管未发育所致。

（2）双侧缺失：常见于无子宫或痕迹子宫患者。

（3）单侧（偶尔双侧）副输卵管：为输卵管分支，具有伞部，内腔与输卵管相通或不通。

（4）输卵管发育不全、闭塞或中段缺失：类似结扎术后的输卵管。

（六）卵巢发育异常有

（1）单侧卵巢缺失：见于单角子宫。

（2）双侧卵巢缺失：极少，一般为卵巢发育不全，卵巢外观细长而薄，色白质硬，甚至仅为条状痕迹，见于45，XO 特纳（Turner）综合征患者。

（3）多余卵巢：罕见，在正常卵巢附近，也可远离正常卵巢部位，可位于腹膜后。卵巢功能正常。

（4）偶尔卵巢可分裂为几个部分。

二、护理

（一）护理评估

1. 病史

详细询问患者的年龄，有无月经来潮，初潮年龄，经量，有无周期性下腹痛、肛门坠胀、外阴胀痛等症状。已婚者询问有无性交困难、孕产史等。

2. 身体状况

【重点提示】

处女膜闭锁及子宫发育异常的典型症状和体征。

（1）症状：

1）处女膜闭锁：偶有幼女因大量黏液潴留在阴道内，导致处女膜向外膨出而诊断。绝大多数患者青春期前无任何症状。青春期后出现逐渐加剧的周期性下腹痛，但无月经来潮。严重者伴便秘、肛门坠胀、尿频或尿潴留等症状。

检查可见处女膜向外膨出，呈蓝紫色，无阴道开口；肛诊可扪及阴道内有球状包块向直肠前壁突出；直肠腹部诊时在下腹部可扪及阴道包块上方有一压痛明显的小包块（潴留了经血的子宫），向下按压此包块，可见处女膜向外膨出更明显。

2）阴道发育异常：

①先天性无阴道（congenital absence of vagina）：患者常表现为青春期后一直无月经来潮，或婚后性交困难。极个别患者仍有发育正常的子宫，可表现为青春期因宫腔积血出现周期性腹痛。检查时见外阴和第二性征发育正常，单无阴道或仅在阴道外口处见一浅凹陷，有时可见到泌尿生殖窦内陷形成2cm短浅阴道盲端。约15%的患者合并有泌尿道畸形。临床上应与完全型雄激素不敏感综合征相鉴别，后者染色体核型为46，

XY，阴毛和腋毛极少，血液睾酮值升高。

②阴道闭锁（atreus of vagina）：症状与处女膜闭锁相似，无阴道开口，但是闭锁处黏膜表面色泽正常，也不向外膨隆，肛查扪及向直肠凸出阴道积血包块，其位置较处女膜闭锁高。

③阴道横隔（transverse vaginal septum）：分为完全横隔、不完全横隔。完全横隔较少见，患者表现为青春期后出现原发性闭经和周期性下腹痛。不完全横隔位于上段者不影响性生活，多无症状；位置较低者少见，多因性生活不满意而就诊。

④阴道纵隔：分为完全纵隔、不完全纵隔。完全纵隔形成双阴道，常合并双宫颈、双子宫。一般无症状。有时纵隔偏向一侧形成斜隔，导致该侧阴道完全闭锁，可出现因经血潴留所形成的阴道侧方的囊性包块。绝大多数阴道纵隔无症状，有些是婚后性交困难才被发现，另一些可能晚至分娩时产程进展缓慢才确诊。

3）子宫发育异常

①子宫未发育或发育不全：先天性无子宫和始基子宫常因原发性闭经而就诊。幼稚子宫月经稀少，甚至无月经，常表现为初潮延迟，伴痛经，不孕。

②子宫发育畸形：

双子宫：患者无任何自觉症状，多在人工流产、产前检查甚至分娩时偶然发现。早期人工流产时可能误刮未孕侧子宫，以致漏刮胚胎。妊娠晚期可出现胎位异常，分娩时未孕侧子宫可能阻碍胎先露部下降，子宫收缩乏力也较多见，所以剖宫产率增加。偶可见异期复孕，即不同时期卵子受精后，每侧子宫各有一胎儿。

双角子宫和鞍状子宫：一般无症状，偶有月经量多，可出现不同程度的痛经。妊娠时易发生胎位异常，以臀先露居多。

纵隔子宫：纵隔子宫易发生不孕、流产、早产和胎位异常；若胎盘粘连在隔上，可出现产后胎盘滞留。

单角子宫：妊娠后可发生流产、早产、胎儿生长受限、胎位异常等。

残角子宫：若残角子宫内膜无功能，一般无症状；若内膜有功能且与正常宫腔不相通时，往往因宫腔积血而出现痛经，甚至并发子宫内膜异位症；若妊娠发生在残角子宫内，人工流产时无法刮到，至妊娠16～20周时往往破裂而出现典型的输卵管妊娠破裂症状，必须及时切除破裂的残角子宫，否则可导致患者因大量失血而死亡。

4）输卵管发育异常有：①单侧输卵管缺失：因该侧副中肾管未发育；②双侧输卵管缺失：常见于无子宫或始基子宫患者；③单侧（偶尔双侧）副输卵管：为输卵管分支，具有伞部，内腔与输卵管相通或者不通；④输卵管发育不全、闭塞或中断缺失：类似结扎术后的输卵管。

输卵管发育异常可能是不孕的原因，也可能导致输卵管妊娠，因临床罕见，几乎均为手术时偶然发现。

（2）体征：评估患者第二性征和生殖器官发育情况，有无外生殖器畸形。妇科检查（未婚者行肛—腹诊）了解生殖器官的发育程度，有无处女膜向外膨隆等。

3.心理－社会状况 对于青春期的患者，因对疾病不了解，对其心理影响较大，往往情绪不稳定，有害怕、恐惧、自卑等情绪，伴有周期性下腹痛者可对其生活和学习造成影响。已婚患者则因疾病会影响其生育功能，也常有焦虑、紧张、自卑情绪及负疚感，甚至对生活失去信心。其家人也会难以接受诊断结果。因此，护理人员应对患者、患者家人的心理状况进行全面的评估。

4. 辅助检查　B 型超声检查可发现子宫及阴道内的积液，以及生殖器的发育异常。纵隔子宫可经子宫输卵管碘油造影或宫腔镜检查确诊。

5. 处理要点

（1）处女膜闭锁：幼女可待发育成熟后再行手术。青春期患者确诊后即行手术治疗，放出经血，避免经血潴留过久导致输卵管粘连、感染以及子宫内膜异位症。

方法：局麻下穿刺处女膜正中膨隆部，抽出褐色积血证实诊断后，即将处女膜作 "X" 形切开，引流积血，积血大部分排出后，常规检查宫颈是否正常，但不宜进一步探查宫腔以免引起上行性感染。吸尽积血后，切除多余的处女膜瓣，使切口呈圆形，再用3-0肠线缝合切口边缘黏膜，以保持引流通畅和防止边缘粘连。术后留置导尿管 1～2 日，外阴部放置消毒会阴垫，每日外阴护理 1～2 次，直到积血排净。术后给予广谱抗生素和甲硝唑。

（2）阴道发育异常：

1）先天性无阴道：对希望结婚的先天性无阴道患者，可行人工阴道成形术。手术须在结婚前 6～12 个月左右进行。依据具体情况进行处理；有短浅阴道者也可采用机械扩张法形成人工阴道，即用由小到大的阴道模型，局部加压扩张，以逐渐加深阴道长度，直至能满足性生活要求为止。不宜机械性扩张或扩张无效者可行阴道成形术；手术方法较多，以乙状结肠阴道成形术效果较好。个别先天性无阴道患者仍有发育正常的子宫，至青春期时因宫腔积血出现周期性腹痛。初潮时即行人工阴道成形术，同时引流宫腔积血以保存子宫生育功能。无法保留子宫者，应予以切除。

2）阴道闭锁：应尽早手术治疗。术时应先切开闭锁段阴道并游离阴道积血下段的阴道黏膜，再切开积血包块，排净积血后，利用已游离的阴道黏膜覆盖创面。术后定期扩张阴道以防瘢痕挛缩。

3）阴道横隔：将横隔做放射状切开并切除多余部分，最后缝合切缘粗糙面以防粘连形成。术后短期放置模型防止瘢痕挛缩。如果是分娩时发现横隔阻碍胎先露部下降，横隔薄者，当胎先露部下降至横隔处并将横隔撑得极薄时，切开后胎儿即能经阴道娩出；横隔厚者应行剖宫产。

4）阴道纵隔：当斜隔妨碍经血排出或纵隔影响性生活时，应将其切除，创面缝合以防粘连。若临产后发现纵隔阻碍胎先露部下降，可沿纵隔的中部切断，分娩后缝合切缘止血。因阴道纵隔不孕的患者切除纵隔可能提高受孕的概率。

（3）先天性宫颈闭锁：治疗时可手术穿通宫颈，建立人工子宫阴道通道，使子宫与阴道相通；若宫颈未发育，则行子宫切除术。

（4）子宫发育异常：

①子宫未发育或发育不全：先天性无子宫或实体性始基子宫无症状，可不予处理。

有宫腔积液的始基子宫需手术切除。幼稚子宫主张用小剂量雌激素加孕激素序贯疗法，以促进子宫发育。治疗方法为小剂量雌激素加孕激素序贯给药，于出血第 5 日起口服戊酸雌二醇 2 mg 或妊马雌酮 1.25 mg，每晚一次，连服 21 天，于服药第 11 日起加用醋酸甲羟孕酮，每日 10 mg，连用 10 日，共服 6 ～ 12 个周期，定期测量子宫径线。

②子宫发育畸形：双子宫一般不需处理。双角子宫出现反复流产时，应行子宫整形术。对有不孕和反复流产的纵隔子宫患者，可手术切除纵隔。单角子宫如妊娠，反复流产、早产多见，所以应加强孕期监护。对于残角子宫，无症状者不需治疗，若子宫内膜有功能且与正常宫腔不相通时，往往因宫腔积血而出现痛经，甚至并发子宫内膜异位症，需手术切除残角子宫。若妊娠发生于残角子宫内，人工流产时无法探及，至妊娠 16 ～ 20 周时破裂而出现典型输卵管妊娠破裂症状，若不及时手术切除破裂的残角子宫，患者可因大量内出血而亡。

（5）输卵管发育异常：除输卵管部分节段缺失可行整形吻合手术外，其他均无法手术。有生育要求者可借助辅助生殖技术。

（二）护理诊断 / 护理问题

1. 疼痛　与宫腔积血、手术创伤等有关。
2. 焦虑、紧张　与不孕、反复流产及害怕周期性的疼痛有关。
3. 知识缺乏　与相关知识欠缺有关。
4. 自尊紊乱　与青春期闭经或育龄期不能生育有关。

（三）护理目标

（1）患者术后疼痛减轻或消失；有生育要求者顺利妊娠、分娩。
（2）患者能坦然面对疾病，焦虑减轻或消失。
（3）患者初步了解疾病的相关知识。
（4）患者自尊逐渐恢复。

【重点提示】◆ ⋯

激素治疗的护理。

（四）护理措施

1. 一般护理　和蔼对待患者及其亲属，通过书面材料、挂图等方式给患者和家属讲解疾病的发生、发展过程，讲述手术的方法，让患者及其亲属理解，减少其紧张情绪，放松心情。认真倾听患者感受，肯定患者应对的能力，根据不同心理特点进行护理。

2. 病情观察　有痛经者注意观察患者疼痛的程度、性质、经血的量、颜色，有无腹部包块，与月经周期的关系。有无痛经伴随症状如恶心、呕吐，有无盆腔内压迫症状，如便秘、肛门坠胀、尿频或尿潴留等。有无性生活异常。妊娠者有无流产先兆，妊娠晚期有无胎位异常。

3. 对症护理　根据疾病的不同类型在适宜年龄段开展规范治疗。

4. 治疗护理

（1）手术治疗的护理：

1）术前准备：①一般准备：同一般外阴、阴道手术前患者。②特殊准备：对先天无阴道患者，应根据患者年龄选择适当型号的阴道模型，并准备两个以上的阴道模型和丁字带，消毒备用。对游离皮瓣阴道成形术者，应准备一侧大腿中部皮肤，皮肤进行剃毛及消毒后，用无菌治疗巾包裹，以备术中使用。对于涉及肠道的手术如乙状结肠阴道成形术应做好肠道的准备。

2）术后护理：①一般护理：同一般外阴、阴道手术后患者。②特殊护理：乙状结肠阴道成形术者，应密切观察其人工阴道的血运情况，分泌物的性状、量，并控制首次排便时间。青春期患者阴道成形术后需要较长时间使用阴道模型，直到结婚有性生活。对于需要使用阴道模型者应教会患者更换模型的方法，在其第一次更换模型前半小时可用止痛药，以缓解疼痛。阴道模型应选择适当的型号，在表面涂抹润滑剂，以减轻疼痛。告知患者阴道模型需每天消毒更换（一般是夜间放置模型，日间取出，这样利于工作和学习）。准备结婚或已经结婚的患者，阴道伤口完全愈合后方可有性生活。

（2）激素治疗的护理：告知患者规范治疗的重要性，忌漏服或停服。

5. 心理护理　护理人员应耐心给患者解释疾病的病因及治疗方案，以减少其紧张焦虑感。如青春期的女性遇异常情况常常表现为害怕、恐惧，护士应和蔼对待患者及其亲属，通过书面资料、挂图等方式给患者及其亲属讲解疾病的发生、发展过程，讲解手术的方法，让患者及其亲属理解，减少紧张情绪。术后认真倾听患者的感受，肯定患者应对的能力，根据不同的心理特点进行护理。如因生殖器官发育异常而导致患者不能生育时，护士应同情患者，多与患者及其亲属沟通，共同商讨治疗方案，帮助患者积极面对现实，使患者亲属（特别是丈夫）给予患者理解和支持。术后鼓励患者尽快恢复原来的学习和工作，积极参加集体活动，充分发挥自己其他方面的才能，使其对今后的生活充满信心。对于已妊娠者，告知其孕期检查的重要性和可能的分娩方式。

（五）护理评价

（1）术后患者自述疼痛逐渐减轻或消失。

（2）住院期间，患者能说出自己的不适，积极面对疾病并配合治疗护理，焦虑减轻或消失。

（3）患者能逐步确认自我的积极方面，自尊恢复，积极生活，回归正常的学习和生活。

三、健康教育

（1）处女膜切开患者应保持外阴清洁干燥，术后1个月复查伤口愈合情况。嘱患者及其家属注意下一周期月经来潮的情况，如是否通畅，有无痛经等，如仍有下腹胀痛等症状及时就诊。术后1个月后复诊。

（2）对于阴道成形术患者，青春期女性需坚持使用阴道模型至结婚有规律性生活为止，要求结婚者术后应到医院复查，直至阴道伤口完全愈合后方可有性生活。

（3）无生育能力者，鼓励患者面对现实，可以抱养孩子等。

（4）有生育要求者可借助辅助生殖技术，实现做母亲的梦想。

第三节 两性畸形患者的护理

两性畸形（hermaphroditism）是指同时具有男、女两性性器官特征。从广义上是指胚胎期性分化障碍，导致染色体与性腺、表型不一致；从狭义上是指内、外生殖器分化异常，外阴性别模糊。两性畸形可分为真两性畸形和假两性畸形。真两性畸形是在体内同时存在卵巢和睾丸两种性腺组织，染色体核型可以为正常男性型、女性型嵌合型，生殖器官和外生殖器往往兼有两性特征。真两性畸形生殖腺必须是完整的，即睾丸必须有正常的结构，卵巢必须有各种卵泡并有卵细胞生长的现象。仅有卵巢或睾丸的残遗组织，不属于真两性畸形。假两性畸形是性腺与性染色体一致，而生殖管道和尿生殖窦的发育却具有异性成分或兼有两性的特征。外生殖器类似女性，而内生殖器为睾丸者称男性假两性畸形；相反，外生殖器类似男性，而内生殖器为卵巢者称为女性假两性畸形。两性畸形为先天性生殖器发育畸形的一种特殊类型，可能对患儿的抚育、心理、生理、生活、学习工作和婚姻带来诸多困扰，必须要及早诊断和处理。

一、分类

（一）女性假两性畸形（female hermaphroditus）

女性假两性畸形是一种较常见的两性畸形，患者染色体核型为46，XX，其性腺为卵巢，有子宫、宫颈、阴道等内生殖器，但外生殖器有不同程度的男性化特征，如阴蒂肥大，形状似男性的尿道下裂，阴唇常合并在中线，近似男性阴囊，但其中无睾丸，阴道口小等。

（二）男性假两性畸形（male hermaphroditus）

男性假两性畸形患者的染色体核型多为46，XY，性腺为睾丸，无子宫，生殖管道和外阴多表现为女性，少数为男性。但因阴茎极小以及生精功能异常，一般无生育能力。此畸形是由于男性胚胎或胎儿在宫腔内接触的雄激素过少所致。发病机制有：①促进生物合成睾酮的酶缺失或异常；②外周组织5α-还原酶缺乏；③外周组织和靶器官雄激素受体缺少或功能异常。

男性假两性畸形根据病因可分为胎睾间质对促性腺激素无反应、先天性睾酮合成障碍、睾酮代谢的酶缺乏或缺陷、靶组织缺乏雄激素受体或受体功能障碍、睾丸发育不全、米勒管抵抗综合征和单纯性尿道下裂。根据外生殖器的情况可以分为男性型和女性型。

（三）性腺发育异常

1. 真两性畸形　是两性畸形中最罕见的一种。患者体内同时存在睾丸和卵巢两种性腺组织。染色体核型多数为 46，XX，其次为 46，XX/46，XY 嵌合型，46，XY 较少见。真两性畸形的性腺组织类型有三种：①一侧生殖腺为卵巢（含睾丸和卵巢两种组织），另一侧为睾丸或卵巢；②一侧为睾丸，另一侧为卵巢；③双侧生殖腺内同时含卵巢及睾丸两种组织，称为卵睾。

2. 混合型生殖腺发育不全　染色体为含有 45，X 与另一含有至少一个 Y 的嵌合型，以 45，X/46，XY 多见。混合型是指一侧为异常睾丸，另一侧为未分化生殖腺、生殖腺呈索状痕迹或缺如。

3. 单纯型生殖腺发育不全　染色体核型为 46，XY，又称 Sawyer 综合征，生殖腺未能分化为睾丸而呈索状，由纤维结缔组织组成，无男性激素分泌，无生殖细胞。患者表型为女性，但身体较高大，有发育不良的子宫、输卵管，青春期乳房及毛发发育差，无月经来潮。

4. 先天性睾丸发育不全症　即克兰费尔特综合征（Helter-skelter syndrome）。本病染色体核型特征是出现两条或两条以上的 X 染色体，最常见的核型是 47，XXY。其余可有 46，XY/47，XXY、46，XX/47，XXY、47，XXY/48，XXXY、46，XY/47，XXY/48，XXXY、46，XY/47，XXY/48，XXXY/48，XXXY、48，XXXY、48，XXYY 和 49，XXXXY 等。发生原因可能是卵子或精子发生减数分裂时不分离，或者早期胚胎细胞或受精卵在有丝分裂时染色体不分离，从而导致胎儿多出一条 X 染色体，前者占多数。通常 X 染色体增加的数目越多，临床症状越严重。

5. 性逆转综合征　即染色体性别与性腺性别不一致的病理现象，包括 46，XX 男性和 46，XY 女性两型。患者均缺乏生育能力。

6. XYY 综合征　又名 YY 综合征或超雄综合征。本病可能是由于 Y 染色体不分离或 X、Y 染色体均不分离所致。患者核型为 47，XYY、49，XXYYY、47，XYY/46 等。

二、病因

（一）女性假两性畸形

1. 先天性肾上腺皮质增生　先天性肾上腺皮质增生是一种常染色体隐性遗传病，约占女性假两性畸形的 50%。其基本病变为胎儿肾上腺合成皮质醇合成途径中的一些酶缺乏或功能减退，其中最常见的为 21- 羟化酶缺乏，因此不能将 17α- 羟黄体酮转化为皮质醇，当皮质醇合成量减少时，对下丘脑和腺垂体的负反馈作用消失，导致腺垂体促肾上腺皮质激素（ACTH）分泌增加，刺激肾上腺增生，促使其分泌的皮质醇量趋于正常，但同时也刺激胎儿的肾上腺网状带产生大量雄激素，致使女性胎儿外生殖器有部分男性化。

2. 孕妇于妊娠早期摄入过多雄激素　人工合成孕激素、甲睾酮等都有不同程度的雄激素作用，若用于妊娠早期保胎或服药过程中同时受孕，均可导致女胎外生殖器男性化，类似先天性肾上腺皮质增生所致畸形。男性化程度与用药的剂量和时间长短有关，一般程度较轻，且在出生后男性化不再加剧，至青春期月经来潮，还可正常生育。另外，妊娠合并黄素囊肿、肾上腺肿瘤等也可引起女胎男性化。

（二）男性假两性畸形

男性假两性畸形是 X 连锁隐性遗传或常染色体隐性遗传病。

1. 男性型　主要是由于常染色体或 X 染色体上的基因突变，使胎睾间质细胞合成、分泌米勒管抑制因子障碍，导致米勒管不退化而继续发育形成子宫、输卵管、阴道上段。

2. 女性型　是一种 X 连锁隐性遗传病，有家族遗传倾向，主要病因是靶细胞雄激素受体异常。患者睾酮合成正常，而靶细胞对激素不敏感，导致原始生殖结构发育成为女性外生殖器，也称为雄激素不敏感综合征。

（三）性腺发育异常

性腺发育异常多为染色体异常所致。

三、护理

（一）护理评估

1. 病史　注意询问患者家族中有无类似患者；母亲在受孕期间有无服用黄体酮及男性激素的病史。

2. 身体状况

（1）症状：

1）女性假两性畸形：患儿出生后表现为阴蒂肥大，阴唇融合遮盖阴道口和尿道口，仅在阴蒂下方见一小孔，尿液由此排出。严重者两侧大阴唇肥厚有皱，并有程度不等的融合，状似阴囊，但其中无睾丸。随着婴儿长大，男性化日益明显，几岁时即有阴毛和腋毛出现，至青春期乳房不发育。内生殖器发育受抑制，无月经来潮。虽然幼女期身高增长快，但因骨骺愈合早，至成年时反较正常女性矮小。

2）男性假两性畸形

①男性型：患者幼年时外生殖器似女性，青春期开始有男性化表现，出现喉结、声音变粗、肌肉发达等。

②女性型：完全型雄激素不敏感综合征患者出生时外生殖器完全为女性，因此也称为睾丸女性化综合征。由于患者体内睾酮能通过芳香化酶转化为雌激素，患者呈女性体态，至青春期乳房发育丰满，但乳头小，乳晕较苍白，阴毛、腋毛多缺失，阴道为盲端，较短浅，无子宫。双侧睾丸正常大，位于腹腔内、腹股沟或偶在大阴唇内。血睾酮、FSH、尿 LH 较正常男性增高，雌激素略高于男性。

不完全型雄激素不敏感综合征临床上较少见，表现为不同程度的两性畸形，阴蒂肥大或短小阴茎，阴唇部分融合，阴道极端或仅有浅凹陷。至青春期可出现阴毛、腋毛增多和阴蒂继续增大等男性改变。

③性腺发育异常

真两性畸形：在患者体内有睾丸和卵巢两种生殖腺同时存在，是两性畸形中最罕见的一种。患者可能一侧生殖腺为卵巢，另一侧为睾丸；或每侧生殖腺内同时含卵巢及睾丸两种组织，称为卵睾；也可能是一侧为卵睾，另一侧为卵巢或睾丸。症状与其他两性畸形相同，外生殖器多为混合型，以男性为主或以女性为主，但往往具有能勃起的阴茎，而乳房则几乎均为女性型。多数患婴出生时阴茎较大，往往按男婴抚养。青春期约有半数患者有月经来潮或周期性血尿。个别有子宫的患者在切除睾丸组织后，不但月经来潮，还具有正常生育能力。而能生成精子者少见。

混合型生殖腺发育不全：混合型是指一侧为异常睾丸，另一侧为未分化生殖腺，生殖腺呈索状痕迹或生殖腺缺失。患者外阴部分男性化，表现为阴蒂增大，外阴不同程度融合、尿道下裂。睾丸侧有输精管，未分化生殖腺侧有输卵管、发育不良的子宫和阴道，不少患者有 Turner 综合征的躯体特征。出生时多以女婴抚养，但至青春期往往出现男性化，女性化者极少。若出现女性化时，应考虑为生殖腺肿瘤分泌的雌激素所致。

单纯型生殖腺发育不全：生殖腺未分化为睾丸而呈索状，所以无雄激素分泌，副中肾管也不退化，患者表型为女性，但身体较高大，有发育不良的子宫、输卵管，青春期乳房及毛发发育差，无月经来潮。

先天性睾丸发育不全症：患儿出生时外生殖器表现为正常男婴。青春期之前可无任何症状，或仅有不典型的男性化临床表现，如睾丸较其他儿童略小、下肢显得略长一点等。青春期后患者表现异常：a.睾丸小而硬；b.雄激素缺乏：身材正常或偏高，下肢较长，阴茎正常或短小、性功能低下。c.女性化症状：乳房发育，皮肤较细嫩，阴毛呈女性分布，无喉结胡须，腋毛稀少或缺如；骨质疏松和肌肉力量降低。d.情绪多变、轻度到重度智力低下或精神异常。

性逆转综合征：①46，XX男性综合征，表型为男性，染色体核型为正常女性。乳腺发达，须毛缺如，阴茎小，睾丸小，不能或只能产生少量精子。②46，XY女性综合征，表型为女性，染色体核型为正常男性。喉结缺如，无月经，外生殖器正常。

XYY综合征：患者身材高大，偶尔可见隐睾，睾丸发育不全并有精子形成障碍和生育力下降，尿道下裂等，患者多有生育能力。部分患者智力发育低下，性格及行为异常。

（2）体征：注意阴茎大小、尿道口的位置，是否有阴道和子宫，直肠—腹部诊扪及子宫说明多为女性假两性畸形，但应除外真两性畸形的可能。若在腹股沟部、大阴唇或阴囊内扪及生殖腺，则毫无例外为睾丸组织，但仍不能排除真两性畸形。

①女性假两性畸形

子宫、输卵管、阴道均存在，但阴道下段狭窄，难以发现阴道口。

②男性假两性畸形

男性型：外阴可表现为阴茎发育不良或合并会阴型尿道下裂，部分患者有窄小阴道。睾丸可位于腹腔内、腹股沟或外阴。

女性型：完全型雄激素不敏感综合征：阴道为盲端，较短浅，无子宫及输卵管。幼稚型睾丸外观正常，位于腹腔内、腹股沟或偶在大阴唇内扪及；不完全型雄激素不敏感综合征：可伴有尿道下裂、小阴茎、小睾丸，阴道呈盲端，无子宫及附件，阴唇部分融合。

3. 心理 – 社会状况　患者及其家属往往表现为恐惧，对检查结果感到震惊、无助、焦虑等，对生命安全、治疗的方式和结果很担心，产生绝望感。

4. 辅助检查

（1）实验室检查：包括染色体核型分析，血、尿性激素，尿 17– 酮、17α– 羟黄体酮测定，血 H–Y 抗原或 SRY 基因检测等。

1）女性假两性畸形：如为先天性肾上腺皮质增生所致，则血雄激素含量增高，尿 17– 酮呈高值，血雌激素、FSH 皆呈低值，血清 ACTH 及 17α– 羟黄体酮均显著升高；如为孕期摄入或产生过多雄激素所致，则血雄激素和尿 17– 羟黄体酮值均在正常范围。

2）男性假两性畸形：由于男性两性畸形多为外周组织雄激素受体缺乏所致，所以临床上将此病称为雄激素不敏感综合征，血睾酮、FSH、尿 17– 酮均为正常男性值，血 LH 增高，雌激素略高于正常男性值但低于正常女性值。

（2）生殖腺活检：对真两性畸形往往需通过腹腔镜检或剖腹探查取生殖腺活检，方能最后确诊。

（3）B 超检查：检查内生殖器的发育情况。

5. 处理要点　应根据患者原来的社会性别、本人愿望及畸形程度综合考虑。原则上无论是何种两性畸形，除阴茎发育良好者外，均宜按女性抚养。必要时切除多余的性腺，行内、外生殖器整形手术。有些患者还需要终生行激素替代治疗。常见的两性畸形治疗方法如下。

（1）先天性肾上腺皮质增生：确诊后应及早并终身给予皮质激素类固醇类药物，以抑制垂体促肾上腺皮质激素的过量分泌和防止外阴进一步男性化及骨骺提前闭合，还可促进女性生殖器官的发育和月经来潮，甚至有受孕和分娩的可能。肥大的阴蒂应部分切除，使之接近正常女性阴蒂大小。外阴部有融合畸形者应予以手术矫治，使尿道外口和阴道外口分别显露在外。

（2）雄激素不敏感综合征：无论是完全型或不完全型，均宜按女性抚育。完全型患者可待其青春期发育成熟后切除双侧睾丸以防恶变，术后长期给予雌激素以维持女性第二性征。不完全型患者有外生殖器男性化畸形，应提前作整形术并切除双侧睾丸。凡阴道过短影响性生活者可行阴道成形术。

（3）其他男性假两性畸形：混合型生殖腺发育不全或单纯型生殖腺发育不全患者，染色体核型含有 XY 者，其生殖腺发生恶变的可能较大，并且发生年龄可能很小，所以在确诊后应尽早切除未分化的生殖腺。

（4）真两性畸形：性别的确定主要取决于外生殖器的功能状态，应将不需要的生殖腺切除，保留与其性别相适应的生殖腺，并予以相应性别激素的替代治疗。除阴茎粗大、能勃起且具有能推纳入阴囊内的睾丸可以按男性抚育之外，其他仍以按女性养育为宜。

（二）护理诊断 / 护理问题

1. 焦虑、紧张　与性别的不确定、对生活影响较大及可能需手术治疗有关。

2. 知识缺乏　与疾病相关知识缺乏有关。

3. 自尊紊乱　与性别不确定有关。

（三）护理目标

1. 患者性别确定，能正确面对疾病及现实，焦虑减轻或消失。

2. 患者初步了解疾病的相关知识。

3. 患者自尊逐渐恢复，能积极参与各种社会活动。

（四）护理措施

1. 一般护理　调节生活方式，减轻精神压力，放松心情。

2. 病情观察　注意观察患者的临床表现，协助医生制定相应的治疗方案。

3. 对症护理　根据疾病的不同类型在适宜年龄段开展规范治疗。

4. 治疗护理

（1）手术治疗的护理：同一般外阴、阴道手术前患者。

（2）激素治疗的护理：告知患者终身规范使用激素替代治疗的重要性。

5. 心理护理　由于两性畸形的疾病特点，患者前来就医的年龄以青春期和青年期两个年龄段居多，该年龄段是患者的人生观、价值观和自我意识形成的关键时期，心理矛盾尤为突出。护理人员应耐心给患者解释疾病的病因及治疗方案，以减少其紧张焦虑感。因两性畸形会使绝大多数患者心理压力大，甚至对生活绝望，失去信心，医护人员及患者家属应给予其关心和精神支持，帮助其逐渐适应自己的性别角色，正确地看待疾病，恢复正常的社交生活。

（五）护理评价

（1）患者能积极面对疾病并逐渐适应自己的性别角色，焦虑减轻或消失。

（2）患者自尊恢复，积极生活，顺利重返社会。

四、健康教育

告知患者术后应定期复查，发现不适，应及时就诊。按照社会性别生活，树立正确的恋爱与婚姻观。无生育能力者，鼓励患者面对现实，可以抱养孩子。如果想要改变社会性别，应建议其慎重考虑，协助患者安排好出院后的生活，避免不利角色转换的行为和举动，帮助其顺利重返社会。

思考与训练

一、简答题

1. 两性畸形的治疗原则是什么？

2. 处女膜闭锁患者的护理原则是什么？

3. 简述先天性无阴道患者的护理措施。

二、选择题

1. 子宫和阴道上段是由（　　　）形成的。

    A. 副中肾管   B. 中肾管

    C. 副中肾管的头段   D. 副中肾管的中段和尾段

    E. 副中肾管的最尾端

2. 下列关于处女膜闭锁的描述，不正确的是（　　　）。

    A. 青春期被确诊者占绝大多数   B. 确诊后即应手术治疗

    C. 有导致子宫内膜异位症的可能   D. 常规检查子宫是否正常

    E. "X" 形切开

3. 与输卵管妊娠相似的妊娠是（　　　）。

    A. 双子宫妊娠   B. 双角子宫妊娠

    C. 单角子宫妊娠   D. 残角子宫妊娠

    E. 中隔子宫妊娠

4. 女性假两性畸形的特征为（　　　）。

    A. 染色体核型为 46，XY   B. 生殖腺为卵巢

    C. 生殖腺为睾丸   D. 生殖腺为卵睾

    E. 无生育能力

5. 曾某，15 岁，周期性下腹痛半年余，小便困难 1 周，B 型超声检查发现盆腔包块，无月经来潮。最可能的诊断是（　　　）。

    A. 卵巢肿瘤蒂扭转   B. 痛经

    C. 卵巢子宫内膜异位症   D. 处女膜闭锁

    E. 子宫肌瘤

6. 张某，16 岁，无月经来潮，有周期性下腹痛病史，疑诊处女膜闭锁，作（　　　）可确诊。

    A. 处女膜检查   B. B 型超声检查

    C. 穿刺检查   D. 肛诊检查

    E. 双合诊检查

7. 吴某，27岁，G_1P_0，临产。第一产程进展顺利，因第二产程延长行阴道检查发现阴道横隔，此时的处理方法为（　　）。

    A. 切开横隔   B. 立即剖宫产

    C. 切开会阴   D. 观察先露部，能否进一步下降

    E. 切开会阴及阴道

8. 范某，28岁，婚后2年性生活正常，未孕，无月经来潮，第二性征女性，应用人工周期治疗有少量月经。最可能的诊断是（　　）。

    A. 先天性无子宫   B. 始基子宫

    C. 幼稚子宫   D. 女性假两性畸形

    E. 男性假两性畸形

9. 高某，23岁，停经40余天，诊断为早孕，因人工流产失败，继续妊娠后，16周时出现剧烈腹痛伴心悸、头晕、四肢湿冷，最可能的诊断是（　　）。

    A. 宫外孕破裂   B. 残角子宫妊娠破裂

    C. 瘢痕子宫破裂   D. 难免流产

    E. 胎盘早剥

10. 胡某，社会性别女性，24岁，无月经来潮，染色体核型为46，XY，最可能的诊断是（　　）。

    A. 女性假两性畸形   B. 男性假两性畸形

    C. 单独型生殖腺发育不全   D. 真两性畸形

    E. 先天性无子宫

第十章
子宫内膜异位症及子宫腺肌病患者的护理 ——

1. 掌握子宫内膜异位症、子宫腺肌病患者的护理诊断和护理措施。

2. 熟悉子宫内膜异位症、子宫腺肌病患者的护理评估。

3. 了解子宫内膜异位症、子宫腺肌病的病因及病理。

4. 能应用所学知识对子宫内膜异位症、子宫腺肌病患者实施个体化护理和健康指导。

预习案例

王某，32岁，已婚，孕2产0，月经史：14岁月经来潮，经期5～7天，周期28～30天，既往月经规律，无痛经。1年前人工流产后出现痛经，逐渐加重，未避孕而未再孕。查体：体温（T）、脉搏（P）、血压（Bp）正常，妇科检查：子宫正常大小、后倾固定，盆腔后部扪及触痛性结节。

思考

1. 该患者最可能的诊断是什么？为确诊还需要做什么检查？

2. 为该患者制定切实可行的护理措施方案。

子宫内膜异位性疾病包括子宫内膜异位症和子宫腺肌病，两者均由具有生长功能的异位子宫内膜所致，临床上常可并存。但两者的发病机制和组织发生学不尽相同，临床表现及其对卵巢激素的敏感性也有差异，前者对孕激素敏感，后者不敏感。

第一节 子宫内膜异位症患者的护理

子宫内膜组织（腺体和间质）出现在子宫体以外的部位时，称为子宫内膜异位症（endometriosis，EMT），简称内异症。异位内膜可侵犯全身任何部位，如脐、膀胱、肾、输尿管、肺、胸膜、乳腺，甚至手臂、大腿等处，但绝大多数位于盆腔脏器和壁腹膜，以卵巢、宫骶韧带最常见，其次为子宫及其他脏腹膜、阴道直肠膈等部位，所以有盆腔子宫内膜异位症之称（图10-1）。因内异症是激素依赖性疾病，在自然绝经和人工绝经（包括药物作用、射线照射或手术切除双侧卵巢）后，异位内膜病灶可逐渐萎缩吸收；妊娠或使用性激素抑制卵巢功能，可暂时阻止疾病发展。内异症在形态学上呈良性表现，但在临床行为学上具有类似恶性肿瘤的特点，如种植、侵袭及远处转移等。持续加重的盆腔粘连、疼痛、不孕，是其主要的临床表现。

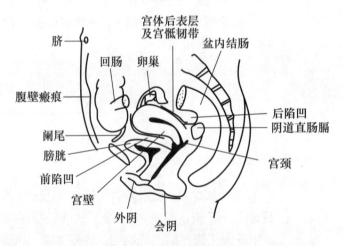

图 10-1 子宫内膜异位症

育龄期是内异症的高发年龄，好发年龄是 25 ～ 45 岁，与内异症是激素依赖性疾病的特点相符合。生育少、生育晚的妇女发病明显高于生育多、生育早者。近年来发病率呈明显上升趋势，与社会经济状况呈正相关，与剖宫产率增高、人工流产与宫腹腔镜操作增多有关。

一、病因与发病机制、病理

（一）病因与发病机制

子宫内膜异位症的病因至今尚未明确，可能与卵巢激素和遗传因素有关。子宫内膜异位症为良性病变，但具有类似恶性肿瘤的远处转移和种植生长能力，目前，其发病机制有以下几种学说。

1. 子宫内膜种植学说　Sampson 最早提出，经期经血中所含的内膜腺上皮和间质细胞可随经血逆流，经输卵管进入腹腔，种植于卵巢邻近的盆腔腹膜，并继续生长蔓延，形成盆腔子宫内膜异位症。子宫内膜种植也可造成剖宫产和阴道分娩之后的腹壁手术切口及会阴手术切口的内异症。

2. 淋巴及静脉播散学说　远离盆腔部位的器官发生子宫内膜异位症，可能是子宫内膜经淋巴或静脉播散的结果。如肺、肾、四肢和肌肉等部位的内异症可能是通过淋巴或静脉播散的结果。

3. 体腔上皮化生学说　卵巢表面上皮、盆腔腹膜都是由胚胎期具有高度化生潜能的体腔上皮分化而来的，受经血、卵巢激素和慢性炎症反复刺激后，可被激活衍化为子宫内膜样组织。

4. 免疫学说　实验表明，在子宫内膜异位症患者血清中 IgG 及抗子宫内膜自身抗体较对照组显著增加，其子宫内膜中的 IgG 及补体 C3 沉积率也高于正常妇女，所以认为可能与患者免疫力异常有关。

引起子宫内膜异位的人为因素：①人工流产手术：因子宫腔与盆腔、腹腔的压力不平衡，而使子宫内膜组织被吸入盆腔和腹腔。②剖宫产术：手术过程中将子宫内膜带至手术切口处和盆、腹腔各处直接种植。③刮宫、产伤：致子宫内膜组织进入手术创面、切口处。④宫颈、阴道粘连闭锁及经期性交、剧烈运动、妇科检查等：经血排出受阻，使子宫内膜组织随经血从输卵管逆流向盆腔和腹腔。

（二）病理

子宫内膜异常症的主要病理变化为异位的子宫内膜随卵巢激素的变化而发生周期性出血，病灶局部反复出血和缓慢吸收导致周围纤维组织增生与粘连，病变区出现紫褐色斑点或小泡，最后发展成为大小不等的紫蓝色实质性结节或形成囊肿。绝大多数发生在盆腔，称盆腔子宫内膜异位症。

卵巢巧克力囊肿

腹腔镜下早期
异位内膜病灶

【重点提示】◆ …

卵巢巧克力囊肿的概念。

1. 巨检

（1）卵巢子宫内膜异位症：卵巢最易被异位内膜侵犯，约 80% 累及一侧，50% 累及双侧。异位子宫内膜在卵巢皮质内生长、周期性出血，形成单个或多个囊肿，典型情况下，陈旧性血液聚集在囊内形成咖啡色黏稠液体，似巧克力样，所以俗称卵巢"巧克力囊肿"。囊肿直径一般在 5 ～ 6 cm，最大直径可达 25 cm 左右。如囊肿破裂内容物流入腹腔出现急性腹膜刺激症状，可引起急腹症。

（2）腹膜子宫内膜异位症：分布于盆腔腹膜和各脏器表面，以宫骶韧带、子宫直肠陷凹和子宫后壁下段浆膜最常见。为内异症最好发部位。

（3）深部浸润型内异症：指病灶浸润深度≥5 mm的内膜异位症，常见于宫骶韧带、子宫直肠陷凹、阴道穹隆、直肠阴道隔等。

（4）子宫腺肌病：子宫呈均匀性增大，呈球形，一般不超过12周妊娠子宫大小。子宫肌层病灶有弥漫性和局限性两种。多数弥漫性生长，少数呈局限性生长，称子宫腺肌瘤。

2. 镜检

（1）子宫内膜异位症：异位内膜组织在纤维镜下可见4种成分，即子宫内膜腺体、子宫内膜间质、纤维素和红细胞/含铁血黄素。异位内膜很少发生恶变，恶变率低于1%。

（2）子宫腺肌病：本病的镜下特征为子宫内膜腺体与间质呈岛状分布在子宫肌层内。

二、护理

（一）护理评估

1. 健康史　评估患者的月经史、孕产史，有无周期和经量的变化，详细评估有无痛经以及痛经的时间和程度，是否有性交痛，有无人流术、输卵管通液等手术史。

【重点提示】◆　…

　　子宫内膜异位症的身体评估。

2. 身体评估

（1）症状：①痛经和下腹痛：继发性痛经是子宫内膜异位症最典型的症状，随病变加重而进行性加重。下腹痛多位于下腹部或腰骶部，可放射至阴道、会阴、肛门或大腿，月经前1～2天开始，经期第1日最重，以后逐渐缓解。②性交痛：一般表现为深部性交痛，约30%的患者会出现，月经来潮前性交疼痛更明显。③月经异常：15%～30%的患者有经量增多、经期延长或月经淋漓不尽。④不孕：内异症患者不孕率高达50%，其中20%的患者有中度以上病变。自然流产率约40%。⑤急腹痛：由于经期卵巢子宫内膜异位囊肿囊内出血、压力增加而多次出现小的破裂，表现为一过性腹痛；当囊肿出现大的破裂时，内容物流入腹腔，出现剧烈腹痛伴恶心、呕吐、肛门坠胀。⑥其他症状：肠道内异症患者可出现腹痛、腹泻或便秘，甚至有周期性少量便血。膀胱内异症可在经期出现尿痛和尿频。异位内膜侵犯和压迫输尿管时，可出现一侧腰痛和血尿。

（2）体征：较大的子宫内膜异位囊肿妇科检查可触及与子宫粘连的囊性肿块，典型的盆腔内异症为子宫后倾固定，在子宫直肠窝、子宫骶韧带或子宫后壁下段常可触及痛性结节。腹壁或会阴瘢痕内异症病灶可在切口附近触及结节状肿块。子宫腺肌病妇科检查发现子宫均匀性增大或有局限性结节隆起，质硬有压痛，经期尤为显著。15%～40% 合并内异症，约半数同时合并子宫肌瘤，术前诊断困难。

3. 心理 – 社会状况 由于长时间遭受疾病的折磨影响食欲，同时月经失调消耗增加，导致患者身体一般情况不好，心情压抑，性生活受到影响。尚未生育的妇女担忧不能生育，担心手术影响生理功能，因而变得焦虑和担忧。另外，保守治疗时间较长，患者担心昂贵的医药费无法承受。

4. 辅助检查

（1）影像学检查：B 型超声可确定卵巢子宫内膜异位囊肿的位置、大小和形状，单纯根据 B 型超声图像不能确诊。盆腔 CT 及 MRI 有诊断价值，但检查费用较高。

（2）血清 CA125 值测定：子宫内膜异位症患者的血清 CA125 值可升高，血清 CA125 值的变化还可用以监测该病的疗效和复发情况。但由于无法与卵巢浆液性囊腺癌鉴别，所以不能单独利用此项测定做出子宫内膜异位症的诊断。

（3）腹腔镜检查：腹腔镜检查是目前诊断子宫内膜异位症的最佳方法，特别是对盆腔检查和 B 超检查均无阳性发现的不育或腹痛患者更是唯一手段，往往在在腹腔镜下对可疑病变进行活检即可确诊是否为子宫内膜异位症。此外，子宫内膜异位症的临床分期也只有在腹腔镜或剖腹探查直视下方可确定。

【重点提示】◆ …

　　子宫内膜异位症的治疗金标准。

5. 治疗要点 治疗原则是根据患者的年龄、症状、病变部位和范围以及对生育要求等方面全面考虑，以达到缩减和去除病灶，减轻和控制疼痛，治疗和促进生育，预防和减少复发的目的。

（1）期待治疗：定期随访，应用非甾体类抗炎药对症治疗病变引起的腹痛或痛经。

（2）药物治疗：激素抑制治疗主要原理是造成体内低雌激素环境，使患者形成假孕、假绝经或药物性卵巢切除状态，导致异位内膜萎缩、退化、坏死而达到治疗目的。常用药物有口服避孕药、孕激素类药物、促性腺激素释放激素类似物或激动剂（GnRH–a）、孕三烯酮、达那唑、米非司酮等。

（3）手术治疗：有剖腹手术和经腹腔镜手术两种。腹腔镜手术是本病最佳处理方法。目前认为以腹腔镜确诊、手术 + 药物为内异症治疗的金标准。目的是：①明确诊断及进行临床分期；②清除异位内膜病灶及囊肿；③分离粘连及恢复正常解剖结构；④治疗不孕；⑤缓解和治疗疼痛等症状。手术方式：保留生育功能的手术、保留卵巢功能的手术、根治性手术（切除全子宫、双附件及盆腔内所有异位病灶）。

（4）手术与药物联合治疗：手术前给予 3～6 个月药物治疗使病灶缩小软化，利于手术操作，对手术不彻底或术后疼痛不缓解者再给 3～6 个月药物治疗推迟复发。

（二）护理诊断／护理问题

1. 性生活形态紊乱　与发生在子宫直肠陷凹的内异病灶有关。

2. 疼痛　与经血潴留、广泛盆腔粘连有关。

3. 自尊紊乱　与不孕有关。

（三）护理目标

（1）患者有满意的性生活。

（2）患者疼痛减轻或者消失。

（3）患者正确认识不孕的原因，配合治疗。

【重点提示】 ◆ …

内异症的主要护理措施。

（四）护理措施

1. 一般护理　嘱患者经期注意休息，避免从事重体力劳动，避免食用辛辣食物及受凉；调节生活方式，转移注意力，减轻精神压力，放松心情，保持心情愉快，热敷下腹部从而减轻疼痛。每天用温开水清洗会阴部 1～2 次，保持外阴清洁。

2. 病情观察　注意观察患者疼痛的部位、性质、颜色，有无包块及其特点，与周围组织的关系，与月经周期的关系。痛经患者注意观察引起痛经的诱因及痛经的程度，有无痛经伴随症状如恶心、呕吐，有无盆腔内压迫症状如尿痛、尿频、腰痛、血尿或腹泻、便秘等。月经异常者，注意观察月经周期有无延长、经量有无过多，有无贫血等。

3. 对症护理　疼痛程度较重者可遵医嘱口服止痛剂镇痛，也可应用热敷下腹部、按摩及穴位疗法等缓解疼痛；子宫后倾者可改变体位，采用俯卧位。对有生育要求者可通过妊娠使异位内膜组织萎缩，以缓解痛经症状。

4. 治疗护理

（1）药物治疗的护理：给药前需让患者了解药物的作用及不良反应（如头痛、恶心、体重增加、肝脏损害、不规则阴道出血、潮热、性欲减退、情绪不稳定等），让其明白坚持规范治疗的重要性，解除顾虑，并告知服药期间如有异常应及时就诊。服药过程中重点指导患者掌握正确的用药剂量、方法、时间，遵医嘱按时、按量合理用药，并指出不合理给药如停药或漏服，可导致月经紊乱及异常子宫出血等。服药期间需定期检查肝功能，若发现异常应及时停药。治疗期间要定期随访患者，了解患者用药情况。

（2）手术患者的护理：术前让患者了解手术的必要性、术前准备的内容及各项准备工作所需的时间、必做的检查程序等，使患者对手术的过程有完整地了解，并按腹部手术的术前准备及术后护理常规进行，减少并发症的发生。详尽记录观察资料，遵医嘱应用抗生素。宫腔内的经腹手术时，应采取保护性措施（如切口周围术野要用纱布垫保护，子宫肌壁缝合时缝线应避免穿透子宫内膜，腹膜关闭后用 0.9% 氯化钠注射液冲洗腹壁切口等），避免医源性子宫内膜异位种植。

5. 心理护理　利用各种机会主动与患者交谈，鼓励其倾诉，劝告其坚持治疗。对未生育者，劝告其在治疗一段时间后妊娠，因妊娠可以使疾病得到缓解。关于治疗费用，应多争取亲属的配合，以避免给患者造成不必要的精神负担。

（五）护理评价

（1）患者和其亲属了解此病的特点，愿意试行改变性交方式以减轻痛苦。

（2）患者了解止痛方法，疼痛减轻或好转。

（3）患者正确认识不孕的原因，配合治疗。

三、健康教育

（一）知识宣教

通过各种图片、宣传资料等让患者了解有关子宫内膜异位症的相关知识及治疗过程中可能出现的不适与有效的应对措施。

（二）计划生育指导

帮助患者选择恰当的避孕方法，服避孕药可降低内异症的发病风险。达那唑停药 4～6 周月经恢复，一般应于月经恢复正常 2～3 次后再考虑受孕。对保守性手术治疗的年轻患者，应于术后半年受孕。

（三）防止经血逆流

及时发现、治疗如先天性生殖道畸形、继发性阴道狭窄、宫颈管粘连、子宫极度后屈等疾病，以免经血逆流。

▌第二节　子宫腺肌病患者的护理

当子宫内膜腺体及间质侵入子宫肌层时，称子宫腺肌病（adenomyosis）。子宫腺肌病多发生于 30～50 岁经产妇，约 15% 同时合并内异症，约半数合并子宫肌瘤。子宫腺肌病与子宫内膜异位症病因不同，但均受雌激素的调节。

一、病因和病理

（一）病因

子宫腺肌病患者部分子宫肌层中的内膜病灶与宫腔内膜直接相连，所以认为内异症是由基底层子宫内膜侵入肌层生长所致，多次妊娠及分娩、人工流产、慢性子宫内膜炎等均可造成子宫内膜基底层损伤，与腺肌病发病密切相关。由于内膜基底层缺乏黏膜下层，内膜直接与肌层接触，缺乏黏膜下层的保护作用，使得在解剖结构上子宫内膜易于侵入肌层。腺肌病常合并有子宫肌瘤和子宫内膜增生，提示高水平雌孕激素刺激，也可能是促进内膜向肌层生长的原因之一。

（二）病理

异位内膜在子宫肌层多呈弥漫性生长，累及后壁居多，所以子宫呈均匀性增大，前后径增大明显，呈球形，一般不超过12周妊娠子宫大小。剖面见子宫肌壁显著增厚且硬，无漩涡状结构，于肌壁中见粗厚肌纤维带和微囊腔，腔内偶有陈旧血液。少数腺肌病病灶呈局限性生长形成结节或团块，似肌壁间肌瘤，称为子宫腺肌瘤，因局部反复出血导致病灶周围纤维组织增生所致，因而与周围肌层无明显界限，手术时难以剥出。镜检特征为肌层内有呈岛状分布的异位内膜腺体及间质，特征性的小岛由典型的子宫内膜腺体与间质组成，且为不成熟的内膜，属基底层内膜，对雌激素有反应性改变，但对孕激素无反应或不敏感，所以异位腺体常呈增生期改变，偶尔见到局部区域有分泌期改变。

二、护理

（一）护理评估

1. 健康史　评估患者的年龄及月经周期与月经量有无改变，痛经存在的时间与程度变化，子宫大小的改变等。

【重点提示】◆ …

　　子宫腺肌病的身体评估。

2. 身体评估

（1）症状：主要症状是经量过多、经期延长和逐渐加重的进行性痛经，疼痛位于下腹正中，常于经前1周开始，直至月经结束。有35%的患者无典型症状，子宫腺肌病患者中月经过多发生率为40%～50%，表现为连续数个月经周期中月经期出血量多，一般大于80 mL，并影响女性身体、心理、社会和经济等方面的生活质量。子宫腺肌病痛经的发生率为15%～30%。

（2）体征：妇科检查子宫呈均匀增大或有局限性结节隆起，质硬且有压痛，经期压痛更明显。无症状者有时与子宫肌瘤不易鉴别。

3. 心理－社会状况　患者的心理压力主要来自两方面的因素：一是随月经周期性、进行性加重的下腹疼痛使患者对月经期产生恐惧；二是经期延长、经量增多使患者焦虑不安，同时患者的性生活也受到影响。由于患者在月经前期和经期易产生焦虑与紧张，所以应评估患者对疼痛恐惧的程度以及相关的心理反应。

4. 辅助检查

（1）超声检查：子宫增大，边界清晰，宫壁肌层内局部病灶回声增强，尤其是彩色超声可见有粗大的强光点及血流等。

（2）宫腔镜或腹腔镜检查：可辅助诊断子宫腺肌病。

（3）病理检查：宫腔镜或腹腔镜下活体组织检查协助诊断。

5. 治疗要点　应视患者的症状、年龄和生育要求而定。目前无根治性的有效药物，对于症状较轻、有生育要求及近绝经期患者可试用达那唑、孕三烯酮或 GnRH-a 治疗，均可缓解症状，但需要注意药物的副作用，并且停药后症状可复现，在 GnRH-a 治疗时应注意患者骨丢失的风险，可以给予钙剂补充。年轻或希望生育的子宫腺肌瘤患者，可试行病灶挖除术，但术后有复发风险；对症状严重、无生育要求或药物治疗无效者，应行全子宫切除术。是否保留卵巢，取决于卵巢有无病变和患者年龄。

（二）护理诊断 / 护理问题

1. 疼痛　与子宫肌层内的异位病灶因周期性出血刺激周围组织引起痉挛性收缩有关。

2. 焦虑　与疗程长及对疾病预后的担心有关。

3. 知识缺乏　缺乏子宫腺肌病的相关知识。

（三）护理目标

（1）患者能有效应对疼痛。

（2）患者能采取措施使焦虑减轻或消失。

（3）患者初步了解疾病的相关知识。

（四）护理措施

1. 一般护理　注意经期保暖及休息，避免劳累，避免食用过凉、辛辣食物。调节生活方式，转移注意力，减轻精神压力，放松心情，保持心情愉快。每天用温开水清洗会阴部 1～2 次，保持外阴清洁。

2. 病情观察　同子宫内膜异位症患者。

3. 对症护理　痛经时可用热敷、按摩下腹部等方法来缓解疼痛，疼痛剧烈者可遵医嘱适当口服止痛剂，也可经腹腔镜骶前神经切除术和骶骨神经切除术治疗。

4. 治疗护理

（1）药物治疗的护理：采用药物治疗方法的患者可遵医嘱使用促性腺激素释放激素激动剂（GnRH-a）治疗。此方法能缓解痛经、停药后在短期内恢复排卵，但不足之处是一旦停药，可重新出现症状。给药前需让患者了解药物的作用及不良反应，并告知服药期间如有异常应及时就诊。服药过程中重点指导患者掌握正确的用药剂量、方法、时间，遵医嘱按时、按量合理用药，并指出不合理给药如停药或漏服，可导致月经紊乱及异常子宫出血等。服药期间需定期检查肝功能，若发现异常应及时停药。治疗期间要定期随访患者，了解患者用药情况。

（2）对于采用手术治疗方法的患者按腹部手术的术前准备及术后护理常规进行。

5.心理护理　积极提供心理支持，鼓励患者及时表述内心感受。与患者多接触，让患者了解子宫腺肌病的相关知识，减轻其心理负担，消除其焦虑和恐惧情绪，使患者积极配合治疗。检查及治疗前应注意做好解释，介绍检查及治疗的目的、方法、注意事项等，指导患者积极配合。

（五）护理评价

（1）患者舒适感增加，疼痛缓解或消失。

（2）患者对月经来潮的恐惧感减轻或消除。

（3）患者能积极配合治疗。

三、健康教育

月经期及月经干净后 3 日内禁忌性生活，一般不做盆腔检查。经期注意卫生，避免剧烈运动。宣传介绍计划生育措施及选择恰当的避孕方法，尽量减少和避免宫腔内侵入性操作，如人工流产与刮宫等。

■ 思考与训练

一、简答题

1. 简述子宫腺肌病的临床表现。

2. 子宫内膜异位症的临床表现有哪些？如何处理？

3. 简述子宫内膜异位症的预防措施有哪些。

二、选择题

1. 子宫内膜异位症最常侵犯的部位是（　　　）。

    A. 子宫直肠陷凹　　　　　　　　B. 子宫骶韧带

    C. 输卵管　　　　　　　　　　　D. 卵巢

    E. 盆腔以外的部位

2. 子宫内膜异位症最主要的临床表现是（　　　）。

    A. 经期第 1～2 日出现腹痛　　　　B. 可造成不孕

    C. 经期腹痛伴发热　　　　　　　D. 月经量多，经期延长

    E. 继发性痛经，进行性加重

3. 下列关于子宫内膜异位症的护理措施，错误的是（　　　）。

    A. 热敷下腹部，减轻疼痛

    B. 对尚未生育者，应劝其尽早怀孕

    C. 告知患者药物治疗的副作用

    D. 告知患者必须按疗程治疗，不得中途停药

    E. 药物治疗中如出现了闭经，应停药

4. 子宫内膜异位症引起不孕的最主要原因是（　　　）。

　　A. 黄体期功能不足　　　　　　　B. 自身免疫反应

　　C. 输卵管阻塞　　　　　　　　　D. 不排卵

　　E. 性交疼痛

5. 子宫内膜异位症时痛经的特点是（　　　）。

　　A. 原发性，进行性加重　　　　　B. 继发性，进行性加重

　　C. 伴肛门坠胀感　　　　　　　　D. 伴性交痛

　　E. 痛时腹泻

6. 下列关于子宫腺肌病的叙述，正确的一项是（　　　）。

　　A. 当子宫内膜侵入子宫肌层时，称为子宫腺肌病

　　B. 是一种肿瘤

　　C. 与雌激素无关

　　D. 可用高效孕激素和假孕疗法治疗

　　E. 多发生于未产妇

7. 许某，33 岁，孕 1 产 0，12 岁月经初潮，28～30 日一次，每次 5 日，量中等，无痛经。但自人工流产后出现痛经，且逐渐加重。妇科检查：子宫后倾固定，阴道后穹隆处可见紫褐色结节，触痛明显。该患者最可能的诊断为（　　　）。

　　A. 阴道炎　　　　　　　　　　　B. 盆腔炎

　　C. 原发性痛经　　　　　　　　　D. 功能失调性子宫出血

　　E. 子宫内膜异位症

（8、9 题共用一个题干）

许某，40 岁，G_3P_3。近 2 年痛经并逐渐加重，伴经量增多及经期延长，届时需服强止痛药。查子宫均匀增大如孕 8 周，质硬，有压痛，经期压痛明显。

8. 痛经逐渐加重的原因，最可能的是（　　　）。

　　A. 功能性痛经　　　　　　　　　B. 子宫腺肌病

　　C. 子宫内膜结核　　　　　　　　D. 子宫内膜癌

　　E. 子宫黏膜下肌瘤

9. 本例确诊后的处置应选择（　　　）。

　　A. 镇痛药物治疗　　　　　　　　B. 雌激素治疗

　　C. 化学药物治疗　　　　　　　　D. 手术治疗

　　E. 放射治疗

第十一章
不孕症妇女的护理 ——————————————————

1. 掌握不孕症的概念、护理评估及护理措施。
2. 熟悉不孕症的治疗原则、辅助生殖技术的种类。
3. 了解辅助生殖技术的常见并发症、适应证及主要步骤。
4. 学会运用所学知识对不孕症患者实施护理。
5. 具有尊重患者、爱护患者、体贴患者的工作态度。

预习案例

患者，33岁，婚后4年未孕，夫妻同居，性生活正常，未避孕，现受孕心情比较迫切而就诊。月经史：13岁初潮，经期6～10天，周期1～3个月，量中等，无痛经。丈夫体健，精液常规正常。女方全身检查无异常，妇科检查：外阴发育正常，阴道通畅，黏膜无充血，宫颈光滑，子宫前位，正常大小，活动，附件未见异常，基础体温测定单相。

思考 ···

1. 请分析患者不孕的原因可能是什么。
2. 对患者应怎样进行健康教育？

随着环境污染、性传播疾病的不断增加等各种因素，不孕症呈上升趋势，已成为世界性的生殖健康问题。各类辅助生殖技术可在一定程度上帮助不育夫妇达到生育的目的，也是生育调节的主要组成部分。

■ 第一节　不孕症

夫妻双方婚后有正常性生活、未采取避孕措施同居 1 年以上而未受孕者，称为不孕症（infertility）。不孕症按不同的性质分为 4 类。①原发性不孕：婚后未避孕且从未妊娠者；②继发性不孕：曾经有过妊娠而后未避孕连续 1 年不孕者；③绝对不孕：夫妻一方有先天或后天解剖生理缺陷，无法纠正而不能妊娠者；④相对不孕：夫妻一方因某种因素阻碍受孕，导致暂时不孕，当去除病因仍能受孕者。

一、病因

导致不孕的因素包括女方、男方及男女双方的因素，其中女方因素约占 60%，男方因素约占 30%，男女双方因素约占 10%。受孕是一个复杂的生理过程，必须具备下列条件：①卵巢排出正常的卵子；②精液正常并含有相当数量正常的精子；③卵子和精子能够在输卵管内相遇并结合成为受精卵，受精卵能顺利被输送入子宫腔；④子宫内膜适合受精卵着床。这些条件中任何一个不正常都能阻碍受孕。

【重点提示】◆ ⋯

　　导致男女双方不孕的原因。

1. 女方不孕因素

（1）输卵管因素：是不孕症最常见的因素。输卵管具有运送精子、摄取卵子和把受精卵送进宫腔的重要作用，输卵管不通畅或任何影响输卵管功能的病变都可能导致不孕。如衣原体、淋菌或其他继发感染引起的输卵管炎、子宫内膜异位症、先天性输卵管发育不良、输卵管纤毛运动及管壁蠕动功能丧失等。

（2）卵巢因素：包括卵巢排卵障碍和卵巢内分泌紊乱，卵巢无排卵是导致不孕的一种最严重的原因。导致卵巢功能紊乱和排卵障碍的原因有如下几种。①卵巢病变：如先天性卵巢发育不全、多囊卵巢综合征、卵巢功能早衰、功能性卵巢肿瘤、卵巢子宫内膜异位囊肿等。②下丘脑 – 垂体 – 卵巢轴功能紊乱：包括下丘脑性无排卵、垂体功能障碍引起的无排卵。③全身性因素：如营养不良、压力、肥胖、甲状腺功能亢进、肾上腺功能异常、药物不良反应等。

（3）子宫因素：子宫先天性畸形、子宫黏膜下肌瘤、子宫内膜分泌反应不良、子宫内膜炎等均可影响着床而引起不孕或孕后流产。

（4）宫颈因素：宫颈狭窄或先天性宫颈发育异常影响精子进入宫腔。发生宫颈炎时，宫颈黏液性状改变，不利于精子的活动和穿透，导致不孕。

（5）阴道因素：先天性无阴道、阴道闭锁和阴道损伤等均可影响性生活或阻碍精子进入。严重阴道炎改变了阴道 pH，降低了精子的活力，缩短了精子存活时间而影响受孕。

2. 男方不育因素　导致男性不育的因素有很多，主要是生精异常和输精障碍。

（1）精子生成障碍：先天性睾丸发育不全症、双侧隐睾导致曲细精管萎缩、腮腺炎并发睾丸炎导致睾丸萎缩、各种疾病引起的睾丸炎、营养不良、慢性中毒（吸烟、酗酒）、内分泌系统疾病、放射线损伤睾丸、精神过度紧张、性生活过频等，均可影响精子的产生和质量。

（2）精子运送受阻：睾丸炎、附睾炎及输精管感染可使输精管阻塞，阻碍精子通过。性功能障碍，如阳痿、早泄患者往往不能使精子进入女性阴道。

（3）免疫因素：男性体内产生对抗自身精子的抗体，射出的精子产生自身凝集而不能穿过宫颈黏液导致不育。

3. 男女双方因素

（1）免疫因素。①自身免疫：不孕妇女血清中存在透明带自身抗体，与透明带起反应后可防止精子穿透卵子，从而阻止受精。②同种免疫：精子、精浆或受精卵，作为抗原物质，被阴道尤其是宫颈上皮吸收后，通过免疫反应，女性产生抗体物质，对精子具有凝聚或制动作用，使精子与卵子不能结合或受精卵无法着床。

（2）缺乏性生活常识：男女双方缺乏性生活的基本知识，性交过频、过疏或错过排卵期。

（3）精神心理因素：男女双方过分盼望妊娠，造成精神过度紧张而不孕。此外，工作压力、经济负担、抑郁、疲劳等均可能导致不孕。

二、护理

（一）护理评估

1. 健康史　询问女方月经史、家族史、流产史或分娩史，是否患有引起不孕的内分泌疾病或生殖器官疾病等；男方是否患过附睾炎、睾丸炎、前列腺炎及腮腺炎，有无疝修补术、输精管切除术等手术史。了解男女双方的结婚年龄、婚育史、可能与不孕有关的慢性疾病、性生活情况、烟酒嗜好、工作环境等，是否患过结核、性病等。

2. 身体评估　对夫妇双方进行全身检查，男方注意检查外生殖器有无畸形或病变，包括阴茎、阴囊、前列腺的大小和形状；女方注意检查内生殖器官，如有无处女膜过厚或较坚韧，有无阴道痉挛或横隔、纵隔、瘢痕或狭窄，宫颈及子宫有无异常，子宫附件有无压痛、增厚或肿块等。

3. 心理－社会状况评估　受中国社会传统的影响，不孕夫妇双方在被确诊为不孕后承受着巨大的压力。生育被看作是女性的社会职能之一，与男性比较而言，女性更容易出现心理问题，严重的可导致自我形象紊乱和自尊紊乱。在治疗过程中，反复检查治疗也使不孕夫妇身心疲惫，常在希望和失望中煎熬，内心很痛苦，再加上昂贵的医疗费用更加重了他们的心理压力。受社会和宗教影响，人们认为婚姻的目的就在于传宗接代，因此，久治不愈的不孕夫妇因承受不了社会的压力而面临着婚姻危机，直接影响家庭和社会的稳定。

4. 辅助检查

【重点提示】

　　不孕症夫妻男女双方需要做的辅助检查。

（1）男方检查：精液常规是男方检查的重点。正常情况下每次排出精液量为 2～6 mL，平均为 3～4 mL；pH 为 7.0～7.8，在室温中放置 30 分钟内完全液化，总精子数 $\geq 40 \times 10^6$；精子密度为（20～200）$\times 10^9$/L；正常形态的精子占 66%～88%；射精 1 小时内前向运动活动数 $\geq 50\%$。

（2）女方特殊检查：

1）卵巢功能检查：了解卵巢有无排卵及其黄体功能状况。其方法有基础体温（BBT）测定、阴道脱落细胞涂片检查、宫颈黏液结晶检查、月经来潮前子宫内膜活检、女性激素测定、B 超监测卵泡发育及排卵等。

2）输卵管通畅试验：女方有排卵者可行此试验。常用的方法是输卵管通气术、输卵管通液术及输卵管碘油造影术。

3）性交后精子穿透力试验：用以了解宫颈对精子的可接受性及精子对宫颈黏液的穿透性。根据基础体温表选择在预测的排卵期进行。在试验前 3 日禁止性交，避免阴道用药或冲洗。在性交后 2～8 小时内就诊检查，取阴道后穹隆液检查有无活动精子，验证性交是否成功，再取宫颈黏液观察，每高倍视野有 20 个活动精子为正常。

4）免疫学检查：判断免疫性不孕的因素是男方的自身抗体因素还是女方的抗精子抗体因素。包括精子抗原、抗精子抗体、抗子宫内膜抗体的检查，有条件者可进一步做体液免疫学检查，包括 IgG、IgA、IgM 等。

5）宫腔镜检查：了解子宫内膜情况，能发现宫腔粘连、内膜息肉、黏膜下肌瘤、子宫畸形等。

6）腹腔镜检查：可以进一步了解盆腔情况，观察子宫、输卵管、卵巢有无病变或粘连，并可结合输卵管通液术，在直视下确定输卵管是否通畅，必要时在病变处取活检。

5. 治疗要点

针对病因进行治疗。指导不孕夫妇在治疗时应注意体质锻炼，加强营养，戒烟戒酒，告知其性生活常识，指导在排卵期性生活，按医嘱用药，并根据病情选择辅助生殖技术。

（二）护理诊断 / 护理问题

1. 知识缺乏　缺乏生育生殖解剖知识和性生活常识。

2. 自尊紊乱　与不孕症诊治过程中繁杂的检查、治疗有关。

3. 焦虑或恐惧　与无法受孕或担心治疗效果有关。

（三）护理目标

（1）患者了解生殖解剖和生理的基本知识及性知识。

（2）患者建立治疗信心，了解疾病的治疗方法，正确客观的认识疾病。

（3）患者能自我控制情绪，焦虑和恐惧情绪缓解。

（四）护理措施

1. 一般护理　指导患者补充营养，加强锻炼，增强体质，改变不良生活习惯，放松精神，并积极配合治疗全身性疾病。介绍生育知识，指导患者选择最佳受孕时机，指导性生活，提高受孕概率。

2. 病情观察　接受药物促排卵治疗的患者，注意有无潮热、头晕、乏力、恶心、呕吐、腹胀、体重增加等；对输卵管造影者，观察有无腹部痉挛或腹痛；对手术治疗者，术后监测生命体征，观察有无阴道流血等。

3. 治疗的配合

（1）指导患者选择合适的检查方法，并告知检查的时间和检查前后的注意事项。子宫输卵管碘油造影可能引起腹部痉挛，并持续 1～2 小时，2 小时后可正常工作和生活。腹腔镜手术后可能出现一侧或双侧肩部疼痛，可遵医嘱给予可待因或可待因类药物止痛。子宫内膜活检后可能出现下腹痉挛或阴道流血等不适，休息后可缓解。

（2）指导患者积极治疗贫血、甲亢、甲低等全身性疾病，先天性畸形或肿瘤者尽量手术，积极治疗生殖道炎症，输卵管不通者可考虑腹腔镜手术纠正，卵巢排卵功能障碍者可使用药物诱发排卵。对反复治疗无效患者帮助分析和比较不同的辅助生殖技术，选择妊娠率高、安全有效、费用较低的辅助生殖技术，并告知其可能出现的并发症。

（3）使用促排卵药物氯米芬者，应指导其正确用药。氯米芬常见的不良作用为经期一侧下腹部疼痛、卵巢囊肿、潮热等血管收缩征，其他反应如乏力、头晕、恶心、呕吐、食欲增加、体重增加、过敏性皮炎等。指导患者遵医嘱使用药物，强调药物的作用及副作用，出现副作用应及时就医，妊娠后应立即停药。

4. 心理护理　由于不孕的压力可以引起一些不良的心理反应，如焦虑和抑郁，又将进一步影响成功妊娠的概率，因此，护理人员必须教会妇女进行放松，如练习瑜伽、调整认知、改进表达情绪的方式方法等。当多种治疗措施的效果不佳时，护理人员应帮助夫妇正面面对治疗结果，帮助他们选择继续治疗或停止治疗，无论不孕夫妇做出何种选择，护理人员都应给予尊重并提供支持。

（五）护理评价

（1）不孕夫妇获得了正确的有关不孕的知识治疗信息。

（2）不孕夫妇有应对不孕症的正性心理反应，能正确应对诊断和治疗效果。

（3）不孕夫妇能自我控制情绪，焦虑或恐惧减轻。

三、健康教育

1. 指导不孕夫妇养成良好的生活习惯，戒烟戒酒，规律作息，保持心情愉快，避免精神过度紧张和劳累，饮食营养均衡。

2. 教会不孕夫妇提高受孕的技巧。①学会预测排卵期，掌握性交的适当时机。在性交前后不要使用阴道润滑剂或进行阴道灌洗及阴道用药。②性交后女性不要立即起床或如厕，应卧床休息并抬高臀部，持续 20 ～ 30 分钟，以使精子进入宫腔。

■ 第二节　辅助生殖技术及护理

辅助生殖技术（assisted reproductive technology，ART）也称医学助孕，是以治疗不孕夫妇达到生育为目的，采用医疗辅助技术帮助不孕夫妇受孕的一组方法，包括人工授精（AI）、体外受精 – 胚胎移植（IVF–ET）、配子输卵管内移植（GIFT）及在这些技术上派生的各种新技术。

【重点提示】◆ …

辅助生殖技术、人工授精的概念。

一、常用的辅助生殖技术

1. 人工授精　人工授精（artificial insemination，AI）是将精子以非性交方式置入女性生殖道内，使精子与卵子自然结合，实现受孕的方法。按照精液的来源不同，AI 可以分为丈夫精液人工授精（AIH）、供精者精液人工授精（AID）。

（1）适应证：

1）AIH 的适应证：主要适用于男性患性功能障碍，精液正常或轻度异常但性交后试验异常经治疗无效者；女性先天或后天生殖道畸形及宫颈性不孕者，如宫颈管狭窄、宫颈黏液异常、抗精子抗体阳性等。

2）AID 的适应证：主要适用于精子存在质量问题的患者：①严重的精液量减少，不足 1 mL，以致精液不能接触宫颈口与宫颈黏液。②低精子计数，在不少于两次连续检查的精子计数低于 20×10^6/mL。③精子活动力低下，活动精子少于 50%。④遗传性疾病、双方血型不合或免疫性不孕。

（2）禁忌证：目前尚无统一标准，主要有患严重全身性疾病或性传播疾病；患有严重的遗传、躯体疾病或精神心理疾患；患有生殖泌尿系统急性感染；输卵管梗阻；无排卵。

（3）主要步骤：

1）促排卵：人工授精可在自然周期下进行。对于存在排卵障碍，或卵泡发育不良致排卵不充分，及黄体功能欠佳的患者，可用药物行促排卵治疗。

2）排卵监测：无论是自然周期还是促排卵周期，均需对卵泡的发育和排卵情况进行监测，临床上常用 B 型超声进行监测。

3）精液洗涤优化：用手淫方法将精子收集在一个无菌的杯子内。精子用培养液按不同的质量情况用不同的方法优化处理，最后制成 0.3 ～ 0.5 mL 的精子悬液待用。

4）人工授精：提高人工授精成功率的关键措施之一是选择准确的授精时间，在排卵前 48 小时至排卵后 12 小时内人工授精最容易成功。

5）黄体支持：必要时肌注黄体酮或支持黄体。人工授精后 14 ～ 16 天未来月经，则行尿妊娠试验，如阳性即为妊娠。

2. 体外受精 - 胚胎移植　体外受精 - 胚胎移植（in vitro fertilization and embryo transfer，IVF-ET），即试管婴儿，是现代新助孕技术中最基本的技术。体外受精是指从女方体内取出卵子，于试管内培养一个阶段与精子受精后，发育成早期胚泡。胚胎移植指将发育好的胚泡移植到女方宫腔内使其着床发育成胎儿的过程。由于胚胎最初 2 天在试管内发育，所以又叫试管婴儿技术。

体外受精 - 胚胎移植
（IVF-ET）示意图

（1）适应证：①输卵管堵塞性不孕症；②子宫内膜异位症经治疗长期不孕者；③输卵管结扎术后子女发生意外者或输卵管吻合术失败者；④多囊卵巢综合征经保守治疗长期不孕者；⑤免疫性不孕者、男性因素不孕者；⑥原因不明的不孕症。

（2）禁忌证：①患有严重的精神疾患、泌尿生殖系统急性感染及性传播疾病；②具有吸毒等严重不良嗜好；③接触致畸量的射线、毒物、药品并处于作用期；④女方子宫不具备妊娠功能或严重躯体疾病不能承受妊娠者。

（3）主要步骤：

1）促进与监测卵泡发育：采用药物诱发排卵，以获取较多的卵母细胞供使用，即诱发超排卵。在实施促超排卵过程中，须用阴道B型超声扫描监测卵泡发育数目、大小，同时监测尿促黄体生成激素（Luteinizing Hormone，LH）及血内激素变化，以便适时调整用药、正确估算取卵时间，并尽量使黄体与子宫内膜功能、妊娠发生及妊娠维持相适应。

2）取卵：于卵泡发育成熟尚未破裂时，在超声指导下将穿刺针经阴道穹隆或经腹刺入卵泡中抽吸卵泡液，取出的卵母细胞放培养箱内培养等待受精。

3）精子的处理：在去除了精液中的有害成分后，筛选活动力良好的精子，并使精子具有体外获能的能力。

4）体外授精和胚胎培养：卵母细胞培养 3 ～ 6 小时后，与经过处理的精子混在一起，培养 16 小时后观察受精情况。

5）胚胎移植：将体外培养形成的早期胚胎送回母体子宫内。当受精卵发育到 8～16 个细胞时，将胚泡通过移植管送入母体子宫底部。

6）移植后处理：移植后卧床 24 小时，用黄体酮或 HCG 肌内注射支持黄体功能以提高妊娠率。移植后 14 天做妊娠试验，若为阳性，继续黄体支持至妊娠 3 个月。

3. 配子输卵管内移植　配子输卵管内移植（gamete intrafallopian transfer，GIFT）是将取出的成熟卵子与处理过的精子注入输卵管壶腹部，使精子、卵子在输卵管结合受精，并自动移行至子宫内膜着床的助孕技术，是试管婴儿技术的延伸。

（1）适应证

1）夫妻一方患有免疫性不孕。

2）男性患有少精或弱精症。

3）女性患有宫颈性不孕因素，影响男性精子的存活和穿透。

4）女性输卵管性疾病，如输卵管伞端缺如、输卵管内纤毛缺损或功能不全等。

5）子宫内膜异位症：轻度、中度子宫内膜异位症者较合适，重度者成功率较低。

（2）主要步骤

1）诱发超排卵：方案与 IVF-ET 术相同。

2）监测排卵：观察卵巢对药物的反应，以决定 HMG 的用量。

3）精子处理：排卵前 2 小时取精。

4）取卵：一般在注射 HMG 34～36 小时后。

5）移植配子：移植的卵细胞数与妊娠率有关。

4. 宫腔内配子移植术　宫腔内配子移植术（gametes intrauterine transfer，GIUT）是将精子和卵子取出体外后不进行受精，而直接将一定数量的精子和卵子移植入宫腔内，从而使妇女受孕的一种助孕技术。

（1）适应证：主要适用于双侧输卵管阻塞或功能丧失的不孕症妇女。

（2）主要步骤：超促排卵，检查卵泡发育，收集卵子，处理精液，最好移植配子，移植后卧床 2 小时，限制活动 3～5 天。根据不同情况，用黄体酮或 HCG 或二者合用进行黄体支持治疗。

二、常见并发症

1. 卵巢过度刺激综合征（ovarian hyperstimulation syndrome，OHSS）　近年来，随着促超排卵药物的使用越来越普遍，OHSS 的发生呈上升的趋势，发生率约为 20%。其原因为多个卵泡发育、血清雌二醇水平过高，造成血管通透性增加和血流动力学的病理生理改变。使用 HCG 可能加重发病。轻度仅表现为轻微腹胀，卵巢增大，少量腹腔积液。重度则表现为腹胀明显，腹部膨隆，少尿，或有呼吸困难，大量腹水、胸水，卵巢进一步增大，血液浓缩，重要脏器血栓形成，电解质紊乱，肝肾功能异常，严重者可危及生命。

2. 自然流产　用枸橼酸氯米芬治疗的患者自然流产率和染色体畸变率均不高，但仅用 HMG 或 IVF 总体方案治疗的流产率为 25% 左右，其原因是：与不育症患者普遍年龄偏高及其染色体畸变患病率增高相关，具有较高的多胎妊娠率，伴随流产率增高。

3. 异位妊娠　在 IVF–ET 过程中，异位妊娠发生率为 2.1%～9.4%，比自然妊娠明显增高，体外受精与胚胎移植术后异位妊娠的发生可能与胚胎移植时移植管放入宫腔的深度、移植管内的液体量、移植时注入的速度、植入的胚胎数目的多少、移植后患者的体位、胚胎在宫腔内游走、胚胎与子宫内膜发育的同步性、子宫输卵管患病率较高有关。

4. 多胎妊娠　随着诱发排卵药物及辅助生殖技术的广泛应用，多胎妊娠的发生率明显升高。1995 年全球协作报告资料显示在 IVF–ET 妊娠中双胎妊娠发生率为 24.7%，三胎妊娠发生率为 4.1%，四胎妊娠发生率为 0.2%。多胎妊娠可增加母体孕产期并发症，增加围生儿的病死率。

5. 感染　盆腔感染是经阴道取卵术的并发症之一，发生率为 0.4%～1.3%。临床表现为盆腔炎、输卵管卵巢脓肿、腹膜炎、术后不明原因发热等。其中，输卵管卵巢脓肿最为多见，对患者的危害也最严重。感染的发生会影响辅助生殖技术的成功率。

三、护理要点

1. 一般护理　对于要求实施辅助生殖技术的夫妇进行认真、全面评估，了解患者的年龄、不孕的原因、治疗不孕症的并发症、促排卵治疗情况，症状的发生、发展及严重程度等。

2. 病情观察　用药过程中注意观察病情变化，对 OHSS 住院患者每 4 小时监测生命体征，记录出入量，每日监测体重、腹围、血细胞比容、血细胞计数、血电解质、肾功能。加强多胎妊娠产前检查的监护，要求患者提前住院观察，足月后尽早终止妊娠。

3. 治疗的配合　遵医嘱对 OHSS 住院患者静脉滴注白蛋白、低分子右旋糖酐、前列腺素拮抗剂。对卵巢反应不足的患者可以遵医嘱使用 HMG，然后再使用诱发超排卵治疗。多胎妊娠者可进行选择性胚胎减灭术。

4. 心理护理　实施 ART 的夫妇往往需要经历漫长的检查与治疗的过程，盼子心切。护理人员需要积极与其进行交流，了解其心理变化。主动向他们介绍采取治疗方法的程序、并发症、注意事项等，取得他们的理解与配合，消除他们的恐惧心理。对于采取 ART 的成功率并不是 100% 的现实要耐心讲明，以使患者对妊娠失败有一定的心理承受能力。

四、健康教育

指导妇女采取各项预防措施如预防自然流产；指导妇女严格遵医嘱合理使用促排卵药；避免多胎妊娠，指导其进行减胎术；遵嘱补充黄体功能，进行保胎；指导其按产前检查要求定期产检，预防相关疾病等。

■ 思考与训练

一、简答题

简述不孕症夫妻男女双方需要做的辅助检查。

二、选择题

1. 导致女方不孕最常见的病因是（　　　）。

    A. 输卵管因素　　　　　　　　　　B. 子宫颈因素

    C. 外阴、阴道因素　　　　　　　　D. 子宫因素

    E. 排卵障碍

2. 对女性不孕症有关卵巢功能的常规检查中，下列不必要的项目是（　　　）。

    A. 阴道细胞学检查　　　　　　　　B. 宫颈黏液涂片检查

    C. 基础体温测定　　　　　　　　　D. 腹腔镜检查

    E. 经前诊刮或子宫内膜活检

3. 精液常规检查中，不属于正常精液的特点是（　　　）。

    A. 量为 2～6 mL　　　　　　　　　B. pH 为 7.5～7.8

    C. 在室温中放置 2 分钟完全液化　　D. 精子数 >6 000/mL

    E. 正常精子数 >80%

4. 下列属于治疗不孕症的关键项目的是（　　　）。

    A. 男方体健，不必检查，只需女方诊治

    B. 男方只作一次精液常规，正常者只需检查女方

    C. 女方只需监测有无排卵并治疗

    D. 女方只需了解输卵管是否通畅，对因治疗

    E. 男、女双方同时全方面检查，对因治疗

5. 对输卵管不孕因素的检查方法，下列最有价值的项目是（　　　）。

    A. 子宫镜检查　　　　　　　　　　B. 输卵管通液试验

    C. 子宫输卵管碘油造影　　　　　　D. 性交后精子穿透力试验

    E. 宫颈黏液

6. 输卵管通液术宜选择的时间为（　　　）。

    A. 月经来潮前 14 天进行　　　　　B. 月经来潮 12 小时进行

    C. 月经干净当天进行　　　　　　　D. 月经干净后 3～7 天进行

    E. 月经的任何时候进行

7. 陈某，30 岁，婚后 4 年未孕。体检时发现：宫颈 I 度糜烂，子宫大小正常，活动稍受限，于子宫后方可触及散在结节，无触痛，附件未及异常。患者月经正常，有痛经。患者可能的不孕原因是（　　　）。

    A. 输卵管炎症　　　　　　　　　　B. 慢性宫颈炎

    C. 子宫肌瘤　　　　　　　　　　　D. 子宫畸形

    E. 子宫内膜异位症

第十二章
计划生育妇女的护理

1. 掌握药物避孕、宫内节育器、人工流产术、中期妊娠引产术的应用方法、护理措施及健康指导。

2. 熟悉计划生育常见手术的适应证、禁忌证、不良反应及并发症。

3. 了解计划生育常见手术的操作步骤及护理配合。

4. 学会运用所学知识为育龄期妇女推荐合适的避孕措施。

预习案例

李某，24岁，来院咨询避孕药的服用方法，自述新婚3个月，目前夫妇无妊娠计划。病史评估：既往体健，月经规律，量适中伴有原发性痛经，无烟酒嗜好。身体评估：发育中等，营养好，心肺无异常。妇科检查：外阴、阴道无异常；子宫未孕大小，前倾前屈位；双侧附件无异常。

思考 ......

1. 李某适合什么方式的避孕？
2. 请就该避孕方式进行合理的健康指导。

计划生育（family planning）是指采取科学的方法实施生育调节，控制人口数量，提高人口素质，使人口增长与经济、资源、环境和社会发展计划相适应。计划生育是我国的一项基本国策，也是妇女生殖健康的重要内容。2015 年 10 月，党的十八届五中全会决定全面放开二胎，即一对夫妇可生育两个孩子，但是强调计划生育仍然是我国的基本国策。

计划生育的具体内容包括：①晚婚晚育，指在国家法定结婚年龄基础上推迟 3 年婚育（中国法定结婚年龄：男不得早于 22 周岁，女不得早于 20 周岁）；②节育，提倡一对夫妇只生一个孩子，及时采取安全、有效、合适的避孕措施；③优生优育，避免先天性缺陷代代相传，防止后天因素影响后天发育。避孕节育是计划生育的重要组成部分。本章主要介绍采取避孕、绝育及避孕失败补救措施妇女的护理。

第一节　避孕方法及护理

避孕是指用科学的手段在不影响正常性生活和身心健康的前提下使妇女暂时不受孕。避孕方法有药物避孕、工具避孕及安全期避孕、体外排精等其他避孕方法。理想的避孕方法应符合安全、有效、简便、经济、实用的原则。

避孕主要控制生殖过程的 3 个关键环节：①抑制精子与卵子产生；②阻止精子和卵子结合；③使子宫环境不利于精子获能、生存，或不适合受精卵着床和发育。

一、药物避孕

药物避孕也称为激素避孕，是指应用甾体激素达到避孕效果。目前国内常用的避孕药几乎都是女性避孕药，主要为人工合成的甾体激素避孕药，由雌激素和孕激素配伍组成。避孕药具有安全、有效、经济、方便、避孕率高等优点。

【重点提示】◆ …

药物避孕的原理、适应证和禁忌证。

（一）甾体激素避孕原理

1. 抑制排卵　通过干扰下丘脑 – 垂体 – 卵巢轴的正常功能，抑制下丘脑释放 GnRH，使垂体分泌卵泡刺激素（follicle–stimulating hormone，FSH）和 LH 减少；影响垂体对 GnRH 的反应，不出现 LH 高峰，引起不排卵。

2. 改变宫颈黏液的性状　孕激素使宫颈黏液量少，黏稠度增加，拉丝度降低，不利于精子穿透。单孕激素制剂改变宫颈黏液作用可能为主要的避孕机制。

3. 改变子宫内膜的形态及功能　避孕药抑制子宫内膜增殖变化，使子宫内膜与胚胎发育不同步，不利于孕卵着床。

4. 改变输卵管的功能　在雌、孕激素作用下，输卵管上皮纤毛功能、肌肉节断运动和输卵管液体分泌均受到影响，改变受精卵在输卵管内正常运动，干扰受精卵着床。

（二）适应证

凡处于生育年龄阶段、暂时没有生育要求的健康妇女。

（三）禁忌证

女性避孕药多由人工合成甾体激素制成，主要包括三大类：雌激素衍生物，如炔雌醇、炔雌醚等；孕激素衍生物，如：甲地孕酮、氯地孕酮等；睾酮衍生物，如炔诺酮、18-炔诺黄体酮、双醋炔诺酮等。使用禁忌证包括如下几点。

（1）严重的心血管疾病。避孕药中孕激素影响血脂蛋白代谢，加速冠状动脉硬化；雌激素使凝血功能亢进，冠状动脉硬化者易并发心肌梗死。雌激素还通过增加血浆肾素活性而升高血压，增加高血压患者脑出血的发病率。

（2）急、慢性肝炎或肾炎。

（3）生殖器官良、恶性肿瘤，乳房肿块。

（4）哺乳期妇女，因避孕药可抑制泌乳素（PRL）的分泌，使乳汁减少，同时可使乳汁中含有药物成分，不利于婴幼儿生长发育。

（5）月经稀少，年龄大于45岁者。

（6）精神病生活不能自理者。

（7）年龄大于35岁的吸烟妇女，不宜长期使用避孕药，以免引起卵巢早衰。

（四）避孕药种类与用法

甾体激素避孕药包括口服避孕药、长效避孕针、缓释系统避孕药和避孕贴剂。常用药物种类见表12-1。

表 12-1　常用甾体激素药种类

类别			名称	成分		剂型	给药途径
				雌激素含量（mg）	孕激素含量（mg）		
口服避孕药	短效片	单相片	复方炔诺酮片（避孕片1号）	炔雌醇 0.035	炔诺酮 0.6	薄膜片	口服
			复方甲地黄体酮片（避孕片2号）	炔雌醇 0.035	甲地孕酮 1.0	片	口服
			复方左炔诺黄体酮片	炔雌醇 0.03	左炔诺黄体酮 0.15	片	口服
			复方去氧孕烯片（妈富隆）	炔雌醇 0.03	去氧孕烯 0.15	片	口服
			复方孕二烯酮片	炔雌醇 0.03	孕二烯酮 0.075	片	口服
			屈螺酮炔雌醇片	炔雌醇 0.03	屈螺酮 3.0	片	口服
		三相片	左诀诺黄体酮三相片				
			第一相（1～6片）	炔雌醇 0.03	左炔诺黄体酮 0.05	片	口服
			第二相（7～11片）	炔雌醇 0.04	左炔诺黄体酮 0.075	片	口服
			第三相（12～21片）	炔雌醇 0.03	左炔诺黄体酮 0.125	片	口服

续表

类别		名称	成分		剂型	给药途径
			雌激素含量（mg）	孕激素含量（mg）		
口服避孕药	长效片	复方炔雌醚片	炔雌醚 3.0	氯地黄体酮 12.0	片	口服
		复方炔诺黄体酮二号片（复甲2号）	炔雌醚 2.0	炔诺黄体酮 10.0	片	口服
		三合一炔雌醚片	炔雌醚 2.0	氯地黄体酮 6.0 炔诺黄体酮 6.0	片	口服
	探亲避孕药	炔诺酮探亲避孕片		炔诺酮 5.0	片	口服
		甲地黄体酮探亲避孕片1号		甲地黄体酮 2.0	片	口服
		炔诺黄体酮探亲避孕片		炔诺黄体酮 3.0	片	口服
		双炔失碳酯片（53号抗孕片）		双炔失碳酯 7.5	片	口服
长效针		庚炔诺酮注射液		庚炔诺酮 200.0	针	肌注
		醋酸甲羟黄体酮避孕针（迪波普拉维）		甲羟黄体酮 150.0	针	肌注
		复方己酸黄体酮	戊酸雌二醇 2.0	己酸羟黄体酮 250.0	针（油剂）	肌注
		复方甲地黄体酮避孕针	17β-雌二醇 5.0	甲地黄体酮 25.0	针（混悬剂）	肌注
		复方甲羟黄体酮注射针	环戊丙酸雌二醇 5.0	醋酸甲羟黄体酮 25.0	针	肌注
缓释避孕药		左炔诺黄体酮硅胶囊I型		左炔诺黄体酮 36x6		皮下埋植
		左炔诺黄体酮硅胶囊II型		左炔诺黄体酮 75x2		皮下埋植
		甲硅环		甲地黄体酮 200.0 或 250.0		阴道放置
		庚炔诺酮微球针		庚炔诺酮 65.0 或 100.0	针	皮下注射
		左旋诺黄体酮微球针剂		左旋炔诺黄体酮 50.0	针	皮下注射
		肟高诺酮微囊针剂		肟高诺酮 50.0	针	皮下注射
避孕贴剂		Ortho Evra	炔雌醇 0.75	17-去酰炔肟酯 6.0	贴片	皮肤外贴

1. 短效口服避孕药　短效口服避孕药（oral contraceptive，OC）是以孕激素为主，雌激素为辅构成的复方避孕药。有片剂、膜剂、滴丸等。根据整个周期中雌、孕激素的剂量与比例变化分为单相片、双相片和三相片3种，我国仅有单相片和三相片。单相片在整个周期中雌、孕激素的剂量固定；三相片中的第一相（第1～6片）共6片，含低剂量的雌激素和孕激素，第二相（第7～11片）共5片，雌激素及孕激素剂量均增加，第三相（第12～21片）共10片，孕激素剂量再增加，雌激素减至第一相水平。两者比较，三相片配方合理，炔雌醇剂量与单相片基本相同，但左炔诺黄体酮剂量减少30%～40%，突破性出血和闭经发生率明显低于单相片，出现恶心、呕吐等不良反应

也少。

用法及注意事项：①单相片：自月经周期第 5 天起，每晚 1 片，连服 22 天不间断。若漏服必须于次晨补服。一般于停药后 2～3 天出现撤药性出血，类似月经来潮，于月经第 5 天，开始下一周期用药。若停药 7 天尚无阴道出血，于当晚或第 2 天开始第 2 周期服药。若服用两个周期仍无月经来潮，则应该停药，考虑更换避孕药的种类或就医诊治。②三相片：于月经周期第 3 天开始服药，每天 1 片，先服黄色片 6 片，再服白色片 5 片，最后服棕色片 10 片，连服 21 天不间断。若停药 7 天尚无撤药性出血，于第 2 天开始服下一周期三相片。

2. 长效口服避孕药

长效口服避孕药主要由长效雌激素和人工合成的孕激素配伍制成，代表药有炔雌醚等。胃肠吸收后，储存在脂肪组织内缓慢释放起长效避孕作用。首次服用，可在月经周期第 5 天、第 10 天各服一片，以后在每次月经来潮的第 5 天服一片，即可避孕一个月。因该药不良反应较多，目前较为少用，将被淘汰。

3. 长效避孕针剂

目前的长效避孕针有单纯孕激素类和雌孕激素复合制剂两种。肌内注射后药物贮存于局部，缓慢释放后吸收维持长效作用。单纯孕激素类长效避孕针容易并发月经紊乱，因不含雌激素，适用于哺乳期妇女避孕，有效率可达 98% 以上。雌孕激素复合制剂发生月经紊乱者较少。

用法及注意事项：首月应于月经周期的第 5 天和第 12 天各肌内注射 1 支，第 2 个月起，在每次月经周期的第 10～12 天肌内注射 1 支，一般于注射后 12～16 天行经。每月肌内注射 1 次，避孕 1 个月。应用长效避孕针的前 3 个月内，可能出现月经周期紊乱或经量过多，可以应用雌激素或短效口服避孕药进行调整。

4. 探亲避孕药（速效避孕药）

探亲避孕药包括非孕激素制剂、孕激素制剂和雌孕激素复合制剂，代表药有炔诺酮探亲避孕片等。探亲避孕药不受月经周期时间的限制，在任何一天开始服用均能发挥避孕作用，适用于夫妻分居两地，短期探亲者。

用法：如探亲时间在 14 天内者，可于探亲前 1 日服 1 片，当晚及以后每晚服 1 片。如探亲时间超过 14 天的，应在服完第 14 天药后改用短效避孕药至 22 天停药。探亲不满 10 天的，须服完 10 粒。

5. 缓释系统避孕药

缓释系统避孕药是避孕药（主要是孕激素）与具备缓释性能的高分子化合物制成的多种剂型药，一次给药，避孕药在体内缓慢释放，以维持恒定的血药浓度，达到长效避孕效果。以非口服方式给药，避免"首过效应"，降低药物剂量及毒副作用。

（1）皮下埋植剂：内含左炔诺黄体酮避孕药制成硅胶棒，月经周期第 7 天在上臂内侧作皮下扇形插入，埋植 24 小时后即可发挥避孕作用，因不含雌激素，可用于哺乳期妇女；能随时取出，使用方便，取出后恢复生育功能迅速。皮下埋植剂避孕时间为 5 年。

（2）缓释阴道避孕环：其原理同皮下埋植剂。月经干净后将缓释阴道避孕环放入阴道后穹隆或套在宫颈上，有效期为1年，取放方便。

（3）微囊或微球缓释避孕针：采用具有生物降解作用的高分子聚合物与甾体激素避孕药混合或包裹制成微球或微囊，将其注入皮下，缓慢释放避孕药，一次注药，可避孕3个月。高分子聚合物能在体内降解吸收，无须取出。

6. 避孕贴剂

外用缓释避孕药，含人工合成的雌激素及孕激素储药区，粘贴于皮肤后，缓慢释放，通过皮肤吸收，发挥避孕作用。有资料表明，该法避孕率可高达99%，用法：每周1片，连用3周，每月共用3片。

【重点提示】 ◆ …

药物避孕的常见不良反应。

（五）不良反应及处理

1. 类早孕反应 避孕药中所含的雌激素可刺激胃黏膜，出现类早孕的症状，如食欲不振、恶心、呕吐、困倦、头晕等。轻者无须处理，坚持服药数天后常自行缓解；较重者可服用维生素 B_6 20 mg、维生素 C 100 mg 及甲氧氯普胺 10 mg，每日 3 次，连服 1 周，可缓解。反应严重经对症治疗无效者，应考虑更换制剂或停用。

2. 不规则阴道流血 服药期间阴道流血又称突破性出血。多数发生在漏服避孕药后，少数未漏服避孕药也可能发生。轻者点滴状出血，不用处理；若出血量较多，每晚在服用避孕药的同时加服炔雌醇 1 片（0.005 mg），与避孕药同时服至 22 日停药。流血似月经量或流血时间已近月经期，应停止服药，作为一次月经来潮。于出血第 5 日再开始服用下一周期的药物，或更换避孕药。

3. 月经过少或停经 月经过少者可以每天加服炔雌醇 0.005 ～ 0.01 mg。绝大多数停经者，在停药后月经能恢复。若停药后月经仍不来潮，应在停药第 7 天开始服用下一周期避孕药，以免影响避孕效果。连续 3 个月停经，需停药观察。

4. 体重增加、色素沉着 体重增加是因为避孕药可促进体内合成代谢，也可因水、钠潴留所致；少数妇女面部皮肤出现色素沉着，停药后多可自然减轻或消退，一般不需处理，若症状重者可改用其他避孕方法。

5. 其他 偶可出现头痛、乳房胀痛、皮疹、瘙痒，必要时停药。

（六）健康教育

（1）指导育龄妇女选择合适的避孕药。

（2）做好用药指导，使患者掌握用药方法，强调按时和周期性服药的重要性，告知睡前服药可减轻不良反应。

（3）妥善保管避孕药，防止药物潮解和儿童误服。

（4）停用短效避孕药 6 个月或长效避孕药一年后方可妊娠。

（5）使用长效避孕针时要确保全量深部肌注，避免因剂量不足而影响效果；长效避孕药不能突然停药，须停药后再连用短效避孕药 3 个月过渡，以防月经紊乱。

（6）服药期间要定期检查乳房、肝肾功能、血脂、血糖等。

二、工具避孕

工具避孕是利用工具防止精子和卵子结合或改变宫腔内环境，而达到避孕的目的。目前常用的避孕工具有宫内节育器、阴茎套、女用避孕套等。

（一）宫内节育器

宫内节育器（intrauterine device，IUD）是一种安全有效、简便可逆的避孕工具，是我国育龄妇女的主要避孕措施。

1. 避孕原理 ①改变子宫内膜：宫内节育器引起宫内发生无菌性炎症反应，改变宫腔内环境，阻碍受精卵着床；②前列腺素作用：节育器使子宫内膜产生前列腺素，前列腺素可使输卵管蠕动增加，受精卵提前进入宫腔，受精卵与内膜发育不同步；③宫内节育器使子宫内膜出现大量吞噬细胞，起到杀精毒胚的作用。

2. 分类 宫内节育器种类繁多，目前，国内外有将近 40 种宫内节育器（图 12-1）。主要分惰性和活性两大类：惰性节育器，属第一代节育器，由金属、硅胶、塑料、尼龙等制成，不含活性物质；活性节育器，属第二代节育器，内含有活性物质，如金属铜、孕激素、药物（吲哚美辛、抗纤溶药等）或磁性物质等，提高了避孕效果（避孕率可达99%），减少了不良反应。

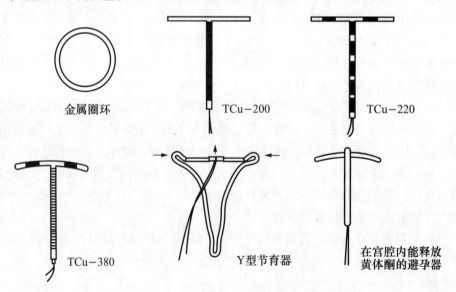

图 12-1 国内常见宫内节育器类型

3. 适应证 凡生育年龄妇女，自愿要求放置而无禁忌证者。

【重点提示】◆　⋯

　　放置宫内节育器的禁忌证。

　　4. 禁忌证　①生殖道急性炎症；②疑有流产不全者；③月经过多、过频或阴道不规则出血者；④人流术出血过多，疑有吸宫不全者；⑤宫口过松，宫颈严重裂伤，宫颈重度糜烂，重度子宫脱垂者；⑥宫腔深度 >9 cm 或 <5.5 cm 者；⑦生殖器肿瘤、畸形者；⑧严重全身性疾病不能耐受手术者；⑨妊娠可疑者。

　　5. 放置时间　①月经干净后 3 ～ 7 天；②产后 42 天，子宫恢复正常；③剖宫产术后半年；④自然流产于行经后放置，药物流产于 2 次正常行经后放置；⑤人工流产术后宫腔深度 <10 cm；⑥哺乳期排除早孕。

　　6. 放置方法　受术者排空膀胱后取膀胱截石位，0.5% 聚维酮碘消毒外阴，铺无菌孔巾。双合诊检查确认子宫的位置、大小、形状和双附件情况，了解附件有无炎症及包块。放入窥阴器暴露宫颈，消毒宫颈及阴道穹隆，以宫颈钳夹宫颈前唇向外牵拉，如子宫过度屈曲则尽量向外牵拉使宫体呈水平位，用子宫探针测宫腔深度。宫颈管较紧者可用宫颈扩张器顺宫腔方向扩张宫颈至 6 号。用放环器将节育器推送入宫底部，如有尾丝，应在距宫颈外口 2 cm 处将尾丝剪断。观察有无出血，取出宫颈钳和阴道窥器。

【重点提示】◆　⋯

　　放置宫内节育器的不良反应及并发症。

　　7. 常见不良反应及处理
　　（1）月经改变：表现为月经量多或经期延长或不规则阴道流血，轻者无须处理，重者可给予止血对症处理。
　　（2）腰酸及下腹坠胀：多因节育器与宫腔大小、形态不符引起子宫收缩所致，轻者不需处理，重者可休息或按医嘱用药。
　　（3）白带增多：多因节育器刺激子宫内膜所致，可考虑行坐浴或中医治疗。
　　8. 常见并发症及处理
　　（1）子宫穿孔：多因操作不当或动作过于粗暴所致。发现后应立即停止手术，住院观察，小的穿孔给予宫缩剂及抗生素，大的穿孔及怀疑有脏器损伤者应及时剖腹探查，同时修补子宫。
　　（2）节育器异位：可能的原因有手术操作不当发生子宫穿孔时，将 IUD 放到宫腔外；节育器过大、过硬或子宫收缩导致节育器逐渐移位至宫腔外。行 B 超检查确诊后应经腹或在腹腔镜下将节育器取出。

（3）节育器嵌顿：指节育器部分嵌入子宫肌壁，多因节育器与子宫大小不相符，节育器过大或放置时间过长所致。临床上无明显症状，多因避孕失败或取出节育器困难而发现，应在 B 超、X 线直视下或在宫腔镜下取出。

（4）节育器脱落：可能的原因有节育器过小或与子宫形状不符；宫颈内口松弛或经量过多；IUD 放置不到位，未达宫底。常发生在月经期，与经血一起排出，不易察觉，终因避孕失败而发现。IUD 脱落容易发生在放置 IUD 后一年，尤其是最初 3 个月，术后随访有利于早期发现。

（5）带器妊娠：多见于 IUD 下移、脱落、异位等。一经确诊，行人工流产术的同时取出 IUD。

（6）感染：放置 IUD 时未严格执行无菌操作、节育器尾丝过长或生殖道本身存在感染灶等，均可导致上行感染，引起宫腔炎症。感染者给予抗感染治疗，治疗无效者考虑取出 IUD。

9. 护理要点

（1）术前向受术者介绍宫内节育器放置术的目的、过程及避孕原理，使其配合手术。

（2）术中协助患者取膀胱截石位，完成外阴、阴道消毒工作；协助医师根据宫腔深度选择大小合适的节育器；术中注意观察患者的一般情况，发现异常及时报告医师并协助医师进行处理。

10. 健康教育

（1）术后保持外阴清洁，有阴道流血量多、时间长、严重腹痛的及时就诊。

（2）放置后休息 3 天，1 周内避免重体力劳动。2 周内禁止性交及盆浴，3 个月内行经和排便时注意有无节育器脱落。

（3）惰性 IUD 放置 15 ～ 20 年，活性 IUD 放置 5 ～ 8 年，到期应取出。放置术后 3、6、12 个月各复查一次，随访在月经干净后进行。

（4）术后可能有少量阴道流血及下腹不适，嘱患者若出现发热、下腹痛及阴道流血量多时，应随时就诊。

【重点提示】◆ …

宫内节育器取出术的适应证、时机和方法。

11. IUD 取出术

（1）适应证：计划再生育者；放置期限已满者；带器妊娠者；绝经 1 年者；副反应经治疗无效或出现并发症者；改用其他避孕措施或绝育者。

（2）取出时间：月经干净后 3 ～ 7 天为宜；带器妊娠者，行人工流产同时取出；带器异位妊娠术前行诊断性刮宫时，或在术后出院前取出 IUD；子宫不规则出血者，随时可取出，取 IUD 的同时需行诊断性刮宫，刮出组织送病理检查，排除子宫内膜病变。

（3）取器方法：取出前可通过查看有无尾丝、B 型超声或 X 线检查等，确定 IUD 的位置和类型。无尾丝者，需在手术室进行，用取环钩钩住节育器的下缘缓慢拉出，有尾丝者用血管钳夹住尾丝后轻轻牵出。

（4）注意事项：①取器前应做 B 型超声检查或 X 线检查，确定节育器是否在宫腔内，同时了解 IUD 的类型；②使用取环钩取 IUD 时，应十分小心，不能盲目钩取，更应避免向宫壁钩取，以免损伤子宫壁；③取出 IUD 后应落实其他避孕措施。

（二）避孕套

避孕套（condom）分男用与女用两种，目的是阻止精子进入子宫，这种屏障避孕法也能预防性传播疾病和艾滋病。

1. 男用避孕套　男用避孕套也叫阴茎套，目前应用比较广泛，是一种简便、经济的传统避孕工具。阴茎套为一次性使用的优质乳胶制品，呈筒状，直径分别为 35 mm、33 mm、31 mm，其顶端为储精囊，呈小囊状。

使用方法：使用前用吹气方法检查阴茎套有无破损，将前端小囊捏紧，将避孕套沿阴茎向根部套紧。射精后，在阴茎未全软前捏住套口，连同阴茎一起抽出，以防精液外流或阴茎套滑脱在阴道内。避孕成功率在 95% 以上，若房事后发现阴茎套有破损，应立即采取紧急避孕措施。

2. 阴道隔膜　阴道隔膜为女用避孕器具，由具有弹性的金属圈覆以半球形薄橡皮隔膜制成。阴道隔膜按弹簧圈外圆直径大小分为 50、55、60、65、70、75、80 等 7 个型号，弹簧圈外圆直径为 50 mm 的为 50 号，其他依此类推。使用前先用手指测量阴道后穹隆到耻骨联合后缘间距离，以帮助妇女选择恰当型号的隔膜。我国妇女一般使用 65、70、75 三种型号。

（1）禁忌证：膀胱膨出、直肠膨出、阴道过紧、阴道炎、重度宫颈糜烂者。

（2）放入方法：使用前检查有无破损，并在避孕套边缘涂以避孕药膏，增强避孕效果，取半卧位或半蹲位，两腿稍分开，左手分开阴唇，右手示指、中指及拇指将避孕套捏成条状送入阴道内，将后缘放入后穹隆，前缘抵耻骨联合凹处，以遮盖宫颈。

（3）取出方法：性交后 8 ～ 24 小时取出。用示指伸入阴道内，钩住耻骨后方处避孕套的边缘，慢慢拉出。

3. 女用避孕套（female condom）　女用避孕套又称为阴道套。既能避孕，又能防止性传播疾病。目前我国尚无供应。

三、其他避孕方法

其他避孕方法包括紧急避孕、外用避孕与安全期避孕法等。

（一）紧急避孕

紧急避孕或称房事后避孕，是指在无保护性生活或避孕失败后 3 天内，妇女为防止非意愿妊娠而采取的避孕方法。紧急避孕虽可减少不必要的人工流产率，但该方法只能起一次性的保护作用，1 个月经周期也只能用一次。

1. 适应证

（1）避孕失败者，包括阴茎套破裂或滑脱；IUD 脱落或移位；漏服避孕药；宫内节育器脱落；错误计算安全期等。

（2）性生活未采取任何避孕措施者。

（3）遭到性强暴者。

2. 禁忌证　已确定为妊娠的妇女。

3. 方法　有宫内节育器和服用紧急避孕药两类方法。

（1）宫内节育器（IUD）：常用带铜宫内节育器，特别适合希望长期避孕，并无放置宫内节育器禁忌证的妇女。在无保护性生活后 5 天（120 小时）内放置，带铜 IUD 避孕有效率达 95% 以上。

（2）紧急避孕药：在无保护性交后 3 天（72 小时）内服用紧急避孕药，主要有如下两种。

（1）激素类：如左炔诺黄体酮片，无保护性生活 72 小时内服 1 片，12 小时后再服 1 片。

（2）非激素类：如米非司酮，为抗孕激素制剂，在无保护性生活后 120 小时内服用，单次口服 25 mg 即可。

（二）安全期避孕

排卵一般在下次月经前 14 天，研究发现，卵子排出后一般可存活 1～2 天，精子在女性生殖道内一般可存活 2～3 天，因此，排卵前后的 4～5 天内视为易受孕期，其余时间不易受孕，视为安全期。安全期避孕是指通过避开易受孕期性生活不采用药物和工具而达到避孕的目的。适应于月经规律的育龄妇女。但排卵易受外界环境和情绪等因素的影响，安全期避孕失败率高达 20%。

（三）体外排精法

性交时男性将精液排出于体外，精子不进入阴道，从而达到避孕的目的。有研究表明，男性在射精之前的分泌物内尚存少许精子，可使妇女受孕，导致避孕失败，加之体外排精影响夫妇双方的性生活质量。因此，本法不作为避孕的首选。

（四）免疫避孕法

免疫避孕法主要分为抗生育疫苗和导向药物避孕。前者是筛选生殖系统或生殖过程的抗原成分制成疫苗，通过介导机体细胞或体液免疫反应，攻击相应的生殖靶抗原，以阻断正常生殖过程中的某一环节，起到避孕作用。导向药物避孕是利用单克隆抗体将抗生育药物导向受精卵透明带或滋养层细胞，引起抗原－抗体反应，干扰受精卵着床和抑制受精卵发育，达到避孕目的。

第二节 女性绝育方法及护理

绝育（sterilization）是指通过手术或药物，达到永不生育的目的，包括女性绝育和男性绝育，目前女性绝育方法主要是输卵管绝育。输卵管绝育术（tubal sterilization）是一种安全、永久性的节育措施，通过手术将输卵管结扎或用药物使输卵管粘连堵塞，阻止精子和卵子相遇而达到永久不孕的目的。目前常用的方法为经腹输卵管结扎术、经腹腔镜输卵管绝育术。药物粘堵后因输卵管吻合复通困难，输卵管再通率低，现已较少应用。

一、经腹输卵管结扎术

经腹输卵管结扎术是国内应用最广的节育方法，具有切口小、组织损伤小、操作简单、安全、方便等优点。

（一）适应证

（1）自愿接受绝育而无禁忌证者。

（2）患严重疾病，不宜生育者。

（3）有严重的遗传性疾病不宜生育者。

（二）禁忌证

（1）生殖道炎症，腹部皮肤感染者。

（2）全身情况差，不能耐受手术者，如心力衰竭、严重贫血等。

（3）各种疾病的急性期。

（4）术前 24 小时内，两次测量体温大于 37.5℃者。

（5）严重的神经官能症。

（三）手术时间

（1）非孕妇女月经干净后 3 ～ 7 天内。

（2）足月顺产者产后 24 小时内可行绝育术；剖宫产同时可行绝育术；难产或疑有产时感染者，需抗生素治疗 3 ～ 5 天后，无异常情况可施行手术。

（3）人工流产、中期妊娠引产或取环术后可立即施行手术；自然流产待 1 个月转经后再行绝育手术。

（4）哺乳期或闭经者绝育须先排除妊娠。

（四）麻醉

以局部浸润麻醉为主，也可采用硬膜外麻醉。

（五）操作方法与步骤

1.受术者排空膀胱，仰卧位，留置导尿管

2. 常规消毒、铺巾

3. 切口　取下腹正中耻骨联合上两横指（3～4 cm）行 2 cm 长纵切口，产后结扎者，取宫底下 2～3 cm 处行纵切口。

4. 提取输卵管　提取输卵管是手术的主要环节。术者左手示指经切口伸入腹腔，沿宫底后方滑向一侧宫角处，摸到输卵管后，右手持卵圆钳将输卵管夹住，轻提至切口外，此为卵圆钳取管法，也可用指板法或吊钩法提取输卵管。只有见到输卵管伞端后才能证实为输卵管，术中须同时检查卵巢有无异常。

5. 结扎输卵管　输卵管结扎方法主要有抽芯近端包埋法和输卵管银夹法。

（1）抽芯近端包埋法：是目前我国常用的方法。用两把组织钳将输卵管峡部提起，两钳距离为 2～3 cm。选择峡部背侧注射 0.5% 利多卡因或 0.9% 氯化钠注射液 1 mL，使浆膜层膨胀，平行输卵管再将该部浆膜切开，游离出输卵管后，用两把蚊式钳夹住两端，中间切除 1～1.5 cm，用 4 号丝线分别结扎两断端，远端同时结扎浆膜层，用 0 号丝线缝合输卵管系膜，将输卵管近端包埋缝合于输卵管浆膜内。

（2）输卵管银夹法：将银夹安放在放置钳上，钳嘴对准提起的输卵管峡部，使峡部横径全部进入银夹的二臂环抱之中，缓缓紧压钳柄，压迫夹的上下臂，使银夹紧压在输卵管上，持续压迫 1～2 秒后放开，上夹钳，检查银夹是否平整地夹在输卵管上。

以同样方法结扎对侧输卵管。

6. 手术结束

检查腹腔内、腹壁各层有无出血、血肿及组织损伤，清点纱布和器械无误后，按层缝合腹壁关腹，无菌纱布覆盖伤口后送受术者回病房休息。

（六）并发症及处理

1. 出血或血肿　以腹壁血肿与输卵管系膜血肿最常见。多因过度牵拉、钳夹而损伤输卵管或其系膜，也可因结扎线松弛造成。因此，手术操作时应动作轻柔，避免损伤血管，关腹前仔细检查有无出血。一旦发生出血或血肿，要根据具体情况采取相应措施。

2. 脏器损伤　脏器损伤多因解剖关系不清或操作粗暴所致。主要是膀胱或肠管损伤，发现后应及时修补。

3. 感染　可发生腹部伤口感染、盆腔或腹腔感染，甚至全身感染。其中，以腹部伤口感染为多见。感染原因可能为体内原有感染灶未很好控制的内源性感染，也可能为操作无菌观念不强、手术器械及敷料消毒不严格导致的外源性感染。感染早期可先行局部处理，形成脓肿者应及时拆线换药，全身应用抗生素控制。

4. 绝育失败　绝育术后再孕的情况偶有发生，主要是由于绝育方法本身的缺陷、手术操作的误差引起。一旦发生，可根据本次妊娠的具体情况及妇女有无生育要求，采取相应的处理方法。

（七）护理要点

1. 术前准备

（1）详细询问病史，通过全身体格检查、妇科检查及相关的辅助检查等全面评估受术者，了解有无禁忌证。

（2）关心体贴患者，解答受术者的各种疑问，解除其顾虑及担忧。

（3）按腹部手术要求准备皮肤。

（4）术前半小时用镇静药。

（5）协助患者排空膀胱。

2. 术中护理

（1）协助患者摆好手术要求的体位。

（2）术中严密观察患者的生命体征，及时发现异常报告医生，并协助处理。

（3）陪伴受术者，给予其心理支持，配合术者完成手术全过程。

3. 术后护理

（1）除全麻和硬膜外麻醉外，术后不需禁食。

（2）术后密切观察生命体征、腹痛及腹部切口情况，了解有无内出血、脏器损伤等征象。

（3）鼓励患者及早排尿，鼓励早期下床活动，防止腹腔粘连。

（4）保持手术部位清洁，防止感染。

（5）术后休息 3～4 周，禁止性生活 1 个月。

（八）健康教育

术后 1 个月复查，有发热、腹痛者及时就诊。1 个月后可结合妇科普查进行随访。随访内容包括手术效果、一般症状、月经情况（周期、经量、痛经）、手术切口及盆腔检查、其他有关器官的检查。绝育术有再通的可能，生育期年龄段的手术者若术后出现停经，应立即就诊，排除再孕，包括宫外孕的可能。

二、经腹腔镜输卵管绝育术

经腹腔镜输卵管绝育术包括热损坏输卵管绝育术、内套圈结扎输卵管术、输卵管夹绝育术和输卵管硅胶圈绝育术。经腹腔镜输卵管绝育术方法简单、安全，创伤小，术后恢复快，目前已逐渐推广。

（一）适应证

同经腹输卵管绝育术。

（二）禁忌证

（1）腹腔粘连、心肺功能不全、膈疝等。

（2）其他同经腹输卵管绝育术。

（三）麻醉

局部浸润麻醉、硬膜外麻醉或静脉全身麻醉。

（四）操作方法

受术者排空膀胱，平卧位，常规消毒、铺巾，于脐孔下缘行 1～1.5 cm 横弧形切口，插入气腹针入腹腔，充气 2～3 L，然后换置腹腔镜。在腹腔镜直视下，用弹簧夹钳夹或硅胶环套于输卵管峡部使其通道中断，也可采用双极电凝烧灼输卵管峡部达到绝育目的。

（五）护理

经腹腔镜输卵管绝育术的护理同经腹输卵管绝育术。

第三节　终止妊娠的方法及护理

人工终止妊娠的方法包括：药物流产、手术流产、依沙吖啶引产和水囊引产等。人工终止妊娠是避孕失败的补救措施，不能作为常规节育方式。

一、药物流产及护理

药物流产（drug abortion）也称为药物抗早孕，是应用药物终止早期妊娠的方法，具有简便、无创伤等优点。目前临床上常用药物为米非司酮与米索前列醇配伍。米非司酮是黄体酮受体的拮抗剂，与黄体酮的化学结构相似，对子宫内膜孕激素受体的亲和力比黄体酮高 5 倍，能和黄体酮竞争结合蜕膜的孕激素受体，从而阻断黄体酮活性而终止妊娠。米索前列醇是前列腺素衍生物，具有兴奋子宫肌、扩张和软化宫颈的作用，两者结合流产的成功率达 95%。如出现流产不全、出血过多或过长情况，需要行清宫术。

> 【重点提示】◆　…
>
> 　药物流产的适应证、禁忌证和用药方法。

（一）适应证

（1）年龄＜40 岁，妊娠在 49 天以内，本人自愿的健康妇女。

（2）B 超确诊为宫内妊娠者。

（3）多次人工流产史，对手术流产有恐惧和顾虑心理的妇女。

（4）手术流产的高危对象，如瘢痕子宫、子宫畸形、多次手术流产等。

（二）禁忌证

（1）有使用米非司酮的禁忌证，如肾脏疾患、内分泌疾病、血液病、血管栓塞、过敏性体质等。

（2）有使用前列腺素禁忌证，如心血管疾病、青光眼、哮喘、癫痫、结肠炎等。

（3）其他，如带器妊娠、宫外孕、妊娠剧吐及长期服用抗前列腺素药、抗结核、抗癫痫、抗抑郁等药物者。

（三）用药方法

米非司酮25 mg（1片），每日2次，空腹，连服3日，第4天早晨空腹服米索前列醇0.6 mg（3片），一次顿服。

（四）不良反应及处理

（1）服药后可出现恶心、呕吐、腹泻、头晕、乏力、四肢发麻，多自行好转，不需处理。

（2）出血时间过长或阴道流血过多，必要时刮宫，用抗生素预防感染。

（五）护理措施

（1）服药前需确诊为宫内妊娠。

（2）向孕妇讲解药物流产的原理、用药方法、用药效果和可能的不良反应，自愿选用后，应填写记录表，确定服药日期、随访日期，告知注意事项。

（3）遵医嘱按时按量给孕妇用药，服用米索前列醇者一般于服药后2～4小时排出胚胎，嘱孕妇出现阴道流血后应用便盆留取排出组织，并送给医护人员检查。

（4）配合医生观察孕妇阴道流血情况，认真检查排出的绒毛情况，以判断是否存在不全流产。若出现持续阴道流血，量较多，或排出的绒毛与妊娠天数不符，应考虑不全流产的可能，必要时行B超检查。一旦确诊应积极协助医生完成清宫术。

（六）健康教育

（1）加强休息和营养，保持外阴清洁卫生，1个月内禁止性生活和盆浴。

（2）嘱服药者观察阴道流血情况，如果出现阴道流血持续性不干净，或出血量减少后又增加，或阴道分泌物有异味、腹痛等情况时均应及时就诊。

（3）指导孕妇选择正确的避孕方法或绝育方法，防止意外妊娠。

（4）再次妊娠应安排在月经复潮6个月以后。

二、人工流产术及护理

人工流产术（artificial abortion operation）是指妊娠14周以内，采用人工方法终止妊娠的手术，是避孕失败的补救方法，包括负压吸引术（妊娠10周内）和钳刮术（妊娠11～14周）两种。

【重点提示】◆ …

负压吸引术和钳刮术的适应证、禁忌证及注意事项。

（一）负压吸引术

1. 适应证

（1）因避孕失败要求终止妊娠、无禁忌证者。

（2）妊娠 10 周内，要求终止妊娠者。

（3）患各种疾病不宜继续妊娠者。

2. 禁忌证

（1）急性生殖器官炎症，如阴道炎、急性宫颈炎和盆腔炎等。

（2）术前间隔 4 小时测体温，2 次体温 ≥ 37.5 ℃。

（3）各种疾病的急性期。

（4）全身情况不良，不能耐受手术者。

3. 术前准备

（1）术前进行护理评估，询问孕妇的年龄、月经史、婚育史及本次妊娠的经过，协助医生做好相关体格检查和辅助检查，了解有无手术的禁忌证。

（2）术前做好患者的心理护理工作，向孕妇解释手术的过程，取得其配合。

（3）术前监测生命体征，嘱孕妇排空膀胱。

（4）准备好负压瓶或人工流产负压吸引器，按孕周及宫腔大小给予负压，一般控制在 400 ～ 500 mmHg。

4. 手术步骤

（1）体位：患者取膀胱截石位。

（2）消毒：常规消毒外阴、阴道，铺无菌洞巾。行双合诊复查子宫位置、大小及附件情况。

（3）探测宫腔：放置阴道窥器扩张阴道后，消毒宫颈及宫颈管，宫颈钳轻夹宫颈前唇，用子宫探针顺子宫屈度逐渐进入宫腔，探测宫腔深度。

（4）扩张宫颈：用宫颈扩张器逐号扩张宫颈内口至比所用吸管大 0.5 ～ 1 号。

（5）吸管负压吸引：根据妊娠天数及宫颈口大小选择合适吸管，吸引器压力调至 400 ～ 600 mmHg。依子宫方向将吸管徐徐送入宫腔，达宫底后退出少许。启动负压装置，感觉有负压后将吸管按顺时针方向吸引宫腔 1 ～ 2 周，待感到子宫缩小、吸管被包紧、子宫壁有粗糙感、吸管头部移动受阻时，表示妊娠产物已被吸尽，此时可捏紧橡皮管阻断负压后缓慢取出吸管。再用小号刮匙轻刮宫腔一周，特别注意宫底及两侧宫角，确认吸净后，取下宫颈钳，用棉球擦拭宫颈及阴道血迹，观察无异常后取出阴道窥器，结束手术。

（6）检查吸出物：用纱布过滤全部吸出物，仔细检查吸出物是否有胚胎及绒毛组织，所吸出量是否与孕周相符，了解是否宫内妊娠及流产是否完全。若肉眼检查未发现绒毛组织，可考虑送病理检查。

5. 注意事项

（1）吸宫前应正确判断子宫大小及方向，吸宫动作应轻柔，减少损伤。

（2）正确使用宫颈扩张器：使用前涂抹润滑剂，操作时以执笔式方式拿稳宫颈扩张器，以腕部的力量均匀用力，使用型号由小号到大号，每次扩宫之间隔半号，不得跳号。

（3）操作过程严格无菌技术操作。

（4）认真检查吸出的组织物与孕周是否相符，若有异常应积极进行处理。

（5）术后患者应留观 2 小时，并酌情给予宫缩剂及抗感染治疗。

（二）钳刮术

钳刮术是在充分扩张子宫颈后，用卵圆钳夹取胎儿及胎盘组织，再行吸宫或刮宫的手术。因其并发症较多，应尽量避免大月份的钳刮术。

1. 适应证

（1）妊娠在 10 ～ 14 周内，要求终止妊娠而无禁忌证者。

（2）因病不宜继续妊娠者。

2. 禁忌证

同负压吸宫术。因临床上钳刮术前常规使用机械或药物使宫颈松软，所以反复阴道流血者不宜使用本法。

3. 手术步骤

（1）基本同负压吸引术。术中宫颈口扩张程度应超过吸宫术，孕龄 12 周宫颈应扩至 10 ～ 12 号。

（2）用齿钳进入宫腔穿破羊膜放出羊水，以卵圆钳沿子宫后壁滑入达宫底，后退 1 ～ 2 cm，在前、后壁或侧壁寻找胎盘附着部位，夹住胎盘使其逐渐剥离，以便胎盘能完整或大块钳出。取胎体时应保持胎儿纵位为宜，避免胎儿骨骼伤及宫壁。如妊娠月份较大，可先取胎体，后取胎盘。

（3）胎儿取出后，用中号钝刮匙顺宫壁四周轻轻刮净残留组织，测量宫腔大小，观察有无活动出血和宫缩情况。

（4）检查取出的胎块，核对是否完整，结束手术。

4. 注意事项

基本同负压吸引术。操作中，为预防羊水栓塞，破膜后应等羊水流尽后再夹取胎盘。

（三）并发症及防治

1. 人工流产综合反应

人工流产综合反应也称人工流产综合征，是指在术中或手术即将结束时，部分受术者出现胸闷、心动过缓、血压下降、面色苍白、大汗淋漓，甚至晕厥和抽搐等。发生原因与受术者精神紧张、不能耐受宫颈过度扩张、牵拉和过高的负压有关，还与宫体和宫颈受机械性刺激引起迷走神经兴奋、冠状动脉痉挛、心脏传导功能障碍等有关。因此，术前需做好受术者的心理护理，帮助其缓解紧张焦虑的情绪；扩张宫颈时，切忌用力过猛，要从小号宫颈扩张器开始逐渐加大号数；吸宫时，注意负压适度，进出宫颈时关闭负压，吸净宫腔后不应反复吸刮宫壁；一旦出现心率减慢，静脉注射阿托品 0.5～1 mg，即可迅速缓解症状。

2. 吸宫不全

吸宫不全指术后仍有部分胚胎组织残留在宫腔内。表现为术后阴道不规则出血时间超过十天、量较多。检查发现：子宫颈口松，有活动性出血，甚至有胎盘组织物堵塞于子宫颈口，子宫复旧不良，质软。确诊后应立即清宫，术后予以抗炎及缩宫治疗。

3. 子宫穿孔

子宫穿孔多因术者技术不熟练、疤痕子宫、子宫过度屈曲、哺乳期子宫所致。表现为：腹痛，术中出血增多，甚至休克。术者可感到落空感，宫底变深及负压消失。发生后应立即停止手术，住院观察，必要时行剖腹探查术，在直视下清理腹腔，修补子宫肌损伤的脏器。

4. 漏吸

操作时未吸出绒毛和胚胎，称为漏吸。主要因子宫畸形、子宫过度前倾或后倾、孕卵着床部位异常及操作不熟练所致。一旦发现漏吸，应再次行负压吸宫术，术后检查有无绒毛吸出是及时发现漏吸的关键。

5. 感染

感染的主要原因：手术中无菌观念不强、术前生殖道炎症未发现或未治疗、术后不注意保持外阴清洁卫生。其临床表现及处理同盆腔炎。

6. 其他

其他并发症有出血、羊水栓塞、宫腔粘连、月经失调、不孕等。

（四）护理措施

（1）术前评估孕妇的月经史、婚育史，询问有无全身性疾病，了解有无手术禁忌证。术前做好解释工作及心理护理工作，缓解孕妇对手术的恐惧感。术前协助医生做好相关的检查工作，如血常规、血型、肝肾功能等检查，并准备好手术环境和手术器械。

（2）术中嘱孕妇排空膀胱，协助孕妇摆好膀胱截石位，做好外阴及阴道消毒准备。手术过程中配合医师进行手术，密切观察孕妇的生命体征及一般情况，如有异常情况及时报告医生，并协助医师进行紧急处理。

（3）术后留观 2 小时，注意观察生命体征、阴道流血、腹痛等情况，若术中出血量较多，手术时间较长者应延长留观时间。配合术者整理、清洁和消毒手术用物，及时将需要行病理检查的标本送检。

（五）健康教育

（1）术后休假 2 周，1 个月后复查。

（2）1 个月内禁止性生活及盆浴，保持外阴清洁。

（3）腹痛、术后阴道出血超过 10 天者，应及时就诊。

（4）指导患者采用正确的避孕措施，如需再孕者，下一次妊娠宜安排在月经复潮 6

个月后。

三、中期引产术及护理

妊娠中期终止妊娠的方法有药物和手术等。药物引产有依沙吖啶、前列腺素、天花粉、缩宫素和黄芫花等；手术引产有水囊引产、插管钳刮和剖宫取胎等。

（一）依沙吖啶引产

依沙吖啶有兴奋子宫、引起宫缩的作用，其有效剂量安全范围大，引产成功率可达98%，感染率低，是目前国内常用的引产方法。注药后 12 ～ 24 小时出现宫缩，约 48 小时胎儿胎盘娩出，过程似足月分娩。

1. 适应证

（1）妊娠 14 ～ 27 周，要求终止妊娠无禁忌证者。一般 14 ～ 16 周者采用子宫腔内羊膜腔外给药法，妊娠 16 ～ 27 周者采用经腹羊膜腔内注射给药法。

（2）不宜继续妊娠者：如由于某种疾病不宜继续妊娠者；胎儿发育异常或有严重遗传性疾病者。

2. 禁忌证

（1）严重全身性疾病。

（2）各种急性感染性疾病、慢性疾病急性发作及生殖器官急性炎症。

（3）瘢痕子宫或宫颈陈旧性裂伤者。

（4）术前 24 小时内两次体温≥ 37.5 ℃。

（5）前置胎盘或局部皮肤感染者。

3. 术前准备

（1）术前了解孕妇的一般情况，如年龄、月经史、婚姻史，本次妊娠过程的基本情况。常规产科检查，了解胎儿的情况、胎位及骨盆的情况，进行其他常规辅助检查，如 B 超、妊娠试验、血常规及凝血功能检查等。

（2）做好解释工作，进行心理护理，取得孕妇配合，并签订手术同意书。

（3）术前 3 天禁止性生活，并保持外阴清洁卫生。行依沙吖啶宫腔内羊膜腔外用药法者还应行阴道灌洗或擦洗，每日 1 ～ 2 次，共 3 日。

4. 操作方法

（1）经腹羊膜腔内注入法

1）嘱孕妇排空膀胱后仰卧于床上，双腿伸直并拢，暴露腹部。

2）选取穿刺点：取宫底下 2 ～ 3 横指，中线旁开 2 ～ 3 cm，囊性感明显部位处为穿刺点。有条件者可在 B 超引导下进行穿刺。

3）消毒铺巾：以穿刺点为中心，常规消毒铺无菌巾。

4）穿刺、注药：取 20 ～ 22 号腰穿针，左手绷直皮肤，右手将腰穿针刺入羊膜腔后，拔出针芯，见羊水溢出后，接注射器注入依沙吖啶 50 ～ 100 mg。注药前后均应回抽羊水，确认穿刺针在羊膜腔内。注药结束后拔出穿刺针，纱布压迫数分钟后胶布固定。

5）送孕妇回病房休息，注意观察孕妇有无腹痛、阴道流血等产兆。注药后一般在 24～48 小时出现产兆。

（2）经阴道宫腔内羊膜腔外注入法

1）孕妇排空膀胱后取截石位，常规消毒铺巾。

2）插管：以阴道窥器暴露宫颈，用宫颈钳钳夹宫颈前唇，向外牵拉固定，将无菌导尿管送入宫腔侧壁内宫壁与胎膜之间。插管深度应达宫腔深度的 2/3，一般长 20～30 cm。插管时应根据 B 超检查所显示的胎盘位置，选择避开胎盘的方向进行插管。若遇出血，应改变插入方向。

3）注药、结扎导尿管：将 0.1% 的依沙吖啶 100 mL，或 0.2% 的依沙吖啶 50 mL 注入宫腔，折叠并用粗丝线结扎外露的导尿管，放于阴道穹隆部，填塞纱布。

4）取管：24 小时后取出阴道纱布及导尿管。

5. 接产处理　引产成功者，娩出胎儿及其附属物的过程顺利，出血量不多。孕妇出现规律宫缩后，按正常分娩常规进行接产处理。

6. 并发症

（1）全身反应：注药后 24～48 小时内，少数受术者可出现体温升高，一般在短时间内恢复，不能恢复或持续升高则考虑感染，应及时进行抗感染治疗。

（2）胎盘胎膜残留：表现为产后出血量多，检查胎盘胎膜不完整。一旦确诊，应立即行清宫术。

（3）产后出血：约 80% 的受术者出血量一般不超过 100 mL，大量出血时应按"产后出血"进行处理。

（4）感染：发生率低。出现后应按常规处理。预防措施：在操作中加强无菌观念；严格操作规程；实施依沙吖啶子宫腔内羊膜腔外给药法，放置导尿管时不得接触阴道壁，放置时不要刺破胎膜。

（二）水囊引产

水囊引产术是将水囊置于子宫壁与胎膜之间，向囊内注入适量的 0.9% 氯化钠注射液，利用其机械刺激，引起子宫收缩，促使胎儿及其附属物排出的一种引产方法。

1. 适应证　基本同依沙吖啶引产。对患有肝、肾疾病，能胜任手术者也可用本法。

2. 禁忌证

（1）生殖器官炎症，如阴道炎、盆腔炎、重度宫颈糜烂等。

（2）各种疾病的急性期、严重心脏病、血液病等。

（3）瘢痕子宫或子宫发育不良者。

（4）反复阴道流血者。

3. 术前准备

（1）术前了解孕妇的一般情况，如年龄、月经史、婚姻史，本次妊娠过程的基本情况。常规产科检查，了解胎儿的情况、胎位及骨盆的情况，进行其他常规辅助检查，如 B 型超声检查、妊娠试验、血常规及凝血功能检查等。

（2）做好解释工作，讲解引产的过程，取得受术者配合，配合医师与受术者签订手术同意书。

（3）术前3天开始行阴道灌洗或擦洗，每日1～2次，并注意保持外阴的清洁卫生，禁止性生活。

（4）制备水囊：大号阴茎套2只套叠，插入16号橡皮导尿管1根，导尿管顶端接近阴茎套小囊，排出阴茎套内的气体，用粗丝线扎紧阴茎套口，注意扎的松紧度要合适，过紧可使导管腔阻断，过松可使液体外漏。做好后高压灭菌备用。也可选用市售特制水囊。

（5）妊娠月份大，宫颈发育不良和颈管狭长等情况时，术前给米非司酮25 mg，每日2次，共3日。

4. 操作方法

（1）嘱孕妇排空膀胱后取截石位，常规消毒铺巾。

（2）用阴道窥器扩开阴道，暴露宫颈后消毒阴道和宫颈。在阴道后穹隆及阴道后壁放置无菌纱布，以避免水囊碰到阴道壁。

（3）用宫颈钳钳夹宫颈前唇，用宫颈扩张器依顺序扩张宫颈口至8～10号，将准备好的水囊送入子宫腔内，使其置于子宫壁与胎囊间，向囊内注入0.9%氯化钠注射液300～500 mL，并加入少量亚甲蓝以利于识别羊水或注入液。折叠并结扎外露的导尿管，置于阴道穹隆部。

（4）术毕，测量子宫底高度后，观察有无胎盘早剥及内出血征象。

5. 术后处理

（1）注意观察宫缩、阴道流血等临产征兆，可鼓励孕妇下床在室内自由活动，以利于宫颈扩张。

（2）水囊放置24小时后取出，以防宫腔内感染。先将导尿管末端结线松开，放出水囊内液体，再轻轻向外牵引即可取出。

（3）取出水囊前或同时，给予宫缩剂以维持有效宫缩，促进胎儿及其附属物排出。方法：先给予5%葡萄糖注射液500 mL加缩宫素10 U静脉滴注，然后再用5%葡萄糖注射液500 mL加缩宫素20 U静脉滴注，最后用5%葡萄糖注射液500 mL加缩宫素30 U静脉滴注。静脉滴注时应专人监护，注意调节滴速，重点观察宫缩情况。

（4）引产成功者按正常分娩过程进行接产处理。

（三）前列腺素引产

前列腺素（PG）具有广泛的药理作用，因具有刺激宫缩、扩张宫颈内口及溶解黄体等作用而用于妇产科领域。前列腺素中孕引产可以口服给药、羊膜囊内/外给药和阴道置药。

1. 方法　目前国内多采用羊膜腔内注射法和阴道给药法。

（1）羊膜腔内注射给药法：操作同依沙吖啶羊膜腔内注射给药法。将PGE 220 mg和PGF2a 25～50 mg，一次注入羊膜腔内，即可达到引产目的，平均引产时间为20

小时左右。

（2）阴道给药法：①将米索前列醇 0.2 mg 塞于阴道后穹隆，每 12 小时 1 次，共 3 次，成功率为 95% ～ 97%。② ONO-802 阴道栓剂，每 3 小时放置于阴道后穹隆内 1 枚，直至流产，成功率达 95%。ONO-802 阴道栓剂呈乳白色子弹状，需冷藏于 5 ℃以下。该法对早期妊娠人工流产及中期妊娠扩张宫颈有效、安全、不良反应少。

2. 不良反应与处理　不良反应的轻重与前列腺素的使用剂量有关，剂量越小不良反应越轻。

（1）胃肠道反应：表现为恶心、呕吐和腹泻等。轻者不需要处理，重者可给予对症处理。

（2）头痛、头晕：部分服药者可出现此症状，轻者无须处理，重者给予镇静、镇痛等对症处理。

（3）血压改变：PGE2 可使血压轻度下降，PGF2a 可使血压升高。一般在短时间内均可恢复，不需要特殊处理。

（4）强直性子宫收缩：较少见。一旦发现，应立即停药，并用 10% 乙醇液 50 mL（95% 乙醇 10 mL 加 5% 或 10% 葡萄糖溶液稀释到 100 mL，取 50 mL）静脉缓滴。10% 乙醇液可降低或完全消除前列腺素所引起的子宫收缩。也可口服阿司匹林或吲哚美辛。

（四）护理要点

1. 术前护理　认真做好孕妇的身心状况评估，协助医师做好各项检查，严格掌握适应证与禁忌证。

2. 术中护理　陪伴受术者，提供心理支持；密切观察受术者的一切反应，及时发现并防止并发症的发生；发现异常及时报告医师，安慰患者，配合处理。配合检查排出物，必要时送病检。

3. 术后护理　留受术者在观察室休息 1 ～ 2 小时，观察宫缩、阴道流血及宫底高度；常规按压宫底，排出积血；观察体温和恶露情况；部分妊娠月份较大者在引产后可出现乳汁分泌，指导产妇及时采取回奶措施；保持外阴清洁，预防感染。

（五）健康教育

（1）术后注意休息，加强营养，1 个月后复查。

（2）术后 6 周内禁止性生活及盆浴，保持外阴清洁。

（3）指导患者采用正确的避孕措施，避免意外怀孕。如需再孕者，下一次妊娠宜安排在月经复潮 6 个月后。

（4）告知产妇若出现发热、腹痛及阴道流血量多等异常情况，及时就诊。

思考与训练

一、简答题

1. 简述放置 IUD 的并发症有哪些。

2. 简述避孕药的不良反应有哪些。

二、选择题

1. 下列关于放置宫内节育器术中及术后的护理措施，不正确的是（   ）。

    A. 术中随时观察受术者的情况

    B. 嘱术者术后如有出血多、腹痛、发热等情况随时就诊

    C. 术后休息 3 天

    D. 1 周内禁止性生活

    E. 术后于 1、3、6 个月及 1 年分别复查一次

2. 人工流产负压吸引术适用于妊娠（   ）。

    A. 10 周内   B. 12 周内

    C. 13 周内   D. 14 周内

    E. 24 周内

3. 避孕药物的不良作用不包括（   ）。

    A. 类早孕反应   B. 痛经

    C. 月经量减少   D. 服药期出血

    E. 体重增加

4. 口服避孕药的禁忌证是（   ）。

    A. 月经量较多   B. 生殖道炎症

    C. 乳房肿块   D. 子宫脱垂

    E. 输卵管积水

5. 下列关于宫内节育器的避孕原理，不正确的是（   ）。

    A. 影响精子获能   B. 影响精子与卵子的运行

    C. 影响受精卵的运行   D. 抑制卵泡的正常发育和排卵

    E. 影响受精卵的着床

6. 下列关于宫内节育器的并发症，不正确的是（   ）。

    A. 感染   B. 节育器异位

    C. 节育器脱落   D. 带器妊娠

    E. 月经失调

7. 避孕失败后最常用的补救措施是（   ）。

    A. 服用避孕药   B. 放置宫内节育器

C. 人工流产术　　　　　　　　　　　D. 引产

E. 绝育术

8. 贺某，28岁，已婚，G_4P_1，3年前足月顺产一健康男婴，人工流产3次，末次人工流产为半年前，月经正常，要求指导避孕措施。避孕失败率最高的方法是（　　　）。

A. 阴茎套避孕　　　　　　　　　　　B. 宫内节育器避孕

C. 口服避孕药避孕　　　　　　　　　D. 安全期避孕

E. 皮下埋植法避孕

9. 董某，30岁，已婚，G_3P_1，5年前放置宫内节育器避孕，因月经量过多、贫血取出宫内节育器。现准备采用口服短效避孕药避孕，请告知其适应证是（　　　）。

A. 患有慢性肝炎　　　　　　　　　　B. 糖尿病

C. 血栓性疾病　　　　　　　　　　　D. 月经量过多

E. 血液病

（10～12题共用题干）

曾某，30岁，因停经68日行人工流产术，术中患者突然出现面色苍白、恶心、呕吐、出冷汗。检查：血压70/50 mmHg，脉搏50次/分。

10. 患者出现此症状最可能的原因是（　　　）。

A. 羊水栓塞　　　　　　　　　　　　B. 人工流产综合反应

C. 子宫穿孔　　　　　　　　　　　　D. 吸宫不全

E. 休克

11. 该症状的主要发病机制为（　　　）。

A. 负压过大　　　　　　　　　　　　B. 过度紧张

C. 反复吸刮　　　　　　　　　　　　D. 迷走神经兴奋

E. 妊娠月份过大

12. 首选的护理措施是（　　　）。

A. 配合医生尽快结束手术　　　　　　B. 改变患者体位

C. 给予阿托品0.5～1mg静脉注射　　　D. 吸氧

E. 安慰受术者

第十三章
妇科手术患者的护理

学习目标

1. 掌握妇科腹部手术和外阴阴道手术围手术期的护理评估与护理措施。

2. 熟悉妇科腹部急诊手术的护理要点。

3. 了解妇科腹部手术和外阴阴道手术患者的出院准备与健康指导。

4. 能运用所学知识对妇科手术患者实施整体护理。

预习案例

曾某，44岁。因"月经量增多一年，经期延长"就诊，无痛经史。妇科检查：外阴正常，宫颈光滑，子宫前位如孕11周大小，质硬，表面可触及多个不平结节，无明显压痛，双附件未见异常。

思考

1. 该患者最可能的诊断是什么？

2. 为确诊还需要做什么检查？

3. 为该患者治疗过程中应提供哪些护理措施？

妇科手术是妇科疾病中常见的一种治疗手段。围手术期护理是手术成功的重要环节，应重视此期的护理工作，做好充分的术前准备，加强对患者手术前后的护理，减少并发症的发生，使患者平稳地度过围手术期。

▌ 第一节　腹部手术患者的护理

一、概述

妇产科腹部手术较多，按手术范围可分为剖宫产术、剖腹探查术、全子宫切除术、次全子宫切除术、广泛全子宫切除及盆腔淋巴结清扫术、附件切除术、全子宫及附件切除术等；按手术方式可分为开腹手术和腹腔镜手术；按手术的缓急程度可分为择期手术、限期手术和急诊手术。

腹部手术作为妇产科常见的治疗手段，围手术期的护理是治疗过程中的重要环节。充分做好术前准备、术后护理，能够保证手术顺利进行，减少并发症的发生，促进患者身体康复。

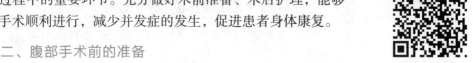

腹腔镜治疗

二、腹部手术前的准备

（一）护理评估

1. 健康史

（1）评估患者的发病时间、持续时间、诊治过程及所用药物的名称、剂量、疗效等。询问患者的月经史、婚育史、用药史、药物过敏史、家族史、性生活史、避孕措施，既往有无慢性病如肝病、血液病、高血压、糖尿病等。

（2）了解患者的一般情况，如年龄、职业、饮食习惯等；了解患者所患疾病情况、手术指征、手术方式和手术范围，及患者目前需要解决的主要问题。

2. 身体状况

（1）评估患者的生命体征、饮食习惯、营养状况和睡眠质量情况；评估有无呼吸道感染症状；评估有无生殖系统感染症状；评估患者有无并发症如糖尿病、心力衰竭、高血压等。

（2）评估患者是否有下腹痛、痛经、不孕等症状；评估患者有无阴道不规则出血，出血的量、性状，有无异味；评估患者是否出现腹部肿块造成的"压迫"症状；评估患者是否出现贫血、消瘦、发热等情况。

（3）评估患者术野皮肤有无皮疹、溃烂及其他感染体征等；评估患者各个脏器功能，患者对麻醉和手术的耐受力。

3. 心理-社会状况　评估患者对疾病的了解程度，对可能出现的侵袭性、转移性和复发性所表现出来的焦虑与担心；评估患者对手术治疗的认知程度，在术前可能产生的

焦虑、恐惧、不安的心理；评估患者对疼痛的耐受力，是否过度担心手术导致的疼痛。评估患者对于术后可能改变自己的生育状态和生活方式，从而产生的心理压力，切除女性器官所导致的角色功能缺陷以及产生不良情绪。对于老年患者，评估其家庭和社会支持系统，是否存在孤独、缺乏安全感等表现。

4. 辅助检查

（1）腹腔镜检查，宫腔镜检查，细胞学检查。

（2）血、尿、粪常规检查、肝肾功能、血型、凝血功能等生化检查。

（3）心电图、B 超、CT 及 MRI 等影像学检查。

（二）护理诊断

1. 知识缺乏　缺乏疾病的相关知识及手术治疗过程和预后的知识。

2. 个人应对无效　与选择治疗方案的无助感有关。

3. 焦虑/恐惧　与担心疾病预后、手术治疗过程及治疗效果有关。

（三）护理目标

（1）患者了解所患疾病和手术方式等相关知识。

（2）患者能够接受手术并积极配合。

（3）患者的焦虑、恐惧情绪减轻、缓解。

（四）护理措施

1. 术前一般准备

（1）饮食指导：术前患者的营养状况直接影响术后康复。应指导患者进食高热量、高蛋白、富含维生素的食物；对于年老、体弱、进食困难的患者应与营养师共同协商，制定合理食谱，必要时静脉补充营养，如输注人血白蛋白、输血等。纠正贫血和营养不良，保证机体处于术前最佳的营养状况。

（2）观察病情：术前 3 日，每 8 小时测体温、脉搏、呼吸 1 次，每日测血压 1 次。如患者出现发热、血压增高等应通知医师，并协助查找原因，如果需要推迟手术，应向患者及其家属说明原因，并取得理解。

（3）术前检查：完善必要的各项检查，如血、尿、大便三大常规，心电图，肝功能，肾功能，出、凝血时间及交叉配血试验并备血等。

2. 术前指导

（1）知识宣教：向患者讲解手术名称、手术范围、麻醉方式及手术过程，如术前需要备皮、阴道准备、肠道准备；术后可能留置导尿管或引流管，疼痛可给予止痛药；早期活动可促进胃肠功能的恢复、预防坠积性肺炎等。帮助患者了解与疾病相关的知识，如子宫切除者术后不再出现月经；卵巢切除者术后会出现停经、潮热、阴道分泌物减少等症状；剖宫产术后应认识到及早母乳喂养的重要性。

【重点提示】◆ ...

　　腹部手术前的适应性功能锻炼。

　　（2）功能锻炼：术前教会患者深呼吸、有效咳嗽、咳痰的方法，指导患者限制腹部活动的幅度，尽量以胸式呼吸用力咳出痰液，同时双手按住切口两侧以减轻伤口疼痛；训练患者床上大小便，以免术后发生排尿排便困难；教会患者主动床上翻身、肢体运动的方法，并反复练习直到掌握为止。

　　3.心理支持　患者在接受手术前会出现紧张、焦虑、恐惧的心理情绪。及时了解患者的担忧和需要，给予其比较满意的解释，并尽可能满足其需要。用浅显易懂的语言、资料或图片介绍相关疾病的医学知识，让患者了解实施手术的必要性，手术前后的注意事项。尊重患者的信仰和习惯，鼓励患者说出自己的感受，共同探讨适合个体的缓解心理应激的方法，从而减轻患者的不良情绪，以积极的心态接受手术。

【重点提示】◆ ...

　　腹部手术术前一天准备内容。

　　4.手术前一天准备
　　（1）手术同意书：护士认真核对医嘱，并查看是否签署手术同意书。目的是尊重患者知情同意的权力，同时也是院方手术行为得到患者和其家属认可的依据，避免由于患者不理解病情及并发症的发生，引发法律纠纷。
　　（2）皮肤准备：若病情许可，术前一日应淋浴、更衣。根据手术和麻醉部位，做好手术野的备皮，其范围是上自剑突下，两侧至腋中线，下至两大腿上 1/3 处及外阴部；以顺毛、短刮的方式，尽量避免备皮过程中产生新的创伤。备皮完毕用温水洗净、拭干。
　　（3）消化道准备：目的是使肠道空虚、暴露术野；减轻手术中因牵拉内脏导致的恶心呕吐反应；防止麻醉药物松弛肛门括约肌致大便污染手术台；防止术后肠胀气，促进肠功能恢复；也给可能涉及肠道的手术做好准备。

【重点提示】◆ ...

　　腹部手术备皮范围。

　　1）一般手术：遵医嘱手术前一日灌肠 1～2 次，术前 8 小时禁食，4 小时禁饮；或口服缓泻剂，使患者大便 3 次以上。如子宫切除术、子宫肌瘤切除术，患者术前一日吃软食、易消化的半流质食物，口服导泻剂，如番泻叶水、蓖麻油等，或用甘油灌肠剂、肥皂水灌肠 1～2 次。老年患者肠蠕动减少，常有便秘现象，一般用低压肥皂水灌肠，每次量为 500～700 mL，部分老年人肛门括约肌松弛，灌肠液不易保留，灌肠时需准备好便盆。

2）涉及肠道的手术：遵医嘱术前三日进食无渣半流质饮食，同时给予肠道抗生素。如卵巢癌伴有肠道转移的患者，术前一日进食流质饮食，并行清洁灌肠，直至排出的灌肠液中无大便残渣，同时服用肠道抗生素庆大霉素 8 万 U，每日 3 次。目前常以口服导泻剂代替多次灌肠，但对年老、体弱者要根据个人身体情况调整用量，防止导泻导致脱水。

（4）阴道准备：经腹全子宫切除术者，术前 3 天每日用 1∶5 000 高锰酸钾液或 1∶20 聚维酮碘液冲洗阴道，如有阴道流血改用聚维酮碘或碘伏擦洗阴道，每日 1 次，共 3 次；手术当日须再次阴道冲洗，冲洗后拭干，在宫颈和穹隆部涂碘伏。

（5）休息与睡眠：术前应保证患者良好的休息，减轻患者的紧张、焦虑情绪，适当使用镇静药物，常用地西泮 5 mg，睡前服。夜间护士巡视病房时应注意声音和动作轻柔，为患者提供安静、舒适的环境，使患者得到充分休息。

（6）其他：了解患者有无药物过敏史，交叉配血情况，核对各项检查结果报告，发现异常及时与医生联系。

5. 手术当日护理

（1）手术当日早晨测量体温、脉搏、呼吸、血压并记录。嘱患者取下活动义齿、手表、首饰及贵重物品等交亲属保管。

（2）术前半小时留置导尿管，避免术中伤及膀胱、术后发生尿潴留；若发现月经来潮，暂缓留置导尿管，及时通知医生，重新确定手术时间。术前半小时给予基础麻醉药，如苯巴比妥 0.1 g 和阿托品 0.3 mg 肌内注射，以缓解患者的紧张情绪并减少腺体的分泌。若行子宫切除术，常规阴道冲洗后消毒宫颈和阴道穹隆，消毒后用棉签蘸干，并做好宫颈标记。

（3）准备好手术室所需的物品，如病历，术中用药等，认真核对患者姓名、住院号、床号，交给手术室护士。根据手术种类和麻醉方式，铺好麻醉床，准备好监护设备和急救用物。

（五）护理评价

（1）患者了解疾病的基本知识，能说出手术的名称及术前、术后的相关知识。

（2）患者能够接受手术并积极配合。

（3）患者恐惧或焦虑的情绪得到缓解，能积极面对疾病。

三、腹部手术后的护理

（一）护理评估

1. 健康史　手术完毕，患者返回病房，值班护士应认真与手术室护士、麻醉师做好床边交班，详细了解患者麻醉的方式、手术的方法、麻醉和手术过程是否顺利、术中出血量、输血量、用药情况等。

2. 身体状况 评估患者术后的一般状况，及时测量生命体征，注意与术前、术中的情况比较，观察呼吸的频率和深度，脉搏是否有力，体温的变化。评估患者的神志和精神状态，观察术后麻醉恢复情况，背部麻醉管是否拔除。评估患者疼痛的性质、部位和程度，了解有无止痛和止痛方式。评估患者伤口有无渗血、渗液，敷料有无渗湿及移位。评估患者腹腔引流管和盆腔引流管放置的位置，是否通畅，引流液的量、色、性状。评估患者是否出现腹胀、便秘及排尿困难等情况。

3. 心理-社会状况 术后患者对手术是否成功、有无并发症最为关心，同时伤口的疼痛、各种引流管的存在导致生活不能自理，产生紧张、焦虑、烦躁不安的情绪。患者术后是否有家属陪伴照顾也会影响其情绪。

（二）护理诊断

1. 有感染的危险 与手术伤口愈合不良有关。

2. 疼痛 与手术伤口有关。

3. 焦虑 与担心手术伤口及基本愈合有关。

（三）护理目标

（1）患者了解预防术后感染的相关知识，以及如何早期发现术后感染。

（2）患者学会自我缓解疼痛的方法。

（3）患者的焦虑、恐惧情绪减轻、缓解；能够接受手术并积极配合。

【重点提示】◆ …

腹部手术术后护理内容。

（四）护理措施

1. 休息与体位 保持病房环境安静、舒适、空气清新。根据术中的麻醉方式决定体位：①全麻未清醒的患者应去枕平卧，头偏向一侧，保持呼吸道畅通，防止呕吐物、分泌物进入气道，预防吸入性肺炎和窒息；清醒后可根据患者需要选择合适的卧位。②硬膜外麻醉的患者手术后可垫枕平卧4～6小时，血压平稳6小时后可采取半卧位，以减轻患者术后由于卧位带来的不舒适感。③腰麻的患者去枕平卧6～8小时，以减缓颅内压降低而导致的头痛。患者情况稳定后，术后第2日可取半卧位，以利于腹腔引流，同时可松弛腹部肌肉，降低腹部切口张力，减轻疼痛。护士应定时巡视患者，帮助患者维持正确的体位，鼓励患者活动肢体，防止下肢静脉血栓形成。每2小时翻身、咳嗽、做深呼吸一次，维持良好的呼吸功能。

2. 观察病情

（1）生命体征：依据患者病情、手术大小，密切观察生命体征。通常术后24小时为一级护理，每 15～30 分钟监测一次血压、脉搏和呼吸，并记录。各项体征平稳后，改为每 4 小时一次。术后 1～2 天体温会稍微升高，但一般不超过 38℃，临床上称为吸收热，若体温持续升高或正常后再次升高，提示可能有感染，应观察有无切口，肺部、泌尿道等可能感染的部位。

（2）观察尿量：术后应保持尿管通畅，观察尿量、颜色、性质，判断有无输尿管和膀胱的损伤，因为子宫切除术中可能伤及输尿管和膀胱。留置导尿管期间，定时擦洗外阴，保持局部清洁干燥。通常术后 24 小时拔除导尿管，身体虚弱的患者可以延至 48 小时。拔管前可夹闭尿管并定时开放，训练和恢复膀胱功能。

（3）伤口护理：观察伤口有无出血、渗液，周围皮肤有无红、肿、热、痛等感染征象，保持切口敷料的干燥，如果敷料被渗透应及时更换。对子宫全切的患者，应观察有无阴道流血及阴道分泌物的量、颜色、性质，以判断阴道切口的愈合情况。

3. 疼痛的护理　麻醉药物作用消失后，患者会感到伤口疼痛，术后 24 小时疼痛最明显。虽然不同患者对疼痛的耐受度不同，但很多患者往往因此拒绝翻身、咳嗽，保持被动体位，并产生烦躁、焦虑等心理。护士应评估患者疼痛的部位、性质和程度，正确指导患者通过注意力转移、使用自控镇痛装置减轻疼痛，必要时遵医嘱给予止痛药。但止痛药的使用应在术后 48 小时逐渐减少，否则不能明确提示是否出现伤口血肿、感染等异常情况。

4. 引流管的护理　引流管应保持引流畅通、无扭曲、位置固定，引流管周围皮肤应保持清洁、干燥；同时观察引流物的量、性质、颜色，并做好记录。术后 24 小时内每小时引流液不超过 100 mL，若量多且颜色鲜红，要警惕内出血，必须立即通知医生。患者取半卧位，将引流管固定在床边，长短适宜；引流管位置低于耻骨水平避免引流液反流引起逆行感染；引流管和引流袋必须每天更换并严格无菌操作。当 24 小时引流液的量小于 10 mL 且患者体温正常时，可以考虑拔管。

5. 饮食与营养　术后饮食应以高热量、高蛋白、富含维生素、清淡易消化为原则。一般手术患者，术后 6～8 小时进流质饮食，但应避免进食产气食物，如牛奶、豆浆等。肛门排气以后，改流质为半流质饮食，以后逐步过渡到普通饮食；涉及肠道手术的患者，术后应禁食，排气后才能进流质饮食，逐步过渡到半流质、普通饮食。不能进食或进食不足，应静脉补充液体和电解质，必要时给静脉高营养。鼓励患者积极主动进食，促进肠道功能恢复及术后康复。

6. 常见并发症及护理

（1）出血：由于手术创伤、手术止血不当组织坏死或凝血机制障碍所致。表现为盆腔内、伤口、阴道出血。外出血易被发现及时处理，内出血较为隐蔽，不易发现，严重时危及生命。应密切观察生命体征，及早发现，快速处理。

（2）腹胀：由于手术、麻醉导致患者肠蠕动减弱所致，炎症、低钾等也可引起术后腹胀。通常患者在术后 48 小时排气，标志着肠蠕动恢复。超出 48 小时未排气的患者应注意观察有无腹胀及腹胀的程度，查找原因并处理。鼓励患者及早活动，促进肠蠕动恢复，防止肠粘连。腹胀严重者需要排除肠梗阻，给予肛管排气、针灸艾灸中脘穴、皮下注射新斯的明等措施刺激肠蠕动。若是由于炎症或低钾者可给予抗生素或补钾。

（3）便秘：由于术后胃肠蠕动减弱、患者活动量减少所致。患者如果可以进食，鼓励其多饮水，多吃蔬菜、水果，必要时根据患者情况给予番泻叶等缓泻剂缓解便秘，避免用力大便造成切口疼痛、切口裂开或愈合不良。

（4）尿潴留：由于患者术后不习惯卧床排尿或留置尿管的刺激。要求患者术前进行床上排便训练；术后及早协助患者坐位排尿；拔导尿管前夹管并定时开放，训练膀胱功能。尿潴留发生后可进行腹部热敷、让患者听流水声、针灸穴位等措施，若以上措施无效，则再行导尿术。

7. 心理护理　积极与患者沟通，鼓励患者说出内心感受，并耐心倾听，指导患者缓解身体的不适，以亲切和蔼的语言进行安慰鼓励，减轻患者的紧张、焦虑情绪。做好亲属的健康教育，使得家属积极配合术后的陪伴和护理，能够有效降低术后患者的不良情绪。

（五）护理评价

（1）患者术后体温正常，无感染征象，手术伤口愈合良好。
（2）患者术后疼痛缓解，能够主动在床上进行肢体运动。
（3）患者焦虑、烦躁等不良情绪减轻，能适应术后生活。

（六）健康教育

（1）指导患者出院后的用药、饮食、休息、性生活及复诊时间。
（2）指导患者进行腹部肌肉增强运动，逐渐恢复腹肌的力量。
（3）术后2个月内避免提举重物，防止正在愈合的腹肌用力。
（4）避免久坐、久站、跳舞等可能增加盆腔充血的活动。
（5）术后出现阴道出血及其他不适时应及时就诊。

四、腹部急诊手术的护理要点

急诊手术多见于创伤、急腹症、大出血、急性感染等。遇到急诊手术患者时，要求护士在最短的时间内了解病史，了解医生准备手术的方案，快速做好术前准备，医护密切配合。

1. 快速完成术前准备　接诊到急诊患者后，应立即观察病情，测量并记录生命体征，根据手术和麻醉需要进行备皮、输液、配血、导尿，使用术前基础麻醉药物等，不必进行灌肠。遇到失血性休克的患者，应立即建立静脉通道抢救休克，同时术前准备力求快捷。

2. 心理护理　急诊手术患者因病情急、危、重，处于极度痛苦、衰竭，甚至休克状态。患者没有心理准备，缺少心理调适的过程，同时对疾病本身认识不足，会产生恐惧和紧张的心理情绪。护士应在接诊患者时表现出从容的态度，主动安慰、鼓励患者，并简单向患者及其亲属解释病情和需要进行的治疗，取得患者和其亲属的信任，使患者确信自己在接受最佳的治疗方案，保证患者获得心理安全感，缓解紧张、恐惧的心理。

3. 术后护理　术后按一般腹部手术后患者护理。

第二节　外阴及阴道手术患者的护理

一、概述

外阴、阴道手术是妇科常见手术。外阴手术是指女性外生殖器部位的手术，主要有外阴根治切除术、前庭大腺切除术、处女膜切开术等。阴道手术是指阴道局部手术和经阴道的手术，主要有阴道成形术、阴道前后壁修补术、经阴道子宫切除术、黏膜下子宫肌瘤摘除术、尿瘘修补术等。

【重点提示】

外阴及阴道手术前的功能锻炼、术后病情观察的重点内容、术后常见并发症及护理。

二、外阴及阴道手术前的护理

（一）护理评估

1. 健康史　评估患者的病情、发病时间、病程中症状的变化、治疗用药、药物剂量和疗效等。询问患者的月经史、婚育史、疾病史、家族史、过敏史、性生活史等。

2. 身体状况　术前评估患者的全身及局部情况，具体评估内容和方法同腹部手术术前身体评估。

3. 心理－社会评估　外阴及阴道是女性的隐私部位，应认真评估患者对自身疾病、手术方式及预后的心理问题。由于需要暴露患者隐私部位，患者会出现羞怯、焦虑；由于担心术后影响夫妻生活出现自尊紊乱。评估患者亲属，特别是丈夫的心理状态；评估患者在家庭中角色功能的改变情况。

（二）护理诊断

1. 自尊紊乱　与术后女性生殖器官形态及功能改变有关。

2. 知识缺乏　缺乏疾病及手术相关知识。

3. 焦虑／绝望　与术后生活状态改变或担心疾病预后有关。

（三）护理目标

（1）患者维持较好的自尊。

（2）患者获得与疾病相关的知识、自我护理的知识。

（3）患者情绪稳定，焦虑、绝望情绪有所缓解。

【重点提示】◆ …

外阴及阴道手术术前准备内容。

（四）护理措施

外阴、阴道手术的术前护理与腹部手术的术前护理基本相同，但由于部位隐私，靠近肛门，血管、神经丰富，在护理中还应注意以下护理措施。

1. 心理护理　尊重外阴、阴道手术患者的隐私，并最大限度地保护患者隐私。耐心倾听患者的倾诉，纠正患者的不良认知，帮助患者积极应对手术，减轻患者的紧张焦虑情绪。做好患者配偶的工作，丈夫的知情同意和理解对患者的心理有重要的影响作用。

2. 皮肤准备　术前 1 天备皮，备皮范围上至耻骨联合上 10 cm，下至会阴部及肛门周围、臀部、大腿内侧上 1/3。外阴局部皮肤感染或湿疹者，治愈后方能手术。手术需要植皮者，应准备好供皮区的准备。

3. 肠道准备　由于阴道与肛门在解剖位置上关系密切，为避免排便污染手术区域，应做好肠道准备。术前 3 日起进无渣半流食 2 日，术前 1 日进流食，并遵医嘱给予抗生素；术前 1 日及手术当日晨起肥皂水清洁灌肠。阴道手术不涉及肠道者，术前 1 日口服 50% 硫酸镁 40mL 或用甘油灌肠剂进行灌肠，术前 6 ～ 8 小时禁食、禁水。

4. 阴道准备　术前 3 日开始进行阴道冲洗或坐浴，每日 2 次，常用 1∶5 000 高锰酸钾液、0.02% 聚维酮碘溶液或 1∶1 000 苯扎溴铵等。手术当日早晨行宫颈阴道消毒，特别注意阴道穹隆消毒，消毒后用棉球蘸干，必要时，宫颈涂甲紫做标记。

5. 膀胱准备　嘱患者术前排空膀胱。一般不需要放置导尿管，但需要准备导尿包，若术中发现膀胱充盈可随时导尿。

6. 术前训练　患者术后需卧床休息，为适应术后床上进行大小便，术前应训练患者床上排便。术前指导患者进行深呼吸、有效咳嗽训练，指导患者抬臀、翻身、床上移动身体等训练。

7. 其他　特殊物品的准备，如截石位需要软垫、膝胸位需要支托、术后患者需要绷带、棉垫引导模型等。

（五）护理评价

（1）患者能正确评价自我能力，能够表达自我感受、与人交往良好。

（2）患者了解疾病及手术的相关知识，能说出疾病的治疗方式及护理要点。

（3）患者焦虑情绪缓解，对生活充满信心。

三、外阴及阴道手术后的护理

（一）护理评估

1.健康史　病史评估同腹部手术患者。

2.身体状况　身体状况评估同腹部手术患者。但因为手术部位邻近尿道口、阴道口和肛门，所以应密切观察局部伤口是否出现早期感染的征象。

3.心理－社会评估　心理社会评估同腹部手术患者。但要注意患者的自尊心理状态的改变以及亲属的支持、理解情况。

（二）护理诊断

1.疼痛　与外阴及阴道手术创伤有关。

2.情境性自我贬低　与外阴、阴道疾病所致的羞愧、内疚有关。

3.潜在并发症——感染　与手术部位接近尿道口、肛门等部位有关。

（三）护理目标

（1）患者疼痛缓解。

（2）患者自我贬低的心理状态得到纠正。

（3）患者术后无感染发生。

（四）护理措施

【重点提示】◆ …

外阴及阴道手术术后护理内容。

外阴、阴道手术的术后护理与腹部手术的术前护理基本相同，但由于部位隐私，靠近尿道口和肛门，血管神经丰富，在护理中还应注意以下护理措施。

1.休息与体位　保持病房环境安静、舒适、空气清新。由于外阴及阴道局部血管、神经丰富，伤口临近尿道口和肛门，为减轻患者疼痛，降低感染的危险，应根据不同手术采取不同的体位。如外阴根治术后的患者采取平卧位，双腿外展屈膝，膝下垫软枕头，可以减少腹股沟及外阴部的张力，有利于伤口的愈合；子宫脱垂术后的患者采取平卧位，3日内尽量不要取坐位，以免引起阴道和会阴部的水肿；阴道前后壁修补或盆底修补术后的患者采取平卧位，以降低阴道及外阴部张力；膀胱阴道瘘术后的患者应采取健侧卧位，减少尿液对修补瘘口的浸泡；处女膜闭锁术后的患者采取半卧位，有利于经血的排出。

2.病情观察　监测并记录生命体征，每日测体温4次；观察有无局部及全身感染的征象，有无出血的征象。阴道手术后，患者应重点观察阴道出血情况，询问医生有无放置阴道纱条及放置时间。

3. 伤口的护理　保持床单及贴身衣物的清洁，保持外阴清洁干燥，每日用碘酊棉球擦洗会阴 2 次，外阴手术患者每次排便后应及时清洁，并用支架将被褥支起，以利于通风，使外阴及腹股沟伤口保持干燥，降低感染的危险。外阴及阴道肌肉组织少、切口张力大，不易愈合，应注意观察敷料有无渗血、渗液，有无红、肿、热、痛，观察局部皮肤颜色、温度、有无皮肤及皮下组织坏死，如有异常应报告医师及时处理；术后 3 天可行外阴烤灯，促进血液循环，以利于伤口愈合。阴道内留置纱条压迫止血者，要注意观察阴道分泌物的量、颜色、气味，一般术后 12 ～ 24 小时取出纱条；外阴加压包扎患者，应观察双下肢的皮肤温度、足背动脉搏动，若有异常及时联系医生。

会阴擦洗

4. 尿管的护理　外阴及阴道手术后需留置尿管 5 ～ 7 日，留置尿管期间，应鼓励患者多饮水，以稀释尿液起到自行冲洗膀胱的作用，长期留置尿管者可给予膀胱冲洗；保持尿道通畅，观察尿量、尿色，特别是尿瘘修补术患者，如发现尿管阻塞应及时查找原因并及早处理。拔管前遵医嘱白天每 4 小时开放 1 次，夜间完全开放，锻炼膀胱功能，拔除尿管后，嘱患者适量饮水，观察是否发生尿潴留。

5. 肠道的护理　控制患者术后首次排便的时间，减少大便对伤口的污染及排便时对伤口的牵拉。术后 3 天进无渣流质饮食，术后 5 天进少渣半流质饮食。涉及肠道的手术如阴道成形术或会阴Ⅲ度裂伤修补术，应在患者排气后抑制肠道蠕动，遵医嘱给予鸦片酊，于术后第 5 日口服缓泻剂软化大便，避免因用力排便或排便困难导致伤口张力增加，影响伤口愈合。

6. 积极止痛　外阴神经末梢丰富，对疼痛敏感，应对患者及时、充分的止痛。根据患者的不同情况选择不同的止痛方法，如局部冰袋冷敷、更换舒适的体位、遵医嘱使用止痛药或止痛泵，并观察止痛效果。

（五）护理评价

1. 患者伤口疼痛明显减轻或消失。

2. 患者能应对术后维持正常性生活，能积极自我评价，对生活充满信心。

3. 患者术后无发热，切口周围无红、肿、热、痛等感染征象。

（六）健康教育

1. 外阴及阴道手术患者术后伤口恢复较慢，嘱患者回家后应保持外阴部的清洁，禁止性生活及盆浴，避免重体力劳动、用力大便等增加腹压的动作。

2. 阴道成形术患者应学会放置模具及有关消毒知识，准备阴道冲洗桶，每日阴道冲洗 1 次，一旦模具掉出并污染，需在 15 ～ 20 分钟及时更换消毒后模具，嘱患者半年内需不间断地昼夜放置模具，待成形的阴道上皮化或结婚后可酌情考虑缩短放置时间。

3. 术后患者需要休息 3 个月。出院 1 个月应到门诊复查术后恢复情况，3 个月后再次到门诊复查，如有病情变化应及时就诊。

思考与训练

一、简答题

1. 简述腹部手术前患者需要进行哪些功能锻炼。
2. 简述不同麻醉方式的患者术后休息体位有哪些注意事项。
3. 简述腹部手术患者术后留置管的护理措施。
4. 简述腹部手术术后常见并发症及护理措施。
5. 简述外阴阴部手术术后伤口护理措施。
6. 简述外阴阴部手术术后可以采取哪些体位。

二、选择题

1. 子宫脱垂患者手术后应采取的体位是（　　　）。

   A. 头高足低位　　　　　　　　　B. 半卧位

   C. 平卧位　　　　　　　　　　　D. 侧卧位

   E. 自由体位

2. 李某，69岁，子宫Ⅱ度脱垂，合并阴道前后壁膨出，行阴道子宫全切术加阴道前后壁修补术，术后护理措施正确的是（　　　）。

   A. 术后3天盆浴　　　　　　　　B. 术后进少渣半流质饮食8天

   C. 留置尿管3～5天　　　　　　D. 术后平卧1天

   E. 术后每日测生命体征2次至正常

3. 关于妇科腹部手术备皮范围正确的是（　　　）。

   A. 上自脐下，两侧至腋中线，下至阴阜

   B. 上自脐下，两侧至腋中线，下至阴阜，及大腿下1/3

   C. 上自剑突下，两侧至腋中线，下至阴阜，及大腿上1/3

   D. 上自剑突下，两侧至腋中线，下至大腿上1/3

   E. 上自脐下，两侧至腋中线，下至阴阜，及大腿上1/3

4. 广泛子宫切除和盆腔淋巴结清除术后留置尿管的时间是（　　　）。

   A. 1～2天　　　　　　　　　　B. 3～4天

   C. 5～6天　　　　　　　　　　D. 7～8天

   E. 10～14天

5. 以下关于阴道手术术后护理特点中，不正确的是（　　　）。

   A. 保持会阴局部清洁、干燥

   B. 阴道内塞纱布者须在手术后12小时内取出

   C. 术后第5天服液状石蜡30 mL使粪便软化

D. 会阴Ⅲ度撕裂修补术后5天内进少渣半流质饮食

E. 应控制5天内不解大便，可服阿片酊，连服3天

6. 外阴癌患者进行外阴根治术术后采取（　　）。

A. 平卧位　　　　　　　　　　B. 侧卧位

C. 半坐卧位　　　　　　　　　D. 平卧，双腿外展屈曲，膝下垫软枕

E. 俯卧位

（7、8题共用题干）

杨某，43岁，由于子宫癌需作广泛性子宫切除术和盆腔淋巴清扫术。

7. 手术前一天的准备内容不包括（　　）。

A. 灌肠　　　　　　　　　　　B. 导尿

C. 备皮　　　　　　　　　　　D. 镇静

E. 沐浴

8. 为该患者进行阴道冲洗，其液体和浓度正确的是（　　）。

A. 1：5 000 苯扎溴铵　　　　　B. 1：100 苯扎溴铵

C. 1：5 000 高锰酸钾溶液　　　D. 1：500 高锰酸钾溶液

E. 1：200 苯扎溴铵

（9～11题共用题干）

梁某，53岁，宫颈癌，拟行广泛性子宫切除和盆腔淋巴结清扫术。

9. 手术当天的护理内容不包括（　　）。

A. 阴道冲洗　　　　　　　　　B. 监测生命体征

C. 灌肠　　　　　　　　　　　D. 留置尿管

E. 使用镇静药

10. 指导患者进行会阴坐浴，操作不正确的是（　　）。

A. 液体量约为 1 000 mL　　　　B. 水温约为 40℃

C. 坐浴前需排空膀胱　　　　　D. 选用药物为 4% 碳酸氢钠溶液

E. 浸泡 20～30 分钟

11. 术后保留尿管时间是（　　）。

A. 1～2 天　　　　　　　　　　B. 3～5 天

C. 6～9 天　　　　　　　　　　D. 10～14 天

E. 2～3 周

第十四章
妇科常用护理技术

学习目标

1. 掌握妇科常用护理技术的操作步骤。

2. 熟悉妇科常用护理技术的用物准备及注意事项。

3. 了解妇科常用护理技术的适应证。

4. 能应用所学知识对妇科常见疾病患者提供相应的专科护理技术。

5. 培养学生具有关爱患者、保护患者隐私、时刻为患者着想的理念，学会换位思考。

预习案例

张某，32岁，已婚，因白带增多、外阴瘙痒、时有灼痛、尿频半个月，加重1天来院就诊。妇科检查分泌物呈灰黄色泡沫状，有臭味，诊断为滴虫性阴道炎。医嘱每晚0.5%醋酸溶液行阴道冲洗，然后甲硝唑栓阴道填塞，连用7日。

思考 ··············

1. 护士应如何指导患者行阴道用药？

2. 如在医院行阴道冲洗，如何为患者进行正确的护理操作？

妇科的临床护理工作中有一些常用的护理操作技术,是治疗妇科疾病的重要手段,主要包括会阴擦洗与冲洗、阴道灌洗与冲洗、会阴湿热敷、阴道或宫颈上药、坐浴等内容。

■ 第一节　会阴擦洗/冲洗

一、目的和适应证

会阴擦洗可以保持会阴及肛门部清洁,增加舒适度和促进会阴伤口愈合,预防生殖系统、泌尿系统的逆行感染。常用于会阴阴道手术后、产后1周内,会阴有伤口或留置导尿管者,阴道流血或流液者及长期卧床生活不能自理的患者。

二、用物准备

1. 用物　会阴擦洗无菌包内放治疗碗1个、弯盘1个、镊子2把、治疗巾1块、干纱布2块、干棉球若干个。橡胶中单或一次性垫巾1块、一次性手套1双、会阴擦洗盘1个,会阴冲洗需另备冲洗壶和便盆各1个,必要时备屏风。

2. 溶液　0.2‰聚维酮碘溶液或1∶5 000高锰酸钾溶液或0.1%苯扎溴铵溶液,冲洗液水温一般为40 ℃~42 ℃,以患者感到舒适为宜。

三、操作方法

【重点提示】◆　…

　　会阴擦洗/冲洗的操作步骤及护理要点。

（1）携带用物到患者床旁,核对床号及姓名,说明目的和注意事项,以取得理解及配合。

（2）请病房内多余人员（特别是男性）暂时回避,以减轻患者的心理压力。

（3）关闭门窗,调节室温,屏风遮挡。保持病房适宜的温度和光线。

（4）嘱患者排空膀胱后取屈膝仰卧位,暴露外阴。

（5）护士戴一次性手套,会阴擦洗者臀下铺一次性垫巾或无菌治疗巾;会阴冲洗者臀下铺橡胶中单及一次性垫巾或无菌治疗巾,垫便盆。

（6）护士用一把无菌镊子夹取浸有0.2‰聚维酮碘溶液或1∶5 000高锰酸钾溶液或0.1%苯扎溴铵溶液的棉球放入弯盘,用另一把无菌镊子夹取弯盘中的药液棉球擦洗外阴。一般擦洗3遍。第1遍的擦洗顺序为由上到下、由外到内,初步擦净会阴部的分泌物、血迹等;第2遍以伤口或阴道口为中心,由内向外,自上而下,最后擦洗肛门和肛门周围。每擦洗一个部位更换一个棉球。第3遍同第2遍。还可根据患者的情况增加擦洗的次数，直至擦净，最后用干纱布擦干。

如需冲洗者，使用冲洗壶和便盆，调节好冲洗液的温度（一般为 40 ℃～ 42 ℃），边冲边擦洗。冲洗时用无菌纱布堵住阴道口，以防污水流入阴道引起逆行感染。

（7）擦洗完毕，擦干会阴，撤去用物，协助患者穿好衣裤，采取舒适卧位，整理好床单。

（8）整理用物，脱去手套，洗手。做好护理记录。

（9）开门窗，撤屏风。

四、护理要点

（1）擦洗时，注意观察患者会阴伤口的愈合情况，有无红肿及分泌物产生。发现异常及时记录并向医生汇报。

（2）置导尿管者，要将尿道口周围反复擦洗干净并注意保持尿管通畅，避免尿管脱落或打结，注意尿液的颜色与性状。

（3）擦洗前后护理人员应洗净双手，严格无菌操作；有伤口感染者最后擦洗，以免交叉感染。

（4）会阴部有伤口时，先擦洗伤口部位。若伤口感染，则最后擦洗伤口部位。

（5）会阴擦洗每日 2 次，大便后及时擦洗。

▌ 第二节　阴道灌洗

一、目的和适应证

阴道灌洗具有收敛、热疗和消炎的作用，能改善阴道血液循环，缓解局部充血，减少阴道分泌物，达到预防和治疗炎症的目的，是妇科手术前阴道准备的内容之一。临床常用于阴道炎、宫颈炎的局部治疗，经腹全子宫切除术或阴道手术前常规准备，妇产科恶性肿瘤腔内放疗后常规清洁冲洗等。

二、用物准备

1. 用物　无菌灌洗包：长卵圆钳 2 把、干纱球数个、方纱布 2 块、治疗碗或弯盘 1 个、阴道窥器 1 个。消毒灌洗筒 1 个、带调节器的 130 cm 长的橡皮管 1 根、冲洗头 1 个，或一次性冲洗袋 1 个。橡胶中单或一次性中单 1 块、治疗盘、一次性垫巾、一次性手套。便盆、污物桶，输液架。

2. 灌洗液　0.02% 聚维酮碘溶液、1∶5 000 高锰酸钾溶液、0.1% 苯扎溴铵溶液、4% 硼酸溶液、0.5% 醋酸溶液、1% 乳酸溶液、0.9% 氯化钠溶液、2%～ 4% 碳酸氢钠溶液等。根据病情选用灌洗液，常用量为 500 ～ 1 000 mL。

三、操作方法

【重点提示】 ◆ …

　　阴道灌洗的操作步骤及护理要点。

　　（1）给患者解释操作目的、方法及可能的感受，以取得患者配合。

　　（2）嘱患者排空膀胱后，协助患者上妇科检查床，取膀胱截石位，暴露外阴，臀下垫橡胶中单及一次性垫巾，放便盆。

　　（3）根据病情配制灌洗液于灌洗桶内；将灌洗筒挂于距床沿 60 ～ 70 cm 的输液架上，并排去橡皮管内空气。

　　（4）先冲洗外阴部，然后用左手将小阴唇分开，将灌洗头沿阴道纵侧壁的方向缓慢插入达阴道后穹隆部。将冲洗头围绕宫颈上下左右轻轻移动，避免冲洗液直冲宫颈口。在阴道内边冲洗边旋转阴道窥器，最后轻轻下按阴道窥器使残留液体完全流出。未婚女性如有必要时，可仅用导尿管冲洗，不用阴道窥器。

　　（5）冲洗完毕，需上药者应用干棉球吸干阴道及穹隆部积水，即可敷药。不上药者，当冲洗液剩下 100 mL 时，用卵圆钳夹住皮管，抽出冲洗头和阴道窥器，再次冲洗外阴部。

　　（6）冲洗完毕，扶起患者坐在便盆上，使阴道内残留的液体流出。

　　（7）擦干会阴，撤去用物，协助患者穿好衣裤。

　　（8）整理用物，脱去手套，洗手。做好护理记录。

四、护理要点

　　（1）冲洗液以 41 ℃～ 43 ℃为宜，温度不可过低或过高。

　　（2）阴道冲洗时，动作要轻柔；避免压力过大，水流过速，冲洗筒与床沿的距离不超过 70 cm。

　　（3）月经期及不规则阴道出血者，产后或人工流产术后宫口未闭、宫颈癌患者有活动性出血者，禁做阴道冲洗，只做会阴擦洗。

　　（4）某些妇产科手术 2 周后的患者，若合并阴道分泌物异常、阴道伤口愈合不良等，可行低位阴道冲洗，冲洗筒高度一般不超过床沿 30 cm，避免污物进入宫腔或损伤阴道残端伤口。

　　（5）选用冲洗液应注意：滴虫性阴道炎患者，应用酸性溶液冲洗；阴道假丝酵母菌病患者，应用碱性溶液冲洗；而非特异性炎症者，用一般消毒液或 0.9% 氯化钠溶液。

　　（6）卧床患者可不用阴道窥器，冲洗后扶患者坐在便盆上，使阴道内存留的液体流出。

第三节 会阴湿热敷

一、目的和适应证

会阴湿热敷可促进局部血液循环，使炎症局限或消散，减轻疼痛，有利于脓肿局限和吸收，促进局部组织的生长和修复。该方法常用于会阴水肿、血肿、伤口硬结及早期感染等患者。

二、用物准备

1. 物品　会阴擦洗盘内放无菌弯盘 2 个、镊子或止血钳 2 把、棉垫 1 块、纱布数块、有盖搪瓷缸或治疗碗。中单橡皮布、一次性垫巾 1 块、一次性手套、医用凡士林、热源（热水袋或电热包）或红外线灯。必要时备屏风。

2. 药液　煮沸的 50% 硫酸镁溶液或 95% 乙醇溶液。

三、操作方法

> **【重点提示】** ◆ ⋯
>
> 　　会阴湿热敷的操作步骤及护理要点。

（1）携带用物到患者床旁，核对床号及姓名，向患者做好解释工作，以取得患者理解及配合。

（2）关闭门窗，调节室温，屏风遮挡。

（3）请病房内多余人员（特别是男性）暂时回避，以减轻患者的心理压力。

（4）嘱患者排空膀胱，取屈膝仰卧位，暴露外阴，臀下垫一次性垫巾。

（5）行会阴擦洗，清洁局部。

（6）病变部位先涂一薄层凡士林，盖上无菌纱布，把所需的热敷溶液倒入消毒缸或治疗碗内，纱布浸透，用镊子拧至不滴水，放于无菌纱布上，再盖上棉垫保温。

（7）每 3 ～ 5 分钟更换一次热敷垫，亦可将热水袋放在棉垫外或红外线灯照射，减少更换次数。一次热敷约 15 ～ 30 分钟，2 ～ 3 次 / 日。

（8）热敷完毕，移去热敷垫和纱布，观察热敷部位皮肤。擦净会阴，撤去用物，协助患者穿好衣裤。

（9）整理用物，洗手。做好护理记录。

四、护理要点

（1）热敷面积应是病损范围的 2 倍。

（2）热敷溶液的温度一般为41 ℃～48 ℃，不宜过高，防止烫伤。对休克、昏迷及术后感觉不灵敏的患者尤应注意。

（3）对有伤口者进行湿热敷时，严格执行无菌操作，热敷后需伤口换药，预防感染。

（4）观察患者的全身反应，对休克、虚脱、昏迷及术后感觉不灵敏者应警惕烫伤及其他并发症。

（5）在热敷过程中，应随时评价热敷的效果，并为患者提供生活护理。

第四节　阴道及宫颈上药

一、目的和适应证

阴道和宫颈上药应用广泛而简单，一般在妇科门诊进行，也可教患者在家自己局部上药。通过局部用药，消除局部炎症，促进伤口愈合。用以治疗阴道及宫颈的各种炎症及术后阴道残端炎症。

二、用物准备

1. 用物　阴道灌洗用物1套、消毒干棉球、阴道窥器、无菌长镊子1把；无菌带尾线的大棉球、长棉签、纱布若干。一次性垫巾、一次性手套。

2. 药液　0.9%氯化钠溶液、1%甲紫、20%～50%硝酸银、20%铬酸、2%碘甘油等溶液，喷雾剂和栓剂等药物。

三、操作方法

> **【重点提示】** ◆ …
>
> 阴道宫颈上药的操作步骤及护理要点。

操作前核对床号及姓名，向患者说明操作目的和注意事项，取得患者合作。嘱患者排空膀胱，取膀胱截石位（自行放置可取蹲位），暴露外阴，臀下垫一次性垫巾。上药前先作阴道冲洗或坐浴，用阴道窥器暴露宫颈，然后用干棉球吸干阴道及穹隆部积水，拭去宫颈黏液或炎性分泌物，即可敷药。这样可使药物直接接触炎性组织面而取得疗效。上药方法有以下几种。

1. 涂擦法　长棉签蘸取药液后，均匀涂擦在宫颈或阴道病变处。应用腐蚀性药物时，只涂于病灶局部，应特别注意保护周围正常组织，以免造成不必要的灼伤。如应用20%～50%硝酸银溶液治疗慢性宫颈炎时，先在阴道穹隆部垫上干棉球或纱布，然后用长棉签蘸药液涂遍宫颈糜烂面，再插入宫颈管内约0.5 cm，用0.9%氯化钠溶液棉球洗去表面多余的药液，最后用干棉球吸干，每周期 1 次，1 个月为一疗程。

2. 喷撒法　阴道或宫颈用药的粉剂均可用喷粉器喷撒，使药物粉末均匀散布于炎性组织表面上；也可将药喷洒在带尾线的大棉球上，再用棉球顶塞于子宫颈部，使尾线留于阴道口外，并嘱患者 12 小时后自行取出。

3. 纳入法　药片、药丸、栓剂可直接放入后穹隆部，或用带尾线的棉球将药片顶至宫颈口处，线尾留在阴道外，12 ～ 24 小时后嘱患者取出棉球。也可指导患者自行放药，方法是：临睡前洗净双手，用家用型阴道冲洗器冲洗阴道，然后戴上无菌指套或一次性无菌手套，用一手示指将药片推进至阴道后穹隆部。

四、护理要点

（1）用腐蚀性药物时，上药前应将纱布或小棉球垫于阴道后壁及后穹隆部，以免药液下流灼伤阴道壁及正常组织。宫颈上如有腺囊肿，应先刺破，挤出黏液后再上药。

（2）经期或子宫出血者不宜阴道给药。

（3）用药后应禁止性生活。指导患者用药期间使用卫生巾保持衣裤清洁。

（4）未婚女性上药时禁用阴道窥器，可用手指将药片推入阴道后穹隆部，也可用长棉签涂抹药液。涂药时棉签上的棉花必须捻紧，须顺同一方向转动，以防棉花落入阴道。

第五节　坐浴

一、目的和适应证

坐浴是妇产科常用的局部治疗方法，通过水温及药物作用，促进局部血液循环，减轻炎症及疼痛，使创面清洁而利于修复。坐浴适用于各种外阴、阴道炎症及子宫脱垂的辅助治疗、外阴和阴道术前准备、会阴切口愈合不良的治疗等，方法简便易行。

二、用物准备

用物：坐浴盆 1 个、30 cm 高的坐浴架 1 个、无菌纱布或小毛巾 1 块。

溶液：温热溶液 2 000 mL，常用溶液有：0.5% 醋酸、1% 乳酸、1 ∶ 5 000 高锰酸钾溶液、10% 洁尔阴、2% ～ 4% 碳酸氢钠溶液或单方、复方中药制剂等。

三、操作方法

【重点提示】◆　⋯

　　坐浴的操作步骤及护理要点。

（1）携带用物到患者床旁，核对床号及姓名，向患者做好解释工作，以取得患者理解及配合。

（2）关闭门窗，调节室温，屏风遮挡。

（3）请病房内多余人员（特别是男性）暂时回避，以减轻患者的心理压力。

（4）根据病情需要按比例配制好坐浴液 2 000 mL，将坐浴盆置于坐浴架上。

（5）嘱患者排空膀胱，坐浴前擦洗干净外阴及肛门周围，然后将整个臀部和外阴全部浸泡于溶液中，持续 20 分钟左右。结束后用无菌纱布或小毛巾擦干外阴部。

根据患者病情选择不同温度的坐浴：①热浴：适用于急性炎症和渗出性病变，一般先熏后坐，水温为 41 ℃～ 43 ℃，保持 22 分钟左右。②温浴：适用于慢性盆腔炎、手术前准备，水温为 35 ℃～ 37 ℃。③冷浴：适用于膀胱阴道松弛、性无能及功能性无月经等，水温为 14 ℃～ 15 ℃，持续 2 ～ 5 分钟。

四、护理要点

（1）坐浴溶液严格按比例配制，浓度太高容易造成黏膜烧伤，浓度太低影响治疗效果。

（2）根据病情选用坐浴液：滴虫性阴道炎患者，应用酸性溶液，如 0.5% 醋酸、1% 乳酸；阴道假丝酵母菌病患者，应用碱性溶液如 2% ～ 4% 碳酸氢钠溶液；而非特异性炎症者，用一般消毒液，如 1 ： 5 000 高锰酸钾溶液、10% 洁尔阴或 0.9% 氯化钠溶液或单方、复方中药制剂。

（3）月经期妇女、阴道流血者、孕妇、产后 7 日内的产妇禁止坐浴。

（4）坐浴过程中注意室温及保暖，防止受凉。

思考与训练

一、简答题

1. 简述会阴擦洗的护理要点。

2. 简述会阴湿热敷的护理要点。

3. 简述坐浴的护理要点。

二、选择题

1. 会阴局部进行湿热敷，每次湿热敷的时间为（　　　）。

 A. 3 ～ 5 分钟   B. 6 ～ 10 分钟

 C. 15 分钟以内   D. 15 ～ 30 分钟

 E. >30 分钟

2. 指导患者进行会阴坐浴，操作正确的是（　　　）。

 A. 产后可以立即坐浴   B. 水温约为 45 ℃

C. 浸泡 10 min　　　　　　　　　　　D. 坐浴前需排空膀胱

　　E. 滴虫性阴道炎的患者选用药物为 4% 碳酸氢钠溶液

3. 对会阴湿热敷的患者，护理要点不正确的是（　　　）。

　　A. 注意保暖　　　　　　　　　　　　B. 注意给患者遮挡

　　C. 未婚女性不能做会阴湿热敷　　　　D. 对昏迷患者应注意防止烫伤

　　E. 热敷中应随时评价热敷效果

4. 不宜热水坐浴的患者是（　　　）。

　　A. 肛裂感染患者　　　　　　　　　　B. 子宫脱垂患者

　　C. 肛周脓肿患者　　　　　　　　　　D. 急性盆腔炎患者

　　E. 痔疮手术后患者

5. 宋某，34 岁，产后第 6 天发热达 40 ℃，恶露多且浑浊，有臭味，子宫复旧不佳，有压痛。下述护理不妥的是（　　　）。

　　A. 半卧位　　　　　　　　　　　　　B. 床边隔离

　　C. 物理降温　　　　　　　　　　　　D. 抗感染治疗

　　E. 坐浴 1～2 次／天

6. 郭某，32 岁，患者肛瘘病史 2 年，近 1 周肛周持续性调通，局部红肿、触痛明显，诊断为直肠肛管周围脓肿。护士指导患者缓解疼痛的方法不妥的是（　　　）。

　　A. 采取舒适卧位　　　　　　　　　　B. 1：5 000 高锰酸钾溶液坐浴

　　C. 每次坐浴 20～30 分钟　　　　　　D. 坐浴水温 38 ℃～41 ℃

　　E. 每日坐浴 2～3 次

第十五章
妇科常用的特殊检查及护理配合 ——————————

学习目标

1. 掌握妇科常用的特殊检查适应证、操作方法及医护配合。

2. 熟悉妇科常用特殊检查的临床意义。

3. 能应用所学知识对妇科疾病实验检查患者进行健康指导和护理。

预习案例

张某，35岁，白带增多半年，近来出现性交后出血。妇科检查宫颈重度糜烂，两侧附件未见异常。

思考 ⋯⋯⋯⋯⋯⋯⋯⋯⋯⋯⋯⋯⋯⋯⋯⋯⋯⋯

1.为排除宫颈癌，首选的检查项目是什么？

2.如检查后排除了宫颈癌，拟作激光治疗，应注意的问题有哪些？

妇科是医疗机构的一个诊疗科目，是妇产科的一个分支专业，是诊疗女性妇科疾病的专业科室，分为西医妇科与中医妇科。女性生殖系统的疾病即为妇科疾病，包括外阴疾病、阴道疾病、子宫疾病、输卵管疾病、卵巢疾病等。妇科疾病的种类可分很多种，常见的有：子宫肌瘤、卵巢囊肿、阴道炎、宫颈炎、宫颈糜烂、盆腔炎、附件炎、功能性子宫出血、乳腺疾病、不孕症、月经不调、子宫内膜炎、白带异常等。妇科常用的特殊检查其主要作用是对一些妇科疾病作出早期诊断，以利于早期预防以及早期治疗。

▌第一节　女性内分泌激素测定

　　妇产科内分泌疾病的诊断及治疗、疗效的观察、预后的估计，以及生殖生理和避孕药物作用机理的研究均需要测定有关激素。女性生殖内分泌系统激素包括下丘脑、垂体及卵巢分泌的激素。临床上常需测定的激素包括：促性腺激素、垂体泌乳激素（PRL）、人胎盘生乳素（HPL）、雌激素、孕激素、雄激素和皮质类固醇激素等。

【重点提示】◆　…

　　女性内分泌激素测定的操作技能及健康教育。

一、适应证

　　（1）女性不孕。

　　（2）女性生殖内分泌疾病如闭经、功能失调性子宫出血等疾病的诊断及激素替代治疗时监测。

　　（3）滋养细胞疾病治疗后的随访。

　　（4）早孕诊断。

二、操作方法

　　一般抽取外周血测定其激素含量。常用的测定方法有气相色谱层析法、分光光度法、荧光分光光度法、酶标记免疫法及放射免疫测定法等，临床上主要是应用放射免疫测定法和酶免疫测定法。近年来，无放射性同位素标记的免疫化学发光法已逐步应用于临床。

三、护理要点

　　（1）向患者宣传检查的目的、方法及要求，以获得患者的配合。激素测定前2日避免使用性激素类药物，以免造成误诊、漏诊。

　　（2）根据不同的激素测定时间的要求，通知患者在合适的时间段进行检查。如测定促黄体生成激素（LH）、促卵泡刺激素（FSH）、泌乳素和睾酮，应选择在月经周期第

3～5天进行；黄体酮、泌乳素（基础值及经甲氧氯普胺刺激后），则在月经周期第19～22天进行，以避免影响检查结果。

3. 根据检验目的，计算所需要采集的血量，选择容器，贴好标签，注明采集时间。按静脉采血法准备所需要的用物。采血时严格遵守静脉血标本采集操作规程。标本及时送检。

四、临床应用

1. 垂体促性腺激素测定　腺垂体在下丘脑促性腺激素释放激素（GnRH）控制下分泌促性腺激素，包括促卵泡刺激素（FSH）和促黄体生成激素（LH）。这些激素在生育年龄的妇女随月经周期出现周期性变化。

促性腺激素测定，临床应用如下。

（1）协助判断闭经原因 FSH及LH水平低于正常，提示闭经原因在腺垂体或下丘脑（需除外高催乳激素血症及口服避孕药的影响），再行垂体兴奋试验，测得LH值显著升高，表明病变在下丘脑；若不增高，表明病变在垂体；FSH及LH水平高于正常，则提示病变在卵巢。此外，围绝经期、绝经后期、双侧卵巢切除术后、卵巢发育不良、卵巢早衰等均表现为促性腺激素水平升高，卵巢功能不足。

（2）测定血LH/FSH值：如血LH/FSH>3，表明LH呈高值，FSH处于低水平，有助于诊断多囊卵巢综合征。

（3）测定LH峰值：可以估计排卵时间及了解排卵情况，有助于不孕症的治疗及研究避孕药物的作用机制。

（4）诊断性早熟有助于区别真性性早熟和假性性早熟：真性性早熟由促性腺激素分泌增加引起，FSH及LH呈周期性变化；假性性早熟FSH及LH水平较低，且无周期性变化。

2. 垂体催乳激素测定　垂体催乳激素（PRL）由垂体催乳激素细胞分泌的，受下丘脑泌乳激素抑制激素的调节，同时，在人体内的促甲状腺激素释放激素（TRH）、雌激素与5-羟色胺等对其均有促进作用。PRL的主要功能是促进乳房发育及泌乳。此外，PRL还参与机体的多种功能，特别是对生殖功能的调节。PRL水平于睡眠、进食、哺乳、性交、服用某些药物、应激等情况下升高。一般以上午10时取血测定的结果较稳定。

PRL测定的临床应用如下。

（1）闭经、不孕及月经失调者，无论有无泌乳，均应测PRL，以排除隐性高泌乳素血症。

（2）垂体肿瘤伴PRL异常增高时，测定PRL，有助于诊断是否有垂体泌乳激素瘤。

（3）PRL兴奋或抑制试验可以区别PRL增高是由于下丘脑、垂体功能失调，还是垂体肿瘤所致。

（4）PRL水平升高还见于肿瘤、脊髓损伤、甲亢、慢性肾脏与严重肝脏疾病、性早熟、卵巢早衰、黄体功能欠佳、长期哺乳、神经精神刺激等情况，某些药物如TRH、多巴胺拮抗药、氯丙嗪、避孕药、大量雌激素、利血平等可引起药物性泌乳激素升高；低泌乳素血症降低多见于垂体功能减退、单纯性泌乳激素分泌缺乏症。

3. 胎盘生乳素测定 胎盘生乳素（HPL）是与胎儿生长发育有关的重要激素，由合体滋养细胞产生、储存及释放。HPL 与生长激素（hGH）有共同的抗原决定簇，呈部分交叉免疫反应，与 PRL 无交叉反应。

HPL 于妊娠第 5 周即可以从孕妇的血中检测出。随着妊娠的进展，HPL 水平逐渐升高，于妊娠 39 ~ 40 周时达高峰，产后迅速下降。妊娠晚期连续动态观察 HPL 可以监测胎盘功能。妊娠 35 周以后，多次测定血清 HPL 的值均在 4 mg/L 以下或突然下降 50% 以上时，提示胎盘功能减退。但同时，HPL 水平与胎盘大小又成正比，如妊娠合并糖尿病时，胎儿较大，胎盘也大，HPL 值就可能偏高。因此，临床应用时还应再配合其他监测指标综合分析，以提高判断的准确性。

4. 雌激素测定 雌激素测定主要用于检查卵巢及胎盘功能。雌激素主要由卵巢和胎盘产生，少量由肾上腺产生。雌激素可分为雌酮、雌二醇、雌三醇、雌四醇。各种雌激素均可从血、尿及羊水中测得。雌激素中以雌二醇活性最强，是卵巢产生的主要激素之一，对维持女性生殖功能及第二性征有重要作用。绝经后妇女以雌酮为主。雌三醇是雌酮和雌二醇的代谢产物，妊娠期间，胎盘产生大量雌三醇，测血或尿中雌三醇水平可反映胎儿胎盘功能状态。雌激素在肝脏灭活和代谢，经肾脏由尿液排出。

雌激素的生理性变化：幼女及少女时体内雌激素处于较低水平。随年龄增长自青春期至成年女性雌二醇水平不断增长。在正常月经周期中，雌二醇随卵巢内分泌的周期性变化而波动。早期卵泡期雌激素水平最低，以后逐渐上升，至排卵前达高峰，以后又逐渐下降，排卵后达低点，以后又开始上升，排卵后 8 日出现第二个高峰，但低于第一个峰，以后迅速降至最低水平。绝经后妇女卵巢功能衰退，雌二醇水平低于早期卵泡期，此时的雌激素主要来源于肾上腺皮质分泌的雄烯二酮，在外周脂肪转化为雌酮。

雌激素测定的临床应用如下：

（1）监测卵巢功能：测定血雌二醇或 24 小时尿总雌激素水平。

1）判断闭经原因：①激素水平符合正常的周期变化，表明卵泡发育正常，应考虑为子宫性闭经。②雌激素水平偏低者，应考虑原发性或继发性卵巢功能低下或受药物影响卵巢功能抑制；也可见于下丘脑 - 垂体功能失调、高泌乳素血症等。

2）诊断无排卵：雌激素无周期性变化，常见于无排卵性功能失调性子宫出血、多囊卵巢综合征及某些绝经后子宫出血。

3）检测卵泡发育：应用药物诱导排卵时，测定血中雌二醇水平可以作为监测卵泡发育成熟的指标之一，用以指导人绒毛膜促性腺激素（HCG）用药治疗及确定取卵时间。

4）其他：女性性早熟雌激素水平常高于正常值，血中雌二醇 >275 pmol/L；妊娠期雌激素水平也升高；卵巢颗粒细胞瘤或使用促排卵药物如氯米芬、绒促性素、尿促性腺素等可使雌二醇达到超生理水平；肝硬化时肝脏不能将雌二醇代谢为雌三醇经肾由尿液排出，也会使雌激素水平升高。卵巢切除、化学治疗时卵巢功能受损、使用促性腺激素释放激素（GnRH）激动剂治疗子宫内膜异位症时，卵巢功能抑制等均可使雌二醇水平下降。

（2）监测胎儿－胎盘单位功能：妊娠期雌三醇主要由胎儿－胎盘单位产生。测定孕妇尿雌三醇含量可反映胎儿胎盘功能状态。正常妊娠 29 周后尿雌激素迅速增加。如测定雌三醇降低，可提示胎盘功能减退、胎儿生长受限、胎儿死亡或过期妊娠等。雌三醇异常增高，多提示多胎妊娠、巨大儿、胎儿先天性肾上腺皮质功能亢进等情况。此外，除连续动态监测外，还应配合其他胎儿监护措施，应全面考虑才能做出正确判断及处理。

5. 孕激素测定　人体孕激素由卵巢、胎盘和肾上腺皮质产生。血中的黄体酮通过肝脏代谢，最后形成孕二醇，其 80% 由大小便排出。因此，临床上通过测定血中黄体酮及尿中孕二醇的含量，可了解体内黄体酮水平，用以判断卵巢功能及胎盘功能。

孕激素测定主要用于：

（1）了解卵巢有无排卵：正常月经周期的血中黄体酮含量，在卵泡期极低，排卵后卵巢的黄体产生黄体酮，黄体酮水平开始升高，于排卵后 7 ～ 8 日达高峰。若卵子未受精，随着黄体萎缩，黄体酮水平下降，月经来潮。血中黄体酮水平 >15.9 nmol/L 时提示有排卵。若黄体酮符合有排卵，而无其他原因的不孕症患者，需配合 B 型超声检查观察卵泡发育及排卵过程，以除外未破裂卵泡黄素化综合征。使用促排卵药物时，可用血中黄体酮水平观察促排卵效果。此外，若出现多卵排卵产生多个黄体时，也可使黄体酮水平升高。

原发性或继发性闭经、无排卵性月经或无排卵性功能失调性子宫出血、多囊卵巢综合征、口服避孕药或长期使用 GnRH 激动剂，均可使黄体酮水平下降。

（2）了解黄体功能：黄体期黄体酮水平低于生理值，提示黄体功能不足；月经来潮 4 ～ 5 日血黄体酮仍高于生理水平，提示子宫内膜不规则脱落。

（3）观察胎盘功能：排卵后，若卵子受精，由于来自胎儿胎盘分泌的促性腺激素刺激，黄体继续分泌黄体酮，自妊娠第 7 周开始，胎盘分泌黄体酮在数量上超过卵巢黄体。妊娠期胎盘功能减退时，血中黄体酮水平下降。异位妊娠时黄体酮水平较低。先兆流产时，黄体酮值若有下降趋势，有发生流产的可能。若单次血清黄体酮水平 ≤ 15.6 nmol/L，提示为死胎。但由于妊娠期尿孕二醇排出量在个体中差异较大，难以估计胎盘功能，所以临床已很少应用。

（4）探讨避孕及抗早孕药物的作用机制。

（5）血中黄体酮升高，也可见于肾上腺皮质功能亢进或肾上腺肿瘤。

6. 雄激素测定　女性体内雄激素来自卵巢及肾上腺皮质。雄激素主要是睾酮、雄烯二酮和脱氢表雄酮的总称，其中产量最多、作用最强的是睾酮。睾酮主要由卵巢和肾上腺分泌的雄烯二酮转化而来：雄烯二酮 50% 来自卵巢，50% 来自肾上腺，其生物活性介于活性很强的睾酮和活性很弱的脱氢表雄酮之间。血清中的脱氢表雄酮主要由肾上腺皮质产生。

临床上雄激素水平测定，主要见于：

（1）卵巢肿瘤及高催乳素血症时，雄激素水平增高。

（2）多囊卵巢综合征患者血清雄激素可以正常，也可能升高。一般治疗前雄激素水平较高，治疗后下降，此可作为评估治疗效果的指标之一。

（3）肾上腺皮质增生或肿瘤时，血清雄激素异常升高。

（4）女性多毛症患者测血清睾酮水平正常时，多考虑毛囊对雄激素敏感所致。

（5）应用睾酮或具有雄激素作用的内分泌药物如达那唑等，用药期间有时需做雄激素测定。

7. 人绒毛膜促性腺激素（HCG）测定　人绒毛膜促性腺激素（HCG）由合体滋养细胞合成。HCG 在受精后第 6 日开始分泌，受精后第 7 日就能在孕妇血清中和尿中测出，可用于早期妊娠的诊断。妊娠 8 ～ 10 周血清激素浓度达到高峰，在 50 ～ 100 kU/L，持续 10 日后迅速下降，中、晚妊娠时血清浓度仅为高峰时的 10%，持续至分娩，一般于产后 1 ～ 2 周消失。

临床主要用于：

（1）早期妊娠的诊断。血 HCG 定量免疫测定低于 3.1 μg/L 时为妊娠阴性，尿浓度大于 25 U/L 为妊娠阳性。

（2）异位妊娠的诊断。血尿 HCG 维持在低水平，间隔 2 ～ 3 日测定无成倍上升，应怀疑异位妊娠。

（3）滋养细胞肿瘤（如葡萄胎、侵蚀性葡萄胎和绒毛膜癌）的诊断和监测指标。

（4）性早熟和肿瘤的诊断。最常见的是下丘脑或松果体胚细胞的绒毛膜瘤或肝胚细胞瘤，以及卵巢无性细胞瘤、未成熟畸胎瘤分泌 HCG 导致性早熟。分泌 HCG 的肿瘤，如肠癌、肝癌、肺癌、卵巢腺癌、胰腺癌及胃癌，在成年妇女易引起月经紊乱。

第二节　阴道分泌物检查

阴道分泌物又称白带（leucorrhea），主要由阴道黏膜渗出液、宫颈管腺体及子宫内膜腺体分泌物等混合而成，其性状及量随体内性激素变化发生周期性改变。阴道分泌物检查是妇科临床常规检验项目，主要用于确定阴道清洁度。阴道分泌物悬滴检查常用于检查阴道内有无滴虫、假丝酵母菌等病原体。

【重点提示】

阴道分泌物检查的基本操作技能及健康教育。

一个月经周期激素、卵巢、子宫内膜的变化

一、适应证

（1）观察白带的量和性状，以了解卵巢分泌激素的周期性变化。

（2）了解阴道的清洁度，确诊阴道内的病原体。

二、物品准备

阴道窥器 1 个，长镊子 1 把，清洁干燥试管 1 支，载玻片 1 片，无菌长棉签若干，无菌手套 1 副，0.9% 氯化钠溶液 10 mL，10% 氢氧化钠（钾）液、显微镜等。

三、操作方法

已有性生活史者，用阴道窥器暴露阴道和宫颈，用无菌长棉拭子自阴道深部、后穹隆部或宫颈管口处取少许分泌物检查。对无性生活史者，用无菌长棉拭子伸入阴道深处取材。

临床常用阴道分泌物检查方法：悬滴法（湿片法）、涂片法及培养法。

悬滴法（湿片法）：载玻片上放 1 滴 0.9% 氯化钠溶液，立即将长棉拭子上的分泌物混匀于 0.9% 氯化钠溶液中，置于显微镜下检查，查找有无活动的滴虫。如查假丝酵母菌，则将长棉拭子上的分泌物放入盛有少量 0.9% 氯化钠溶液或 10% 氢氧化钠（钾）试管内送检。如存在滴虫或真菌均用"+"来表示。

四、注意事项

（1）采集阴道分泌物前 24 小时禁止性生活、盆浴、阴道检查、外阴冲洗、阴道灌洗及阴道置药等。

（2）月经期和阴道流血时禁止采集。

（3）取分泌物的阴道窥器、棉拭子，必须无菌干燥，不粘有任何化学药品或润滑剂，必要时可用少许 0.9% 氯化钠溶液湿润。

（4）冬天注意阴道分泌物保温。

五、护理要点

1. 向患者解释检查的意义及步骤，指导其协助检查。

2. 及时将标本送检和收集检查结果。

六、临床应用

1. 白带性状

（1）正常白带：呈白色、稀糊状、质匀，一般无气味，pH ≤ 4.5，月经初潮以前及绝经后 pH 升为 5～8。临近排卵期，受高水平雌激素影响，白带多清澈透明，呈蛋清样，量较多。排卵后，白带呈混浊白色状，黏稠，量少。

（2）透明黏性白带：外观似正常白带，呈清鼻涕样，但量多。可见于卵巢功能失调、阴道腺病或宫颈高分化腺癌等疾病。

（3）脓性白带：黄色或黄绿色，有臭味，多见于阴道炎、慢性宫颈炎、萎缩性阴道炎、子宫内膜炎、宫腔积脓、阴道异物等情况。泡沫状脓性白带，多见于滴虫性阴道炎，常伴有外阴瘙痒。

（4）乳酪状白带：白色稠厚，呈豆腐渣样或凝乳状，为外阴阴道假丝酵母菌病所特有，常伴有外阴奇痒。

（5）血性白带：白带内混有血液，血量多少不定，有特殊臭味。应警惕恶性肿瘤的可能，如宫颈癌、子宫内膜癌等。女性生殖道某些良性病变，如宫颈息肉、子宫黏膜下肌瘤、萎缩性阴道炎及宫颈炎，也可出现血性白带。宫内节育器引起的不良反应中也可出现血性白带。

（6）黄色水样白带：持续流出且量多者，应首先考虑宫颈癌、子宫内膜癌或子宫黏膜下肌瘤伴感染。阵发性排出者，应考虑输卵管癌的可能。

2. 白带清洁度　将阴道分泌物加生理盐水做成涂片，依据白细胞（或脓细胞）、上皮细胞、阴道杆菌与球菌的多少划分阴道清洁度。阴道清洁度分为4度，Ⅰ～Ⅱ度为正常，Ⅲ～Ⅳ度为异常。

表 15-1　阴道分泌物清洁度分级

清洁度	白细胞（个/4HPF）	上皮细胞	杆菌	球菌	检查结果及意义
Ⅰ度	0	满视野	多	无	正常
Ⅱ度	5～9	1/2视野	少	少	也属正常
Ⅲ度	10～14	少	少	多	炎症
Ⅳ度	>15	无	无	大量	严重炎症

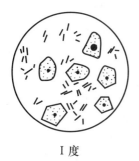
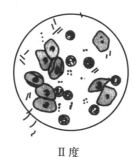
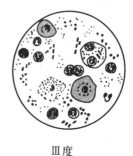

Ⅰ度　　　　　　　　Ⅱ度　　　　　　　　Ⅲ度

图 15-1　阴道清洁度

3. 常见病原体

（1）滴虫：主要是阴道毛滴虫，可导致滴虫性阴道炎。临床表现为患者外阴灼热痛、瘙痒，阴道分泌物呈稀脓性或泡沫状。阴道分泌物中查到滴虫是诊断滴虫性阴道炎的依据，用0.9%氯化钠溶液悬滴法置于低倍显微镜下观察，可见波动状或螺旋状运动的虫体将周围白细胞或上皮细胞推动。当悬滴法难以鉴定时，可用0.9%氯化钠溶液制成1%甲酚基盐溶液染色，高倍镜下可见虫体。当临床高度怀疑滴虫感染，上述两种方法又都找不到滴虫时，可采用培养法。

（2）假丝酵母菌：假丝酵母菌为条件致病菌，部分妇女阴道中有少量此菌寄生，呈酵母相，无症状。当全身及阴道抵抗力降低时发病，患者表现为外阴瘙痒或奇痒、灼热痛，阴道分泌物呈白色稠厚凝乳状或豆腐渣样。阴道分泌物中找到假丝酵母菌的芽生孢子或假菌丝为诊断依据。可用10%氢氧化钠（钾）溶液悬滴法或革兰染色，当患者有白色假丝酵母菌感染症状，用上述两种方法检查阴性时可采用培养法，此法阳性率最高。

（3）淋病奈瑟菌：人类是淋病奈瑟菌唯一的宿主。可引起泌尿生殖系统化脓性感染为主要表现的性传播疾病，以宫颈受感染最多见。患者表现为外阴灼热及瘙痒，阴道分泌物增多，呈黏液脓性，宫颈充血、水肿及黏膜外翻，有脓性分泌物附着甚至从宫颈流出。从阴道及宫颈管内分泌物中找到淋病奈瑟菌为诊断依据。在急性期，取宫颈管或尿道口脓性分泌物（以宫颈管内分泌物的阳性率最高，可达 100%），做分泌物涂片检查，可见中性粒细胞内有革兰阴性双球菌，但此法阳性率低，仅作筛查用。分泌物淋病奈瑟菌培养法，为诊断淋病的金标准方法。免疫荧光技术，比培养法快，比涂片法准确。

（4）沙眼衣原体：沙眼衣原体感染是常见的性传播疾病，感染后无特异症状，主要以宫颈管炎及子宫内膜炎多见，严重者可引起输卵管炎及盆腔炎性疾病。感染者的白带呈脓性黏液。取宫颈管分泌物涂片染色，镜下在上皮细胞内可找到包涵体，但此法敏感性及特异性低。沙眼衣原体培养法是最敏感和特异的方法。目前应用较多的还有直接荧光抗体法、PCR 技术与血清特异抗体 IgG、IgM 检测。

（5）阴道加德纳菌：为阴道正常菌群失调所致混合性感染的病原菌。部分患者无症状，有症状者表现为阴道分泌物增多，有鱼腥臭味，轻度外阴灼热及瘙痒。分泌物特点是灰白色，均匀致，稀薄。取阴道分泌物行革兰染色，找到线索细胞阴道分泌物 pH 常大于 4.5，胺臭味试验阳性。

（6）梅毒：是由苍白（梅毒）螺旋体引起的慢性全身性传播疾病。绝大多数通过性途径传播。人体感染后，早期表现为皮肤黏膜损害，晚期几乎侵犯全身各重要器官。临床上可表现为一期梅毒、二期梅毒、三期梅毒和潜伏梅毒。病原体检测取病变处渗液或肿大淋巴结穿刺液为标本，在暗视野显微镜下找到苍白密螺旋体，是确诊一期、二期梅毒和早期先天性梅毒的可靠依据。临床应用梅毒血清学检查的常规筛查方法是非梅毒螺旋体抗原血清试验，此外还有梅毒螺旋体抗原血清试验及 PCR 法。

（7）病毒：

1）单纯疱疹病毒（HSV）：有两个血清型，即 HSV-I 和 HSV-II 型。引起生殖道感染的性传播疾病以 II 型（HSV-2）为主，表现为阴唇、阴蒂及宫颈疱疹或溃疡。孕妇感染后可通过胎盘垂直传播给胎儿，发生死胎、流产、早产等。病原体检测取病损处分泌物涂片行细胞学检测、病毒培养或荧光抗体检测可找到该病毒。此外，酶免法检测孕妇血清及新生儿脐血清特异性抗体 IgG 和 IgM 阳性时，提示有宫内感染。

2）人乳头状瘤病毒（HPV）：该病毒感染为性传播疾病，近年来感染率高，并常与多种性传播疾病同时存在。除引起生殖道尖锐湿疣外，还与生殖道恶性肿瘤有关。孕妇易感染。临床症状不明显，病灶处为多发性鳞状上皮增生，呈疣状物。HPV 检测也可采用传统的病毒培养、分泌物涂片及光镜检测，均可见到典型的病毒感染细胞或病毒颗粒。

3）巨细胞病毒（CMV）：该病毒感染为性传播疾病。巨细胞病毒多为潜伏感染，可因妊娠而被激活。孕妇感染能垂直传播给胎儿，是胎儿先天感染的主要病原体，严重者可致流产、死胎、死产及新生儿死亡。临床表现无特异性，确诊依据是病原学与血清学检查。常用取宫颈分泌物行涂片染色与酶联免疫吸附试验，可见到巨大细胞包涵体。

另外，还可以采用 DNA 分子杂交技术和 PCR 技术等检查方法找到该病毒。

第三节　宫颈黏液检查

宫颈黏液（CM）的量、性状及结晶形态受卵巢性激素的影响，随月经周期呈规律性变化。因此，通过检查宫颈黏液的变化，可以了解卵巢功能。

> 【重点提示】◆ …
>
> 宫颈黏液检查的基本操作技能及健康教育。

一、适应证

（1）测定排卵期。
（2）了解月经失调、闭经的原因。
（3）性激素治疗观察。
（4）早孕的诊断。

正常白带与异常白带

二、物品准备

阴道窥器 1 个，干燥无齿长钳 / 长镊 1 把，清洁干燥试管 1 支，载玻片 1 片，无菌长棉签若干，无菌手套 1 副，0.9% 氯化钠溶液 10 mL，10% 氢氧化钠（钾）溶液，光学显微镜等。

三、操作方法

有性生活史者，用阴道窥器暴露宫颈，首先观察宫颈黏液的量和性状，用棉球拭净宫颈外口四周的分泌物，动作轻柔，勿使宫颈出血，用干燥无齿长钳或长镊伸入宫颈管 0.5 ～ 1 cm 处，夹取黏液，先将长钳或长镊子缓慢分开，观察黏液的拉丝长度，然后将黏液顺一个方向涂抹于载玻片上，待其自然干燥（或烘干）后做镜检，以确定结晶的类型。需要注意的是：在月经期和阴道流血时禁做此检查；遇阴雨天或空气湿度大时，可用乙醇灯或烘烤箱烤干后再做镜检。

四、护理要点

（1）指导患者依据检查的需要，确定检查的时间。
（2）及时观察标本及送检，收集检查结果。

五、临床应用

1. 检查结果　宫颈黏液涂片所见的结晶形态分 4 型（图 15-2）。

a. 典型结晶

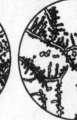
b. 较典型结晶

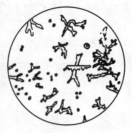
c. 不典型结晶

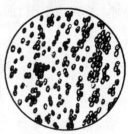
d. 椭圆体

图 15-2　宫颈黏液结晶类型

Ⅰ型：典型羊齿植物叶状结晶（+++），涂片中主干直而细长，分支繁多。见于接近排卵期或排卵期

Ⅱ型：较典型羊齿植物叶状结晶（++），主干宽粗短而弯曲、稀疏，分支少而短，似金鱼草状。见于月经周期第 8～12 天。

Ⅲ期：不典型结晶（+），结晶离解而弯曲，主干短缺不全，分支短而稀疏，见于月经周期第 7～8 天和排卵后 3～4 天。

Ⅳ型：椭圆体比白细胞长 2～3 倍，但稍窄，透光度大，在镜下有亮感。见于月经周期第 22～26 天及孕早期。

2. 临床意义　宫颈黏液在月经周期中出现上述典型变化，提示有排卵。涂片出现典型结晶，为接近排卵期。在整个月经周期中持续出现典型结晶，说明雌激素过高，提示无排卵或未孕；如无结晶形成或仅有不典型结晶，表示雌激素过低，卵巢功能不全。月经过期者，涂片出现椭圆体，且持续两周以上，则为妊娠；在月经周期后半期或早孕期，出现不典型结晶，提示孕激素水平不足或可能发生先兆流产。若闭经患者宫颈黏液出现正常周期性变化，闭经原因多在子宫；若无周期性变化，则闭经原因在卵巢或卵巢以上部位。

第四节　生殖道脱落细胞检查

女性生殖道脱落细胞包括阴道上端、宫颈阴道部、子宫、输卵管及腹腔上皮脱落细胞，其中以阴道上端、宫颈阴道部的上皮细胞为主。女性生殖道细胞受卵巢激素的影响会出现周期性的变化。临床上可通过观察女性生殖道脱落上皮细胞，了解其生理和病理变化。因此，生殖道细胞学检查，主要应用于两个方面：一是协助诊断内生殖器不同部位的恶性肿瘤及治疗效果的判断；二是用于体内性激素水平的衡量。生殖道检查方法简便、实用，是临床防癌普查和内分泌检查不可缺少的手段，但发现恶性细胞后不能定位，需再行组织学检查才能确诊。

【重点提示】◆ …

宫颈细胞学检查的基本操作技能及健康教育。

一、适应证

（1）了解卵巢功能：适用于卵巢功能低下、功能失调性子宫出血、性早熟等患者。

（2）对妇产科疾病的辅助诊断：如月经异常中的闭经及功血，异常妊娠中的先兆流产与过期妊娠，胎盘功能的检测等。

（3）群体性妇科病的普查普治。

（4）女性生殖器肿瘤的筛查，最常用于宫颈癌的普查，建议 30 岁以上已婚妇女应每年检查 1 次。

二、物品准备

阴道窥器 1 个，宫颈刮片 2 个或宫颈刷 1 个，载玻片 2 张、无菌干燥棉签，装有固定液（95% 乙醇）的标本瓶 1 个或细胞保存液（新柏氏液）1 瓶。

三、操作方法

1. 阴道涂片　受检者取膀胱截石位。对有性生活史的妇女，用未涂润滑剂的阴道窥器扩张阴道，用刮片在其阴道侧壁上 1/3 处轻轻刮取分泌物及浅层细胞，薄而均匀地涂在已编号的载玻片上，涂片必须均匀地向一个方向涂抹，禁忌来回涂抹，以免破坏细胞，然后置于 95% 乙醇中固定。对未有性生活史的妇女，用卷紧的无菌长棉签在生理盐水中浸湿后，伸入阴道侧壁上 1/3 段侧壁轻卷，取出长棉签横放在载玻片上，向一个方向滚涂，置于 95% 乙醇溶液中固定，此法可以用于了解未婚妇女的卵巢功能或妊娠妇女的胎盘功能。

2. 宫颈或后穹隆刮片

（1）宫颈刮片：是筛查早期宫颈癌的重要方法。在宫颈外口鳞 - 柱状上皮交界处，以宫颈外口为中心，用木制刮板轻轻刮取 1 周即 360°，取脱落细胞标本时动作应轻、稳、准，避免损伤组织引起出血，影响涂片质量和检查结果。白带过多的患者，应先拭净黏液后再刮取标本（图 15-3）。涂片法同上。目前还有薄层液基细胞学技术，可以提高识别宫颈高度病变的灵敏度，操作方法是采用特质的宫颈采样拭子刷取宫颈细胞，将取出的标本迅速置于细胞保存液内，通过离心或滤过膜分离血液与黏液等杂质，使上皮细胞单层均匀分布在载玻片上，一次取样可以重复制片。

（2）后穹隆刮片：后穹隆内常积存内生殖器官肿瘤的脱落细胞。可用刮板或吸管自后穹隆取分泌物涂片。

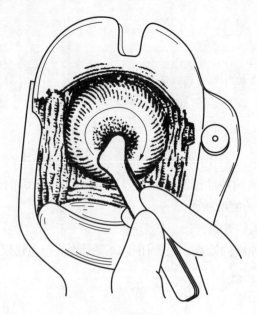

图 15-3　宫颈刮片法

3.子宫颈管涂片　用于了解宫颈管内的情况。用无菌干棉球将宫颈表面分泌物拭净，再以小型刮板伸入宫颈管内，轻轻刮取一周制成涂片，也可用特制的"细胞刷"置于宫颈管内 1 cm 左右，旋转 360°，刮取子宫颈管上皮后取出涂片固定（图 15-5）。

4.宫腔吸片　怀疑宫腔内有恶性病变时，可用宫腔吸片。将抽出物涂片并制作标本。绝经后出血的妇女亦可用宫腔灌洗法。

四、注意事项

（1）月经期、阴道流血期间或生殖器炎症急性期不做此项检查。

（2）严格无菌操作，避免感染。

（3）取材时动作不宜过重，避免组织损伤出血，干扰检查结果。

（4）白带过多，可先用无菌干棉球轻拭后再行取材。行宫腔吸片法，在取出吸管时应停止抽吸，以免将子宫颈管内容物吸入。

（5）对不同部位的取材，应分别涂片。涂片时用力均匀、厚薄均匀，向同一方向推动，禁止来回涂抹损伤细胞。

（6）为了解体内性激素水平，应制订一个月经周期的检查计划，一般以每 2～3 天检查一次为最好。

（7）需宫腔内操作者，应先行妇科检查，明确子宫的大小及位置，并消毒外阴、阴道和宫颈口。

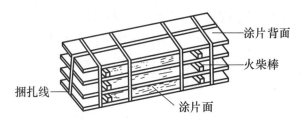

图 15-4　片中间隔棉签棒

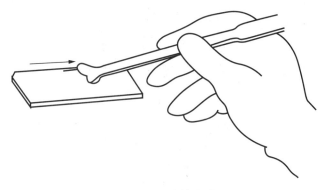

图 15-5　涂片方法

五、护理要点

（1）向被检查者解释检查的意义和步骤，消除其思想顾虑，取得其配合。协助检查者正确填写检查单。嘱被检查者于检查前 24 小时内禁止阴道冲洗、检查、上药和性生活等。

（2）准备无菌干燥器械及物品。

（3）指导被检查者排空膀胱后，取膀胱截石位。

（4）做好载玻片的编号标记，涂片后固定液固定 10 ～ 15 分钟，及时送检。

（5）外出普查，不能及时送检的，可将涂片固定后，每两片中间隔棉签棒（或火柴棒），最上面一块载玻片翻盖后捆绑固定（图 15-4），送到医院检验。

（6）嘱被检查者及时取回病理报告并反馈给医生，以免贻误进一步的诊断与治疗。

六、临床应用

1. 体内激素水平的判断　生殖道脱落细胞 80% 来源于阴道壁及宫颈阴道部的鳞状上皮细胞。因此，生殖道脱落上皮细胞中，主要观察鳞状上皮细胞的形态和特征。鳞状上皮细胞从上皮底层到表面的顺序分为 4 层：基底层、旁基底层、中层和表层细胞。细胞由基底层向表层逐渐成熟与生长，均与体内雌激素水平成正比（图 15-6）。通过对阴道脱落细胞的检查，可以间接地了解体内雌激素水平的变化。临床上常用下列 4 种指数衡量体内雌激素水平。

（1）成熟指数（MI）：是阴道细胞学卵巢功能检查中最常用的，用以计算阴道上皮三层细胞的百分比。按基底层/中间层/表层顺序表述，如底层是 6%、中间层是 60%、表层是 34%，则 MI 应写成 6/60/34。通常用低倍显微镜观察计算 300 个鳞状上皮细胞，算出各层细胞的百分率。若底层细胞百分率高，称为左移，提示不成熟细胞增多，即雌激素水平下降；若表层细胞百分率高，则称为右移，提示雌激素水平升高。

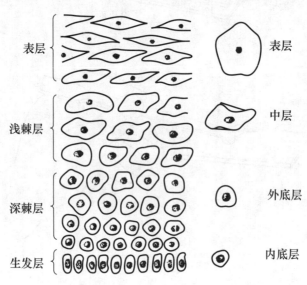

图 15-6　鳞状上皮组织学与细胞学对照模式图

（2）致密核细胞指数（KI）：是计算鳞状上皮细胞中表层致密核细胞的百分率。从视野中数 100 个表层细胞，如其中有 60 个致密核细胞，则 KI 为 60%。其指数越高，表示上皮越成熟。

（3）嗜伊红细胞指数（EI）：是计算鳞状上皮细胞中红染的表层细胞百分率。通常用红染表层细胞表示雌激素水平。指数越高，提示上皮细胞越成熟。

（4）角化指数（CI）：是指鳞状上皮细胞中表层（最成熟的细胞层）嗜伊红性致密核细胞的百分率，用以表示雌激素水平。

2. 妇产科疾病的诊断应用　如闭经、功血、流产、胎盘功能检测及生殖道感染。

3. 阴道细胞学诊断的报告形式　主要分为巴氏五级分类法及 TBS 分类法两种。巴氏五级分类法主观因素较多，各级之间无严格的客观标准。因此，巴氏分级法正逐渐被 TBS 分类法替代，后者更为合理。TBS 分类法主要是观察核异质细胞（图 15-7）。

（1）巴氏五级分类法主要观察细胞核的改变，其次是胞浆。

巴氏 I 级：正常。为正常阴道细胞涂片。

巴氏 II 级：炎症。一般属良性改变或炎症。发现异常细胞，但不支持恶性。

巴氏 III 级：可疑癌。发现可疑恶性细胞。

巴氏 IV 级：高度可疑癌。细胞有恶性特征，但在涂片中恶性细胞较少。

巴氏 V 级：癌。具有典型的多量癌细胞。

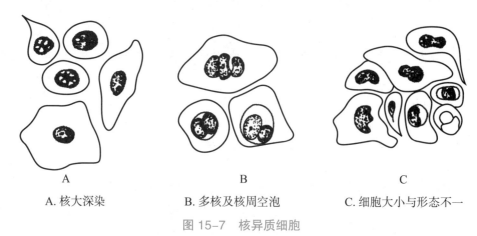

A	B	C
A. 核大深染	B. 多核及核周空泡	C. 细胞大小与形态不一

图 15-7　核异质细胞

（2）阴道细胞 TBS 分类法：该方法改良了 3 个方面：将涂片制作质量作为细胞学检查结果报告的部分；对病变的必要描述；给予细胞病理学诊断并提出治疗建议。TBS 描述性诊断报告主要包括以下 4 种改变：良性细胞学改变、鳞状上皮细胞异常、腺上皮细胞改变和其他恶性肿瘤。

第五节　宫颈活体组织检查

宫颈活体组织检查是指在宫颈的病变部位或可疑部位取少量组织进行冷冻或常规病理学检查的方法，简称为宫颈活检。常用的取材方法有宫颈活检及诊断性宫颈椎形切除。

【重点提示】◆　…

宫颈及颈管活体组织检查的基本操作技能及健康教育。

一、适应证

1. 疑有宫颈癌（临床宫颈刮片细胞学检查发现可疑癌细胞或癌细胞）或慢性特异性炎症（如结核、宫颈尖锐湿疣、阿米巴等）需进一步明确诊断者。

2. 阴道镜检查时反复可疑阳性或阳性者。

3. 宫颈脱落细胞学涂片检查巴氏Ⅲ级及Ⅲ级以上者；宫颈脱落细胞学涂片检查巴氏Ⅱ级经抗感染治疗后复查仍为巴氏Ⅱ级者；TBS 分类为鳞状上皮细胞异常者。

二、物品准备

阴道窥器 1 个，宫颈钳 1 把，宫颈活检钳 1 把，长镊子 2 把，带尾棉球或带尾纱布卷 1 个，洞巾 1 块，棉球及棉签若干，手套 1 副，复方碘溶液，装有固定液（10% 甲醛溶液）标本瓶 4 ～ 6 个及 0.5% 聚维酮碘溶液。

三、操作方法

1. 患者排空膀胱后，取膀胱截石位，常规外阴消毒，铺无菌洞巾；阴道窥器暴露宫颈。

2. 取材部位与方法

（1）取材部位：活检部位宜选择鳞状上皮与柱状上皮交界处，或肉眼所见及触诊可疑部位（质硬、接触性出血、糜烂溃疡部）做多点活检，一般在宫颈外口 3、6、9 和 12 点处分别钳取组织，也可在宫颈阴道部用碘溶液染色，在不着色部位或淡染区取材，可提高阳性率。有条件者在阴道镜或肿瘤固有荧光诊断仪指引下进行选点活检。

（2）取材方法：用宫颈活体组织钳，抵住拟钳取部位，再钳取组织。也可先用宫颈钳牵引宫颈，再用活检钳钳取组织（图 15-8）。带蒂的赘生物，用剪刀自蒂部剪下；小赘生物用活检钳钳取。

3. 钳取局部可压迫止血、电凝止血或缝扎止血，也可以用带尾纱布卷压迫止血。

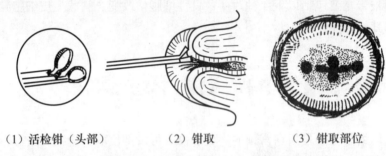

（1）活检钳（头部）　　　（2）钳取　　　（3）钳取部位

图 15-8　宫颈活检示意图

标本分块、分瓶标记，根据需要做冷冻切片检查，或用固定液（多为 10% 甲醛或 95% 乙醇）固定后做常规组织病理检查。

四、注意事项

（1）一般选择月经干净后 3 ~ 7 天行活组织检查术，月经期或近月经期者不宜行此项检查。

（2）患有生殖道急性或亚急性炎症者，待治愈后方可活检。

（3）妊娠期一般不宜做检查，必要时在做好防止流产与早产的前提下，取得患者及其亲属的理解和同意后方可实施。

（4）血液病有出血倾向者禁忌作此项检查。

（5）用带尾无菌纱布卷压迫出血点，嘱其 24 小时后自行取出。如出血多，随时复诊。

五、护理要点

（1）向患者介绍检查的目的、方法，取得患者的配合，减轻其紧张及恐惧心理。

（2）用物准备齐全，注意一人一用，防止交叉感染。

（3）将标本容器分别贴上有注明患者姓名、取材部位及编号的标签，并协助填写病理检费申请单。

（4）术中陪伴在患者身旁，并给予心理支持。

（5）术中配合医生完成宫颈活检全过程，及时将取出的组织分装入已贴上标签并有固定液的标本瓶中，封好瓶口送检。

（6）术后嘱患者保持外阴清洁，2周内禁止性生活及盆浴。

（7）嘱患者及时取回病理报告单，并反馈给医生，以得到及时的诊断与治疗。

六、临床应用

对病变部位及可疑病变部位的组织做病理学检查，以明确病变部位组织的性质，为临床诊断及治疗提供可靠的诊断依据。

▌ 第六节　诊断性刮宫术

诊断性刮宫（diagnostic curettage）简称诊刮，是常用的妇产科临床诊断宫内疾病的检查方法，通过刮取子宫内膜和内膜病灶行活组织检查，作出病理学诊断。诊刮常用于判断子宫内膜变化及对性激素的反应、有无排卵或结核等；分段诊刮，常用于怀疑宫腔及宫颈管均有病变，为区分病变的部位及了解病变范围而对宫颈管和宫腔分别进行诊刮。

【重点提示】◆ …

　诊断性刮宫术的基本操作技能及健康教育。

一、适应证

（1）判断月经失调或闭经的类型；怀疑子宫内膜结核。

（2）对不孕症，了解有无排卵。

（3）异常的子宫出血或阴道排液，需明确诊断及排除子宫内膜病变。

（4）宫腔内有组织残留、功能性子宫出血量多及时间长，需明确病因或需刮宫止血者。

（5）分段性诊刮适用于绝经后子宫出血及老年患者疑有子宫内膜癌，或需要了解宫颈管是否被累及。

二、物品准备

无菌刮宫包1个（内有宫颈钳1把、长镊子2把、子宫探针1个，卵圆钳1把、宫颈扩张器4～8号、大小刮匙各1把、弯盘1个、取环器1个、纱布2块），棉球若干，棉签若干，阴道窥器1个，装有固定液的标本瓶2～3个，0.5%聚维酮碘溶液。

三、操作方法

（1）患者排空膀胱，取膀胱截石位，外阴及阴道常规消毒后铺巾。一般不需要麻醉。

（2）行双合诊了解患者子宫的位置、大小、活动度及附件情况。

（3）放置阴道窥器，暴露患者宫颈，消毒宫颈与宫颈管，探针探测子宫腔深度及方向。

（4）将盐水纱布垫于患者阴道后穹隆处，收集刮出的内容物。小刮匙或吸取器送至宫底，紧贴宫壁自上而下刮取，将宫腔内全面刮取 1 周。应特别注意宫底及两侧角部，疑有结核者更应在宫角处刮取，同时注意宫腔内的状况。

（5）将刮取的标本分别装入已标记注明的固定液瓶内，送检。

（6）手术完毕，详细填写记录，写明宫腔大小、腔壁情况及刮取物的多少。

四、注意事项

（1）急性生殖道炎症禁行诊刮。

（2）全身严重疾病不能耐受手术者，或术前体温 ≥ 37.5℃ 者暂时不行本项检查。

（3）不同疾病取材的时间不同：怀疑子宫内膜结核，应在月经前取材；了解有无排卵或黄体功能是否健全，应在月经来潮 6 小时内或经前 2 ～ 3 天取材；子宫内膜剥脱不全者，应在月经周期的第 5 天内取材；怀疑子宫内膜癌者，可随时取材。

（4）术前禁用激素类药物。

（5）术中严格无菌操作，注意预防出血、子宫穿孔及感染等并发症的发生。

（6）评估可能发生术中大出血的患者，应在术前做好配血及输液准备，必要时做好腹部手术前的准备。

（7）术后嘱患者保持外阴卫生，2 周内禁止性生活及盆浴。对术前阴道流血时间较长者，术前、术后常规给予抗生素预防感染。

五、护理要点

1. 心理护理　术前向患者介绍手术目的、方法及相关事项，取得患者的配合。

2. 用物准备　灭菌刮宫包、急救物品、装有固定液（10% 甲醛或 95% 乙醇）的标本瓶都及时准备妥当。

3. 建立静脉通道　流血较多、一般情况较差的患者，应根据医嘱在术前建立静脉通道。

4. 病情观察　手术过程中做好患者生命体征及一般情况的观察，发现异常及时报告医生协助处理。术后留观 1 小时，注意有无腹痛及出血等。

六、临床应用

将宫腔或宫颈诊刮出的内容物，通过病理组织学检查可以为疾病的诊断与治疗提供依据，主要有以下几个方面。

（1）从子宫内膜的周期性变化，判断月经失调类型及不孕症病因并指导治疗。

（2）能及时发现子宫内膜病变，并区分子宫颈管与宫腔内膜的恶性肿瘤，判断病灶范围。

（3）对月经失调或宫腔内有残留物等所致的阴道大出血，起到诊断作用及止血的效果。

第七节　慢性宫颈炎的物理疗法

慢性宫颈炎为已婚女性常见病、多发病，有宫颈糜烂、宫颈腺囊肿、子宫颈肥大、宫颈管息肉等慢性炎症表现，其中，以宫颈糜烂为主要临床表现。本病目前主要采用药物及物理疗法等，但药物治疗对中、重度病变效果欠佳，所以近年逐渐倾向于物理治疗为主，其中宫颈电熨术、电灼术、冷冻疗法及激光疗法等治疗效果均较好。

物理疗法的原理是利用高频电凝、超低温冷冻、激光炭化破坏炎性上皮，使坏死脱落，鳞状上皮化生修复创面。修复的上皮其色泽形态与正常宫颈上皮无异，完整光滑，不容易复发。

> 【重点提示】◆　⋯
>
> 慢性宫颈炎物理疗法的基本操作技能及健康教育。

一、适应证

适用于慢性宫颈炎、宫颈内膜异位症、宫颈腺囊肿、轻度宫颈上皮不典型增生且排除宫颈癌者。

二、物品准备

电熨设备1套，阴道窥器1个，卵圆钳1把，干棉球若干个，长棉签2支，纱布2块，碘酊或聚维酮碘溶液。

三、操作方法

1. 术前检查电熨设备电源是否处于完好状态　给患者讲解电熨术的经过、治疗效果及术后注意事项，取得其知情配合。术前受术者排空膀胱，取膀胱截石位，外阴消毒、铺消毒巾。

2. 消毒　消毒暴露宫颈，用1∶5 000高锰酸钾溶液冲洗后，用干棉球擦拭，吸干阴道液体，再用聚维酮碘消毒阴道和宫颈。

3. 术中为医生提供所需物品，帮助连接电源等　准备把负电极铅板包以湿纱布置于患者臀骶下面，用负极电夹卡住铅板边缘，注意电夹不能接触皮肤，以免灼伤。把正极电熨球形电极、负电极铅板电极和电熨器连接。

4. 预热   打开电源开关，将正电流及电热强度调整到所需要的档次，如仪器通电正常，在 1～2 分钟内可使电熨电极升温以利电熨。

5. 试灼   使电熨电极与负极铅板相接触，观察是否有火花放电及放电强度。电熨器火花放电不及电灼器那样明显，其火花比较细小，也无明显的电击声。试灼也可将电熨电极放在肥皂上，视其是否融化。

6. 电熨   试灼成功后即进行电熨，电熨强度为 20～30 刻度。用电熨电极对宫颈炎症部位进行弥漫性电烙，由内向外达正常组织，注意保护阴道壁，以防灼伤。

四、注意事项

（1）电熨范围应达糜烂区外 2～3 mm，电熨深度以 3～5 mm 为宜。电熨局部呈深黄或微黑为宜。

（2）宫颈腺体囊肿应刺破，彻底烧灼腺腔上皮。宫颈管侧沟裂伤及颈管黏膜外翻时，可熨烙颈管内 0.5～1 cm。

（3）电熨糜烂外周部时，时间要短，强度宜弱些；电熨糜烂中心部位时，强度和深度要大，时间也适当延长。电熨结束后，用探针探测颈管，局部涂以聚维酮碘溶液。

（4）宫颈物理疗法前必须行防癌普查以排除宫颈癌或可疑病变。

五、护理要点

（1）术前给患者讲解电熨术的经过、治疗效果及术后注意事项，取得患者的知情配合。嘱患者月经干净后 3～7 日做物理治疗。

（2）了解患者的临床症状，评估患者宫颈脱落细胞学的检查结果。

（3）术后嘱患者 24 小时后自行取出阴道内纱布，告诉患者术后 3 日始有坏死上皮和结痂脱落，阴道分泌物增加，2～3 周后可自行消失，不必担心。个别患者可有血性分泌物或流血，流血多者来院复诊。轻者可在家用 1：5 000 高锰酸钾溶液坐浴。术后 1 个月内禁止性生活。下次月经干净后来院复诊。

六、临床应用

1. 电熨疗法   通过电烙或电凝法熨烫局部糜烂面，使该组织凝固、坏死形成焦痂、脱落，继而以新的上皮细胞修复创面以达到治疗目的。本法对Ⅰ度糜烂患者的治愈率较高，且治疗后并发症少。对于Ⅱ度糜烂患者，因电熨深度较深，灼伤血管的机会较多，尤其在近月经期，子宫血管受孕激素的影响而增长扩张，血运量增加，同时孕激素又可抑制子宫肌肉的自发性收缩而增加出血机会，所以应避免在月经前 2～3 天实施电熨。对糜烂较重者可以多次重复电熨，每次电熨不需很深。治疗后应常规使用抗生素以预防感染。

2. 激光疗法   激光作用于机体可产生热、压力、光化学及电磁等方面的效应，这些效应（如热能使组织蛋白变性、凝固、炭化；压力可使组织细胞发生破碎、断裂；光化学可影响组织的代谢状态、蛋白合成及酶的活性等；电磁场可引起生物组织的分子离化并产生自由基）对慢性宫颈炎患者炎症的消除以及局部组织的再生修复等均十分有利。常用者为二氧化碳激光治疗器。该疗法简单易行，治疗时间短，患者无痛苦，创面不形成瘢痕，对单纯糜烂，尤其较表浅糜烂，治愈率较高，但对糜烂深者，出血较多，易使出血处激光治疗受到影响。

3. *冷冻疗法*　冷冻疗法是用快速降温装置使病变组织冷冻、坏死、脱落。常用制冷源为液氮，最低温度可达 −196℃。该疗法一次治愈率较高，术中患者无痛苦，术后很少出血，糜烂愈合后也很少发生宫颈狭窄。缺点是术后渗液多，并可引起一次低血压及自主神经功能紊乱等。有心血管疾病患者采用冷冻疗法时应特别慎重。

4. *微波疗法*　微波是一种波长为 1 mm ～ 1 m，频率为 300 gHz ～ 300 MHz 的高频电磁波。微波对生物体的主要治疗作用是热效应和凝固效应（人体水分子在微波交变电场作用下，微 2540 MHz × 106 次 / 秒频率高速变化，水分子相互摩擦产生热量，当微波电极在局部触压时，可在瞬间产生很小范围的高热而达到凝固治疗的目的），具有操作简便、安全、无痛苦、出血少、患者易于接受，定位准确、不易损伤周围组织，创面修复快、术后无瘢痕、无宫颈粘连及狭窄等优点。

■ 第八节　输卵管通畅检查

输卵管通畅检查为妇科不孕症检查的最常用手段，主要目的是用于检查输卵管是否畅通，以及明确阻塞的部位，还可检查宫腔及输卵管腔的形态，并具有一定的治疗作用。目前常用方法有输卵管通液术和子宫输卵管碘油造影术。

【重点提示】◆ …

　　输卵管通畅术的基本操作技能及健康教育。

一、适应证

（1）不孕症，怀疑输卵管阻塞者。

（2）输卵管复通术和输卵管成形术后检查手术效果。

（3）检查和评价各种绝育术后的效果。

（4）对轻度输卵管黏膜粘连有疏通治疗的作用。

二、物品准备

阴道窥器 1 个，通液器 1 个，弯盘 1 个，长弯钳 1 把，卵圆钳 1 把，宫颈钳 1 把，子宫探针 1 根，宫颈扩张器 1 套，纱布 6 块，治疗巾、洞巾各 1 块，棉签、棉球若干，氧气，抢救用品等。

输卵管通液术需：20 mL 注射器 1 支，0.9% 氯化钠液 20 mL 或抗生素液（庆大霉素 8 万 U、地塞米松 5 mg、透明质酸酶 15 000 U、9% 氯化钠液 20 mL）。

子宫输卵管造影术需：10mL 注射器 1 支，40% 碘化钠造影剂 1 支。

三、操作方法

1. 患者排空膀胱后，取膀胱截石位，常规外阴及阴道消毒，铺无菌孔巾，双合诊检查子宫大小及位置。

2. 放置阴道窥器充分暴露宫颈，消毒阴道、穹隆部及宫颈。宫颈钳夹持宫颈前唇，将子宫颈导管（图 15-9）沿宫颈管插入宫腔并橡皮塞贴紧宫颈外口或置入双腔二囊子宫导管，给气囊适当充气或充液，使其紧贴宫颈内口。

3. 用 Y 形管将宫颈导管与压力表，注射器与 Y 形管连接，压力表应高于接管水平面。

4. 向宫腔内缓慢推注药液，压力不可超过 160 mmHg。

（1）输卵管通液术：将通液器内注满 0.9% 氯化钠注射液或抗生素液，缓慢推注，注意判断推注阻力的大小，观察液体是否回流及患者下腹部是否疼痛等。操作完毕后取出通液器及宫颈钳，消毒宫颈、阴道，取出阴道窥器（图 15-10）。

（2）子宫输卵管造影术：将通液器内注满 40% 碘化钠造影剂后，缓慢推注，在 X 线透视下观察碘化剂流经输卵管及宫腔情况并摄片，24 小时后再摄盆腔平片，观察腹腔内有无游离碘化剂。若用 76% 泛影葡胺液造影，应在注射后立即摄片，10 ～ 20 分钟后再次摄片，观察腹腔内有无泛影葡胺液。

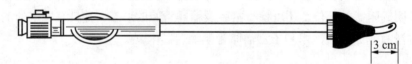

图 15-9　子宫颈导管

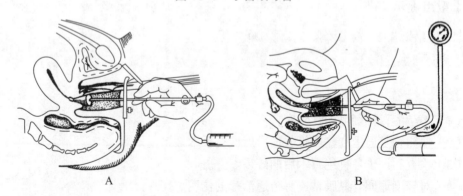

A　　　　　　　　　　B

图 15-10　输卵管通液术

四、注意事项

（1）术前检查导管，证实通畅，方可使用。

（2）在实施检查术中严格无菌操作，防止医源性感染。

（3）患者体温高于 37.5 ℃者，严重全身性疾病不能耐受手术者，可疑妊娠，内外生殖器官急性炎症或慢性炎症急性或亚急性发作者，月经期或不规则阴道流血者、碘过敏不能做子宫输卵管造影术者，禁止检查。

（4）注射时宫颈导管务必紧贴宫颈外口，以免液体外漏；推注液体应缓慢。

（5）酌情应用抗生素。

五、护理要点

（1）向患者介绍检查术目的、步骤及检查时间。检查时间需在月经干净后 3～7 日进行，术前 3 日禁止性生活。

（2）准备用物，如器械、药液和敷料等。

（3）在检查术中做好医师的助手，及时了解患者的感受。发现异常，及时报告医师并协助处理。

（4）0.9% 氯化钠注射液需加热接近体温，以免过冷的液体刺激输卵管发生痉挛。

（5）术后嘱患者卧床休息，留观 30 分钟。

（6）嘱患者术后 2 周禁止性生活及盆浴，遵医嘱服药。

六、临床应用

1. 输卵管通畅　缓慢推入 0.9% 氯化钠注射液 20 mL，无阻力，患者无不适。

2. 输卵管阻塞　注入 0.9% 氯化钠注射液不足 10 mL 即感推注困难，患者感下腹胀痛，停止推注后液体又回流至注射器内。

3. 输卵管通而不畅　注射液体时有阻力，经加压后又能推进，患者感轻微腹痛，提示轻度粘连已疏通。

4. 证实输卵管通畅　在通液过程中，用听诊器在患者下腹部一侧可能听到液过水声，提示该侧输卵管通畅。

第九节　妇科内镜检查

内镜检查是临床常用的一种诊疗技术，将连接于摄像系统和冷光源的腔镜导入体腔及脏器内，对腔内的生理及病理情况进行检查与诊断，并在直视下定位取活检或手术。常用的有阴道镜、宫腔镜和腹腔镜技术。

一、阴道镜检查

阴道镜是一种观察外阴上皮、阴道和宫颈黏膜病变的光学放大镜，将受检组织可以放大 10～40 倍，借以观察肉眼看不到的阴道、宫颈表面的微小病灶。阴道镜检查主要用于宫颈、阴道的癌前病变或早期癌变的诊断与认定，是诊断早期外阴、阴道与宫颈癌的有效辅助方法。

【重点提示】◆ …

阴道镜检查的基本操作技能及健康教育。

（一）适应证

（1）有接触性出血，慢性宫颈炎长期治疗无效或肉眼观察宫颈无明显病变者。

（2）阴道细胞学检查巴氏涂片≥Ⅲ级者。

（3）肉眼观察可疑癌变，或有不能确诊的赘生物者。

（4）外阴、阴道病变，性质不明者。

（5）宫颈、阴道及外阴病变治疗后复查和评估。

（二）物品准备

阴道窥器 1 个，卵圆钳 1 把，宫颈活检钳 1 把，尖手术刀 1 把，阴道上下叶拉钩，弯盘 1 个，标本瓶 4 个，纱布 4 块，棉球及长杆棉签若干，阴道镜，3% 醋酸溶液，1% 复方碘液等。

（三）操作方法

（1）受检者排空膀胱后取膀胱截石位，常规消毒外阴及阴道，阴道窥器暴露阴道及宫颈，用棉球轻轻擦除阴道、宫颈分泌物。

（2）打开光源，调整阴道镜目镜以适合检查，调节好焦距至物像清晰，先用低倍镜观察病变范围及血管等变化。若需精密观察血管时，应加绿色滤光镜片。

（3）用 3% 醋酸棉球涂擦宫颈表面，柱状上皮出现水肿、发白呈葡萄状改变，可清晰鉴别鳞状上皮与柱状上皮。再用复方碘溶液涂擦宫颈阴道部，正常鳞状上皮呈棕褐色，不典型增生与癌变上皮内糖原少而不着色，称为碘试验阴性。

（4）在碘试验阴性区或可疑病变处取活组织送病理检查。

（四）注意事项

（1）阴道流血，阴道、宫颈急性炎症或宫颈恶性肿瘤者不宜检查。

（2）检查前行常规检查，以排除阴道毛滴虫感染、假丝酵母菌感染、淋菌感染等炎症。

（3）检查前 24 小时内避免性生活，禁行妇科检查或阴道操作。

（4）术前 48 小时避免阴道用药。

（5）放置阴道窥器避免用润滑剂。

（6）手术时间选择：怀疑癌变或癌前病变者，无时间限制；了解颈管内病变者，选择接近排卵或排卵期；其他疾病，选择月经干净后 2 周内。

（五）护理要点

（1）用物准备，包括器械及辅料。

（2）嘱咐受检者，术前24小时内避免性生活及阴道和宫颈操作及治疗。

（3）向受检者介绍检查的目的、方法、过程及可能出现的不适，以减轻其焦虑与紧张。

（4）术中配合：协助医师调整光源，及时准确递送所需物品；给予受检者心理支持。

（5）术后护理安置受检者休息。

（6）将所取的活检组织，协助填写病理申请单，装入已贴好标记的标本瓶中及时送检。

（六）临床应用

1.正常图像　①原始鳞状上皮表面光滑，粉红色，涂3%醋酸后不变色，碘试验阳性。②柱状上皮宫颈管内柱状上皮下移，取代了宫颈阴道部鳞状上皮，临床称为转化区外移。表面绒毛状，色红。涂3%醋酸后，阴道镜下呈葡萄状改变，碘试验阴性。③转化区即移行带区，为原始鳞–柱状上皮交界部之间的区域。镜下可见毛细血管丰富，呈树枝状；柱状上皮葡萄小岛结构及腺体开口。涂醋酸后化生上皮与圈内的柱状上皮界线明显，涂碘后着色深浅不一。

2.常见的异常图像　①白色上皮、点状血管、血管异常增生的早期、不规则的血管及镶嵌病理学检查，均可能为化生上皮及不典型增生；白斑，在白斑深层或周围可能有恶性病变，应常规取活检。②异型血管，病理学检查为不典型增生至原位癌。③早期宫颈浸润癌。

二、宫腔镜检查

宫腔镜检查（hysteroscopy）是用膨宫介质扩张宫腔，通过光导玻璃纤维束及柱状透镜让冷光源经宫腔镜导入宫腔内，直视观察宫颈管及子宫腔内的情况，用于定位取材、指导诊刮、取活检及治疗疾病等，以提高诊断准确率。目前，宫腔镜检查是诊断宫腔内病变的金标准。

【重点提示】◆ …

宫腔镜检查的基本操作技能及健康教育。

（一）适应证

（1）不明原因的子宫出血、不孕症与反复流产的病因诊断。

（2）宫腔内疾病的诊断与治疗。

（3）宫腔内移位的节育器定位，宫腔内异物的诊断与取出。

（二）物品准备

阴道窥器 1 个，卵圆钳 1 把，宫颈活检钳 1 把，敷料钳 1 把，子宫探针 1 根，刮匙 1 把，取环器 1 个，宫颈扩张器 4～8 号，小药杯 1 个，弯盘 1 个，纱球 2 个，纱布 2 块，5% 葡萄糖液 1 000 mL，庆大霉素 8 万 U1 支，地塞米松 5 mg1 支，宫腔镜等。

（三）操作方法

（1）患者排空膀胱后取膀胱截石位，常规消毒外阴及阴道，铺无菌巾，阴道窥器暴露宫颈、消毒阴道及宫颈。

（2）宫颈钳夹持宫颈。探针探查宫腔，扩张宫颈，使镜管能够进入。

（3）宫腔镜接上膨宫液体泵，注入膨宫液，充盈宫腔，按顺序检查宫腔。

（4）术毕，退出宫腔镜。

（四）注意事项

（1）检查时间一般选择在月经干净后 3～7 天内。

（2）大量阴道流血、急性生殖道感染、心肝肾衰竭急性期、近期（3 个月内）有子宫穿孔或子宫手术史者为绝对禁忌证；宫颈瘢痕影响扩张者、宫颈裂伤或松弛导致灌流液外漏者为相对禁忌证。

（3）嘱患者术前禁食 6～8 小时。

（4）术前需全面评估患者的身体状况，排除禁忌证。

（5）术中注意防治并发症，如子宫穿孔、盆腔感染、损伤、出血及心脑综合征等。

（6）检查后嘱患者卧床休息，严密观察其生命体征，每 30 分钟观察一次，连续 6 次；注意有无阴道流血及腹痛等异常情况。

（7）检查后，禁食 6 小时。

（五）护理要点

（1）用物准备，包括器械及辅料。

（2）术前需全面评估患者的一般情况，并向患者介绍检查目的、意义及过程，以取得患者的知情合作。对糖尿病患者，术中应选用 5% 甘露醇液替代 5% 葡萄糖液。

（3）术前需妇科检查、宫颈脱落细胞学和阴道分泌物检查，排除禁忌证。

（4）术中注意观察患者的全身反应，并给予心理支持。

（5）术后嘱患者保持会阴清洁，2 周内禁止性生活及盆浴。

（6）遵医嘱使用抗生素 3～5 日。

（六）临床应用

宫腔镜已成为诊断与治疗妇科疾病的重要手段之一。在直视下观察宫腔内的生理变化、病变部位、形态及输卵管开口，子宫内膜有无赘生物及宫颈管内有无病变，必要时可在直视下取组织做病检，以明确诊断；同时可配以各种特殊器械，在直视下进行宫腔内异物取出及宫腔内膜切除等各种手术与治疗。避免或减少手术的盲目性。

三、腹腔镜检查

腹腔镜（laparoscopy）是一种带有微型摄像头，不需要手术打开腹腔、用于腹腔内检查和治疗的内镜。腹腔镜手术是在密闭的腹腔和（或）盆腔内，通过摄像、冷光源将手术视野放大并暴露在监视屏幕上，手术医生能直视屏幕进行的手术操作。近些年，随着腹腔镜设备、器械不断更新，腹腔镜已普遍用于腹、盆腔疾病的检查及治疗。

【重点提示】

腹腔镜检查的基本操作技能及健康教育。

（一）适应证

1. 诊断性腹腔镜　适用于：①怀疑子宫内膜异位症——腹腔镜检查是确诊的金标准方法；②治疗不明原因的急、慢性腹痛和盆腔痛；③不孕、不育症患者盆腔疾病排查，内生殖器官畸形诊断；④了解盆腹腔肿块性质、部位或取活检；⑤计划生育并发症的诊断。

2. 手术性腹腔镜　用于以下疾病的治疗：①输卵管妊娠；②输卵管因素的不孕症；③子宫内膜异位症；④生殖道恶性肿瘤手术；⑤盆腔脏器穿孔的确诊和修补；⑥计划生育手术；⑦子宫肌瘤手术；⑧盆腔肿块切除；⑨镜下生殖助孕。

（二）物品准备

阴道窥器1个，卵圆钳2把，宫颈钳1把，巾钳4把，子宫探针1根，细齿镊2把，止血钳4把，刀柄1把，组织镊1把，持针器1把，小药杯2个，缝合线，圆针及角针，刀片，剪刀1把，棉球及棉签若干，纱布8块，内镜，CO_2气体，举宫器，2 mL注射器1支，2%利多卡因2支。

（三）操作方法

（1）硬膜外麻醉或全麻。

（2）患者排空膀胱后取膀胱截石位，常规消毒腹部皮肤及外阴与阴道，放置导尿管和举宫器。

（3）人工气腹：患者先取平卧位，于脐孔下做小切口约1 cm，插入气腹针入腹腔，注入CO_2气体，腹腔压力达12 mmHg，拔去气腹针。

（4）放置腹腔镜及观察：插入套管针，拔出套管芯。将腹腔镜自套管插入腹腔，接上光源，按顺序观察盆腔内各器官，并可行活检手术。

（5）操作结束，检查无出血及内脏损伤，取出窥镜前，先排出CO_2气体，再拔出套管。缝合穿刺口，无菌纱布覆盖固定。

（四）注意事项

（1）详细采集患者病史，以准确掌握其指征。

（2）有严重心肺功能不全、凝血功能障碍、绞窄性肠梗阻、大的腹壁疝或膈疝、腹腔内广泛粘连、弥散性腹膜炎及腹腔内大出血者，为绝对禁忌证；既往有下腹部手术史或腹膜炎病史、过度肥胖、过度消瘦、盆腔肿块过大超过脐水平及妊娠 >16 周者，为相对禁忌证。

（3）术前仔细、准确的进行身体评估，排除其禁忌证。

（4）肠道、阴道准备与妇科腹部手术相同；备皮同腹部手术范围，注意肚脐孔清洁。

（5）患者体位头低臀高并倾斜 15°～25°。

（6）术后鼓励患者早期下床活动，尽早排尽腹腔内的气体。

（7）妇科腹腔镜手术常见的并发症有肠管、大网膜损伤，输尿管损伤，高碳酸血症，皮下气肿，气体栓塞，切口与腹内感染，肿瘤术后的腹内或腹壁种植、胆道损伤、术后出血等。

（五）护理要点

（1）术前全面评估患者，协助医生严格掌握适应证。向患者及其亲属介绍检查目的、方法及注意事项，促使其积极配合检查。

（2）术前严格腹部皮肤消毒，放留置导尿管。

（3）检查时协助患者取头低臀高 15° 体位。

（4）术中密切观察患者的生命体征，发现异常及时报告医生并协助处理。

（5）术后拔出导尿管。患者按麻醉要求采取必要体位休息，并密切观察其生命体征及伤口状况，如发现异常，应立即报告医生并协助处理。

（6）嘱患者术后 2 周内禁止盆浴及性生活；如有异常情况，及时到医院就诊；按医嘱给予抗生素预防感染。

（六）临床应用

（1）腹腔镜检查对腹腔脏器干扰少、损伤小，可保持机体内环境的稳定，能直视盆腔脏器，了解各器官及肿块的形态、大小、周围粘连等情况，及时、全面、准确地判断各脏器的病变性质、程度和病灶大小。必要时可在直视下对病变部位取活组织进行病理学检查，明确诊断。同时可配以各种特殊器械，在直视下进行各种手术及治疗，有对腹部创伤小、并发症少、安全及康复快的特点，可减轻患者的痛苦。

（2）腹腔镜手术的不足之处在于腹腔镜设备昂贵，操作较复杂；需要腹腔镜外科再培训，对手术医生有技术要求；术前难以估计手术时间，特殊情况需要术中改为开腹手术；腹腔镜手术在特殊情况下危险增加；腹腔镜手术指征和禁忌证比剖腹手术要求更严格。

思考与训练

一、简答题

1. 简述生殖道脱落细胞检查结果的描述及临床应用。

2. 宫颈活组织检查的注意事项有哪些?

3. 诊断性刮宫的适应证有哪些?

4. 宫腔镜检查的注意事项有哪些?

5. 诊断性腹腔镜的适应证有哪些?

二、选择题

1. 关于宫颈活体组织检查,下列选项不正确的是( )。

    A. 患者排空膀胱后,取膀胱截石位,常规消毒,铺无菌洞巾

    B. 一般在宫颈外口 3、6、9 和 12 点处分别钳取组织

    C. 术后嘱患者保持外阴清洁,2 周内禁止性生活及盆浴

    D. 一般选择月经干净后 2 周行活组织检查术

2. 关于分段诊断性刮宫手术配合内容,不包括( )。

    A. 准备手术刀及缝线　　　　　　　　B. 准备两个标本瓶

    C. 准备宫腔探针　　　　　　　　　　D. 嘱患者术后 2 周内禁止性生活及盆浴

3. 下列选项是诊断性腹腔镜的适应证的是( )。

    A. 怀疑子宫内膜异位症　　　　　　　B. 输卵管妊娠

    C. 子宫内膜异位症　　　　　　　　　D. 生殖道恶性肿瘤手术

4. 筛查早期宫颈癌最常用的方法是( )。

    A. 宫颈刮片细胞学检查　　　　　　　B. 宫腔镜检查

    C. 阴道镜检查　　　　　　　　　　　D. 宫颈活体组织检查

5. 慢性宫颈炎物理治疗的时间为( )。

    A. 月经干净后 3～7 天　　　　　　　B. 月经周期第 3～7 天

    C. 月经干净后 7～10 天　　　　　　D. 月经前 3～7 天

6. 拟作宫颈刮片或阴道分泌物涂片细胞学检查时,可用的润滑剂是( )。

    A. 液状石蜡　　　　　　　　　　　　B. 乙酸

    C. 0.9% 氯化钠溶液　　　　　　　　D. 肥皂水

    E. 乙醇

7. 能协助诊断子宫内膜癌的经济有效的方法是( )。

    A. 阴道后穹隆脱落细胞检查　　　　　B. 诊断性刮宫

    C. 分段诊断性刮宫　　　　　　　　　D. 宫颈刮片检查

8. 子宫颈刮片的标本应放入( )溶液中。

    A. 0.9% 氯化钠溶液　　　　　　　　B. 1% 氢氧化钠溶液

C. 10% 氢氧化钠溶液   D. 95% 乙醇

9. 不孕症妇女咨询输卵管通液术最佳手术时间，妇科门诊护士正确的回答应是（   ）。

    A. 月经前 3～7 天   B. 月经来潮 3～7 天

    C. 月经来潮第 1 天   D. 月经来潮第 5 天

    E. 月经干净后 3～7 天内

10. 一妇科检查诊断为慢性子宫颈炎的患者，询问为何仍需做宫颈刮片，护士的解释是（   ）。

    A. 需进一步确诊   B. 为局部物理治疗作术前准备

    C. 为预防物理治疗时出血   D. 以排除早期宫颈癌

    E. 临床表现不典型

11. 医生为一妇科患者做宫颈刮片或阴道分泌物涂片细胞学检查，护士准备的润滑剂应是（   ）。

    A. 肥皂水   B. 液状石蜡

    C. 乙醇   D. 0.9% 氯化钠溶液

    E. 苯扎溴铵溶液

12. 为了解内生殖器有无恶性肿瘤，护士建议患者选择的特殊检查方法是（   ）。

    A. 白带涂片   B. 阴道侧壁涂片

    C. 后穹隆及宫颈涂片   D. 基础体温测定

    E. 宫颈黏液检查

13. 吴某，26 岁，G_1P_0，不规则阴道出血 1 年余。护士应该清楚，患者进行的辅助检查中，不是为了解出血原因的是（   ）。

    A. 白带涂片   B. 阴道侧壁涂片

    C. 宫颈黏液检查   D. 基础体温测定

    E. 宫颈及阴道后穹隆刮片

14. 赵某，30 岁，已婚，5 年未孕，丈夫精液正常。护士告知患者，查找不孕原因的检查不包括下列中的（   ）。

    A. 宫颈刮片   B. 阴道侧壁涂片

    C. 诊刮   D. 宫颈黏液检查

    E. 基础体温测定

15. 上述患者行子宫内膜诊刮检查结果为增生期子宫内膜，则说明该女士（   ）。

    A. 有排卵   B. 无排卵

    C. 患子宫内膜结核   D. 患子宫内膜癌

    E. 患输卵管炎

参考文献

[1] 谢幸、荀文丽 . 妇产科护理学 [M]. 第 8 版 . 北京：人民卫生出版社，2013.

[2] 郑修霞 . 妇产科护理学 [M]. 第 4 版 . 北京：人民卫生出版社，2012.

[3] 夏海鸥 . 妇产科护理学 [M]. 第 3 版 . 北京：人民卫生出版社，2014.

[4] 涂素华，黄丽荣 . 妇产科护理学 [M]. 第 2 版 . 北京：第四军医大学出版社，2015.

[5] 丰有吉 . 妇产科学 [M]. 北京：人民卫生出版社，2006.

[6] 马常兰，李玉兰 . 妇产科护理学 [M]. 第 2 版 . 南京：江苏凤凰科学技术出版社，2014.

[7] 颜丽青 . 产科学 [M]. 北京：高等教育出版社，2005.